妊娠期与哺乳期
用药咨询案例详解

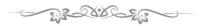

主编　杨勇　梅劼

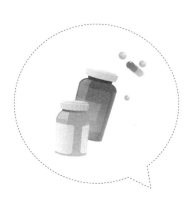

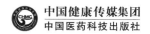
中国健康传媒集团
中国医药科技出版社

图书在版编目（CIP）数据

妊娠期与哺乳期用药咨询案例详解 / 杨勇，梅劼主编 . — 北京：中国医药科技出版社，2023.5

ISBN 978-7-5214-3825-3

Ⅰ . ①妊… Ⅱ . ①杨… ②梅… Ⅲ . ①妊娠期—用药法 ②产褥期—用药法 Ⅳ . ① R984

中国国家版本馆 CIP 数据核字（2023）第 045799 号

责任编辑 王　梓　曹化雨
美术编辑 陈君杞
版式设计 也　在

出版　**中国健康传媒集团** | 中国医药科技出版社
地址　北京市海淀区文慧园北路甲 22 号
邮编　100082
电话　发行：010-62227427　邮购：010-62236938
网址　www.cmstp.com
规格　880 × 1230mm $\frac{1}{32}$
印张　13 $\frac{3}{8}$
字数　312 千字
版次　2023 年 5 月第 1 版
印次　2023 年 5 月第 1 次印刷
印刷　三河市百盛印装有限公司
经销　全国各地新华书店
书号　ISBN 978-7-5214-3825-3
定价　**80.00 元**

获取新书信息、投稿、为图书纠错，请扫码联系我们。

编委会

主　编

杨　勇　　电子科技大学附属医院·四川省人民医院
梅　劼　　电子科技大学附属医院·四川省人民医院

副主编

吴　越　　电子科技大学附属医院·四川省人民医院
肖　灿　　湖南省湘潭市中心医院
何梦婕　　四川省妇幼保健院
王晓丽　　四川省妇幼保健院

编　委
（按姓氏拼音排序）

白艳萍　　西安医学院第一附属医院
蔡　霞　　电子科技大学附属医院·四川省人民医院
陈　瑆　　电子科技大学附属医院·四川省人民医院
陈　欢　　重庆大学附属涪陵医院
陈厚文　　电子科技大学附属医院·四川省人民医院
陈雨竹　　电子科技大学附属医院·四川省人民医院
程　力　　电子科技大学附属医院·四川省人民医院
程翠云　　电子科技大学附属医院·四川省人民医院
杜　姗　　电子科技大学附属医院·四川省人民医院
杜默秋　　电子科技大学附属医院·四川省人民医院
段醒妹　　电子科技大学附属医院·四川省人民医院
龚天骄　　电子科技大学附属医院·四川省人民医院
何元媛　　电子科技大学附属医院·四川省人民医院
呼瑞雪　　电子科技大学附属医院·四川省人民医院
胡　航　　电子科技大学附属医院·四川省人民医院
胡诺浩　　电子科技大学附属医院·四川省人民医院
李　琳　　电子科技大学附属医院·四川省人民医院
李　元　　电子科技大学附属医院·四川省人民医院

李光忆	电子科技大学附属医院·四川省人民医院
李洪林	电子科技大学附属医院·四川省人民医院
李淑芬	电子科技大学附属医院·四川省人民医院
李亚琳	重庆医科大学第二附属医院
刘　一	电子科技大学附属医院·四川省人民医院
刘国萍	广西医科大学第一附属医院
刘雨晴	中国人民解放军陆军特色医学中心
路文柯	电子科技大学附属医院·四川省人民医院
罗　丹	电子科技大学附属医院·四川省人民医院
倪小清	电子科技大学附属医院·四川省人民医院
庞　芸	电子科技大学附属医院·四川省人民医院
乔　馨	电子科技大学附属医院·四川省人民医院
邱　红	电子科技大学附属医院·四川省人民医院
任　为	电子科技大学附属医院·四川省人民医院
沈　浩	电子科技大学附属医院·四川省人民医院
帅小翠	电子科技大学附属医院·四川省人民医院
宋玉洁	电子科技大学附属医院·四川省人民医院
苏　玓	电子科技大学附属医院·四川省人民医院
唐凌茜	电子科技大学附属医院·四川省人民医院
汪　静	电子科技大学附属医院·四川省人民医院
向虹宇	电子科技大学附属医院·四川省人民医院
肖　敏	电子科技大学附属医院·四川省人民医院
肖　爽	电子科技大学附属医院·四川省人民医院
肖然月	电子科技大学附属医院·四川省人民医院
谢佳蓉	兰州大学第二医院
熊　萱	电子科技大学附属医院·四川省人民医院
徐　瑞	电子科技大学附属医院·四川省人民医院
阳　柳	电子科技大学附属医院·四川省人民医院
曾于桦	四川省遂宁市中心医院
张思超	电子科技大学附属医院·四川省人民医院
张婷婷	四川省资阳市人民医院
张玄羿	四川省自贡市第一人民医院
张雪旸	电子科技大学附属医院·四川省人民医院
张轶惟	青海省人民医院
郑明昱	陆军军医大学第一附属医院（西南医院）
周杨林	电子科技大学附属医院·四川省人民医院

序

　　妊娠期妇女，因其具有独特的生理学特点、胎儿发育的易损性，以及伦理因素缺乏该类特殊人群的临床试验数据，使得为其开具处方的医生顾虑重重。流行病学调查表明，约有 86% 的妇女在妊娠期间接受过药物治疗，平均每位妊娠期妇女接受过 2.9 种处方药（不包括非处方药）。伴有精神疾病、高血压、甲状腺功能亢进等基础疾病的患者在妊娠时也必须坚持治疗，在哺乳期也应继续用药。关注妊娠期与哺乳期妇女用药，为其提供全面的药学咨询服务，保障妊娠期妇女及下一代的生命安全和生活质量是推动社会科学发展，促进社会和谐的重要体现，更是落实国家三孩生育政策，推进"健康中国"战略，药学、妇产和优生医学以及相关专业技术人员的责任担当。针对上述突出问题，迫切需要一本供专业人员参考的指导用书。

　　随着临床实践经验的积累和循证证据的不断完善，已被证实可在妊娠期与哺乳期使用的药物种类和数量不断增加，使人们对女性特殊时期用药有了进一步的认识。由中华医学会临床药学分会青年委员会副主任委员杨勇教授与四川省人民医院妇产科梅劼教授主编的《妊娠期与哺乳期用药咨询案例详解》一书，结合最新循证证据，对近几年来在四川省人民医院药物咨询门诊接诊的妊娠期与哺乳期用药咨询患者的用药问题进行梳理和总结。围绕用药的争议点，给出较为全面、科学的用药建议。相信本书能够为广大药师开展妊娠期与哺乳期用药咨询工作提供可借鉴的模式和思路，为保障妊娠期与哺乳期安全用药提供有价值的参考。

中华医学会临床药学分会候任主任委员　童荣生

2022 年春于成都

前　言

随着人们对妊娠风险因素的认识深入，慢性疾病发病率和产妇平均年龄的逐渐增长，妊娠期与哺乳期妇女的用药量也随之增加。妊娠期与哺乳期妇女的特殊生理特点决定了其用药的特殊性，而利用合理的专业手段对妊娠期安全性和有效性进行监测的药物相对较少，妊娠期与哺乳期患者在疾病的药物治疗上处于"进退两难"的境地。目前，我国药品说明书中对上述人群内容尚缺乏统一、规范的阐述，也缺乏相关研究及文献资料的支持。因此，开设妊娠期与哺乳期咨询门诊，综合评估患者用药风险，确保妊娠期与哺乳期患者的用药安全显得尤为重要。

2021年6月，《国务院办公厅关于推动公立医院高质量发展的意见》明确了开设合理用药咨询或药物治疗管理门诊，开展精准用药服务的要求。作为国内首家开设妊娠期与哺乳期用药咨询门诊的医院，通过多年的临床实践经验累积，我们编写了《妊娠期与哺乳期用药咨询案例详解》一书。希望本书能在一定程度上满足广大临床医师、药师及研究者的实践工作及学习的需要。

本书共15章，按疾病系统或药物类型阐述了妊娠期与哺乳期患者的用药咨询问题。本书编写时参考了权威数据库、网站、书籍、专业指南等资料，考虑用药咨询问题的真实性，我们只对其进行分析与回复，不对咨询问题中用药的合理性作进一步评价。

希望本书可成为已经参与或即将参与妊娠期与哺乳期用药咨询门诊的临床医师和药师的参考书。

编　者

2023 年 1 月

目录

第一章 基本常识

第二章 呼吸系统疾病用药咨询

第三章 感染系统用药咨询

第四章　精神系统用药咨询

第五章　风湿免疫系统用药咨询

第六章　抗肿瘤药物用药咨询

第七章　内分泌系统用药咨询

第十一章　疫苗接种相关用药咨询

第十二章　中药相关用药咨询

第十三章　男性用药风险咨询

第十四章　辅助检查（相关试剂）的安全性分析

第十五章　其　他

附　录

第一章

基本常识

一、妊娠期与哺乳期患者的生理特点

（一）妊娠期患者的生理特点

为了适应胚胎、胎儿生长发育的需要，在胎盘、神经、内分泌产生的激素的影响下，妊娠期妇女体内各系统发生一系列适应性的生理变化。

1. 心排出量增加　是妊娠期循环系统最重要的改变，可为子宫、胎盘、乳房提供足够血流供应。心排出量自妊娠第 10 周逐渐增加，至妊娠第 32~34 周达高峰，持续至分娩。妊娠后期因膈肌升高，心脏向左、上、前方移位更贴近胸壁，心浊音界稍扩大，心尖冲动左移约 12cm。心脏容量至妊娠末期约增加 10%。临产后，第二产程心排出量也显著增加。有基础心脏疾病的妊娠者易在妊娠期和分娩期发生心衰。

血压在妊娠早期及中期会偏低，妊娠第 24~26 周后轻度升高。一般收缩压无变化，舒张压因受外周血管扩张、血液稀释及胎盘形成动静脉短路而轻度降低，使脉压稍升高。同时，妊娠患者的体位会影响血压，一般坐位稍高于仰位。在妊娠晚期，患者仰卧位时增大的子宫压迫下腔静脉，回心血量减少、心排出量减少使血压下降，形成仰卧位 - 低血压综合征。所以，侧卧位能解除子宫压迫，改善血液回流。

妊娠期血容量的增加以适应子宫胎盘及各组织器官增加的血流量，对维持胎儿生长发育极为重要。血容量在妊娠第 6~8 周开始增加，至妊娠第 32~34 周达高峰，增加 40%~45%，平均增加约 1450ml，并将维持此水平直至分娩。一般来说，血浆平均增加 1000ml，红细胞容量平均增加 450ml，血浆的增加多于红细胞的增加，出现血液稀释的现象。

妊娠期静脉血液瘀滞、血管壁损伤均可导致妊娠期血液处于高凝状态，使妊娠期妇女发生血管栓塞性疾病的风险较非妊娠期妇女增加 5~6 倍。妊娠期下肢静脉压显著升高，加之增大的子宫压迫下腔静脉，导致下肢水肿、静脉曲张和痔疮的发生率增加，同时也增加深部静脉血栓的发生风险。这些生理变化使产后胎盘剥离面血管内迅速形成血栓，是预防产后出血的一个重要机制。产后两周凝血因子水平会恢复正常。

2. 肾血流量及肾小球滤过率增加 由于妊娠期肾脏略大，肾血流量（RPF）及肾小球滤过率（GFR）在妊娠早期增加，整个妊娠期间维持较高的水平，RPF 比非妊娠时增加约 35%，GFR 增加约 50%。经肾排泄的药物，如 β- 内酰胺类抗生素等水溶性药物的排泄会增加。RPF 与 GFR 均受体位影响，妊娠者仰卧位尿量会增加，故夜尿量多于白日尿量。同时，由于妊娠者及胎儿代谢产物尿素、肌酐等排泄增多，肾脏负担加重，代谢产物在血中的浓度低于非妊娠期妇女。GFR 虽然会增加但肾小管对葡萄糖再吸收能力不能相应增加，约有 15% 妊娠者可能出现餐后糖尿，氨基酸排出增加，但无蛋白尿出现。

3. 妊娠期呼吸次数变化不大 每分钟不超过 20 次，但呼吸较深。妊娠者耗氧量于妊娠中期增加 10%~20%，肺通气量增加约 40%，可出现过度通气现象，动脉血中 PO_2 增高而 PCO_2 降低，这有利于供给妊娠者及胎儿所需的氧，并排出胎儿血中的二氧化碳。妊娠期肺功能可能的变化还包括：①潮气量增加约 39%；②残气量减少约 20%；③肺泡换气量增加约 65%；④上呼吸道（鼻、咽、气管）黏膜增厚，轻度充血、水肿，易发生上呼吸道感染。

4. 妊娠期胃液中游离胃酸及胃蛋白酶分泌减少 由于孕激素的影响，胃肠道蠕动减少，平滑肌张力减退，胃排空时间延长，易出现上腹部饱满感。同时，肠蠕动有所减少，但小肠的吸收功能并无改变，相反，因机体的需要导致对铁和钙的吸收反而有所增加。而肠蠕动减弱可使粪便在肠道内停留时间延长而引起便秘、痔疮或者使原有的痔疮病情加重。

肝脏未见明显增大，肝脏血流量减少，但是血流速率（L/min）维持不变，肝功能无明显变化。不同细胞色素酶在妊娠期的活性表现存在差异，如 CYP3A4、CYP2D6 活性在妊娠期增加。而由于黄体酮浓度增加亦可使体内 CYP1A2 及黄嘌呤氧化酶减少、N-乙酰转移酶活性下降等。

妊娠期胆囊功能有一定变化，超声显示胆囊收缩减弱，胆道平滑肌松弛，胆囊排空时间延长，有较高的残余量，由于胆囊收缩减弱，使胆汁淤积、黏稠，容易诱发胆结石。

5. 妊娠期受促甲状腺激素（TSH）和人绒毛膜促性腺激素（HCG）的作用，甲状腺体积呈中度增大 同时，大量雌激素使肝脏产生甲状腺素结合球蛋白（TBG）数量增加 2~3 倍。血中总甲状腺激素虽增加，但游离甲状腺激素并未增多，所以妊娠者无甲状腺功能亢进表现。妊娠者与胎儿体内的 TSH 均不能透过胎盘，分别负责自身甲状腺功能的调节。从妊娠第 12~14 周开始，胎儿的甲状腺已有聚碘功能，放射性 [131]I 可透过胎盘进入胎儿体内，破坏其甲状腺，因此妊娠者禁止用放射性 [131]I 作甲状腺功能测定。同样，因放射碘可通过乳汁而影响胎儿，故在哺乳期亦不能进行上述检查及用放射性 [131]I 进行治疗。

妊娠早期，妊娠者的血清甲状旁腺水平降低，随着妊娠期血容量和肾小球滤过率的增加以及钙的胎儿运输，妊娠者的钙浓度缓慢降低，造成甲状旁腺素在妊娠中晚期逐渐升高，有利于为胎儿提供钙来源。

6. 妊娠早期基础代谢率（BMR）稍下降，妊娠中期逐渐增高，至妊娠晚期可增高 15%~20%　妊娠期每日约增加 300kcal，或额外需要的总能量约 80000kcal。妊娠者体重的增加主要是归因于子宫及内容物、乳房、增加的血容量、组织间液以及少量母体脂肪和蛋白质贮存。妊娠期间体重平均增加 12.5kg。

妊娠期由于胰腺分泌胰岛素增多，胎儿胎盘产生的胰岛素酶等拮抗胰岛素的物质分泌相对不足。所以，妊娠者的空腹血糖值略低，餐后高血糖和高胰岛素血症，以利于对胎儿葡萄糖的供给。妊娠期的糖代谢变化可致妊娠期糖尿病的发生，同时，妊娠期能量消耗增多，母体脂肪多而糖原储备较少，如遇能量消耗过多时，机体会大量动员脂肪，使血中酮体增加，从而易发生酮症。此外，妊娠者对蛋白质的需要增加，常呈正氮平衡状态。若蛋白质储备不足，血浆蛋白减少，组织间液增加，则出现水肿。

胎儿生长发育需要大量钙、磷、铁，足月胎儿骨骼储存约 30g 钙，其中高峰期是在妊娠最后 3 个月内积累。因此，妊娠中晚期应注意加强饮食中钙的摄入，并注意补充钙剂。随着妊娠的进展，妊娠者血容量和红细胞数量逐渐增加，胎儿、胎盘组织的生长均额外需要铁，整个孕期额外需要 600~800mg 铁，孕中、晚期妇女应适当增加铁的摄入量。孕中期和孕晚期铁的推荐摄入量在孕前每天 20mg 的基础上分别增加 4mg 和 9mg，达到每天 24mg 和每天 29mg。

妊娠期间可能影响药动学的母体生理改变，详见表 1-1。

表 1-1　妊娠期间可能影响药动学的母体生理改变

系统或功能	生理改变	改变的大小
心血管	心排出量	增加（43%）
	心率	增加（17%）
	全身血管阻力	降低（21%）
	肺血管阻力	降低（34%）
	每搏量	增加（27%）
	血压	减低（妊娠中期降到最低）
血液	血容量	增加（40%~50%）
	血红蛋白	降低（平均足月妊娠时 125g/L）
	纤维蛋白原	增加（4~5g/L）
	凝血因子Ⅶ、Ⅷ、Ⅸ、Ⅹ	增加
	凝血因子Ⅺ、Ⅻ	降低
	凝血酶原时间（PT）	降低（很轻微）
	部分凝血活酶时间（APTT）	降低（很轻微）
	抗凝血酶Ⅲ、蛋白 C	无变化
	蛋白 S	降低
	纤维蛋白溶酶原	增加
血流量	子宫	↑ 950%
	肾	↑ 60%~80%
	肝	↔ 或 ↑ 75%
	皮肤（手）	↑ 600%~700%
肺	呼吸率	无变化
	潮气量	增加（39%）
	每分通气量	增加（42%）

系统或功能	生理改变	改变的大小
肺	能残气量	降低（20%）
	余气量	降低（20%）
	呼吸性碱中毒	未知
肾	肾小球滤过率	增加（50%）
	肾血浆流量	增加（50%~75%）
	肌酐	降低
胃肠道	胃动力	降低
	碱性磷酸酶	增加
	转氨酶	无变化
	LDH（乳酸脱氢酶）、淀粉酶	无变化
	胆囊收缩性	降低
	胆汁淤积 / 胆结石	增加
内分泌	甲状腺素结合蛋白	增加
	甲状腺素（T_4）	增加
	三碘甲腺原氨酸（T_3）	增加
	TSH（促甲状腺素）	增加
	甲状腺释放激素	无变化
	催乳素	增加
	皮质醇	增加
	醛固酮	增加

　　*子宫胎盘的血流灌注：妊娠胎盘的灌注主要由子宫动脉及卵巢动脉供应，胎儿及胎盘的生长、代谢以及废物的排出，均依赖于子宫胎盘。绒毛间隙的适宜血流灌注，随妊娠进展亦有增加，孕10周时为每分钟50ml，至孕28周增至每分钟185ml，至足月妊娠时胎盘血流的控制因素迄今尚不清楚，但从动物模型得知，子宫收缩可使血流下降，可能子宫胎盘血流控制因素与儿茶酚胺以及血管紧张素Ⅱ有关。

（二）哺乳期患者的生理特点

胎盘娩出后，产妇即进入以自身乳汁哺育婴儿的哺乳期。从胎盘娩出至产妇全身各器官除乳腺外恢复或接近正常未孕状态所需要的一段时间，一般为 42 天，称为产褥期。产褥期妇女的生理具有以下特点。

（1）随着胎盘的娩出，产妇血中雌激素、孕激素、胎盘生乳素水平急剧下降，产后呈低雌激素和高催乳素激素水平，乳汁开始产生。由于多数药物可经母血渗入乳汁中，故产妇在哺乳期用药时，应从药物考虑对乳儿是否有不良反应。

（2）胎盘娩出后，子宫胎盘血液循环随即消失。子宫复旧后使得大量血液从子宫涌入体循环，且妊娠期过多组织液重吸收，所以患有心脏病的妊娠期妇女在产后 72 小时内体内血容量增加 15%~25%，容易诱发心力衰竭。产褥早期血液仍处于高凝状态，而血容量以及血液中的纤维蛋白原、凝血酶、凝血酶原于产后 2~4 周内降至非妊娠状态。

（3）妊娠期体内潴留的多余水分主要经肾脏排出，故产后最初 1 周尿量增多。子宫复旧的代谢产物经尿排出，故尿中氨基酸、肌酐、肌酸增加，约 1 周恢复。

产褥期过后的患者其生理状态已接近正常未妊娠状态，因此，不再进行生理方面的进一步描述。

二、妊娠期与哺乳期患者的药物代谢动力学特点

妊娠期为适应胎儿生长发育的需要，母体各个系统在不同

的阶段发生着一系列生理改变，所以生理状况与非妊娠期显著不同。药物本身也很重要，大量临床实践和研究证明药物在人体内的药物代谢动力学过程受诸多因素的影响，所以导致药物体内动力学发生明显改变。由于所使用药物制剂各异、个体间的差异较大，以及前述生理情况在不同阶段各不相同。此外，对于哺乳期妇女，有些药物可能影响乳汁的分泌和排泄，且某些药物将通过乳汁转运被乳儿吸收，从而对乳儿的生长发育产生影响。

因此，了解不同阶段妊娠期与哺乳期的药物代谢特点，选择安全、有效药物，适时适量调整用药，对于保证母婴健康非常重要。

（一）药物在妊娠期患者体内的代谢

1. 药物的吸收　由于妊娠早期易出现频繁恶心呕吐等妊娠反应、临产妊娠者的胃排空时间显著延长、胃内残存量增多都影响口服药物的吸收，故妊娠早期及临产者不宜经胃肠道给药。

雌孕激素在妊娠期分泌增多，会使胃酸和胃蛋白酶分泌减少，胃排空延迟，胃肠道平滑肌张力减退，小肠蠕动减慢减弱，胃肠道对药物的转运时间延长 30%~50%，使弱酸类药物如水杨酸钠经口服的吸收延缓减少，血药达峰时间推后，峰浓度下降。由于药物通过小肠的时间延长，会增加肠道黏液、升高肠腔内 pH 值，使弱碱性药物如镇痛药、催眠药等的吸收较非妊娠期妇女增多。又如在肠壁被代谢的药物（如氯丙嗪等），在小肠停留时间越长，进入体循环的药物越少，药效越低。

妊娠者的心输出量、生理性肺通气过度、肺潮气量和肺泡交换量会增加，可使吸入性药物如麻醉药的吸收加快并增多。

同时，因心输出量增加，妊娠者的皮肤及黏膜的局部毛细血管开放、血流增加，所以滴鼻给药易吸收。经阴道给药的各类制剂可由阴道黏膜吸收加快和增多，尤其是手、足部位的皮肤血流显著增加，将有利于经皮制剂如控释经皮贴剂、酊剂、搽剂、油膏及洗剂等的透皮吸收。

由于硬膜外腔在妊娠期有更多血管形成，故妊娠者硬膜外腔给药可加速吸收。如注入哌替啶后，不但吸收较非妊娠期妇女快，且其血药浓度相当于静脉注射给药。不过，妊娠晚期由于血流动力学改变，尤其是下肢循环不佳，将会影响皮下或肌内注射药物的吸收。妊娠者站立时，股静脉压力随妊娠期增高，下肢血流缓慢，若于股静脉回流区肌内注射药物，吸收将有所下降。

2. 药物的分布　妊娠者的血容量较妊娠前增加 40%~50%，血浆增加多于红细胞的增加。因此，血液稀释，心输出量增加，子宫、乳腺及胎体等的增大，体液总量也随之增多，可平均增加 8L 左右，尤其是细胞外液增加显著。体液容量增大导致大部分水溶性药物的浓度被稀释，在靶器官往往达不到有效药物浓度，尤其对于分布容积较小的药物更为显著。所以，妊娠期妇女使用水溶性药物的药量应高于非妊娠期妇女。同时，妊娠期脂肪储备也增加，可于孕晚期增加三千余克，脂溶性药物表观分布容积增大，故部分脂溶性药物也应于妊娠期适当增加剂量。

大多数药物在血液中有一部分与血浆蛋白（白蛋白为主）形成结合型药物从而暂时性失活。而血浆蛋白因妊娠者血容量增多而被稀释，如在妊娠前半期血浆白蛋白浓度每升下降 5~10g，形成生理性低血浆白蛋白血症。所以，妊娠期很多蛋白结合部位被血浆中内源性甾体激素和肽类激素等物质占据，使部分药物与血浆白蛋白结合减少，游离型药物增多，而易转运至各房室，使药物分布容积增大，药物作用随之增强，并且可增加药物经胎盘向胎儿转运的比率，以高蛋白结合率的药物为主，包括地西泮、苯妥英钠、苯巴比妥、利多卡因、哌替啶、地塞米松、普萘洛尔、水杨酸、磺胺异噁唑等。虽然大多数血浆蛋白在怀孕期间表现出浓度降低，但也有例外。例如，响应于雌激素升高，血浆甲状腺素结合球蛋白在怀孕期间增加。对于因甲状腺功能减退症而服用左甲状腺素的妊娠者，可能需要上调剂量以补偿由甲状腺素结合球蛋白增加引起的游离 T_4 的减少。

3. 药物的代谢　肝脏是参与药物代谢的主要脏器，妊娠期间肝血流量改变不大，但因孕激素分泌量增加，不仅可引起胆汁淤积、药物排出减慢，如苯妥英钠等药物羟化代谢作用的增强，这可能与妊娠期胎盘分泌的孕酮相关。其次，妊娠期使用西咪替丁、茶碱等药物，使肝脏生物转化功能下降，诱导或抑制肝药酶的活性，因此易产生药物蓄积中毒。

4. 药物的排泄　药物主要经肾脏排泄，妊娠期妇女经肾血流量随心搏出量增加而增加 50%~80%，多种药物的清除率随肾滤过率及肌酐清除率的增加而增加，如注射用硫酸镁、庆大霉素、氨苄西林、地高辛和碳酸锂等。而妊娠者在妊娠晚期可能长时间处于仰卧位，肾血流量减少，药物的清除率反而降低。对于妊娠高血压综合征伴肾功能不全的妊娠者，则因药物排泄减慢和减少，反而使药物在体内蓄积，血药浓度增高，半衰期延长。

在肝脏中，有些药物与葡萄糖醛酸结合后随胆汁排入肠道，然后在肠内被水解，游离药物被重吸收而形成肝肠循环，但由于妊娠期葡萄糖醛酸转移酶活性降低，结合型药物减少而游离型药物增多，致使药物在血液与组织内的半衰期延长。

5. 药物在胎盘的转运　胎盘由羊膜、母体底蜕膜及胎儿叶状绒毛膜构成，是维持胎儿生命的重要器官。其中，绒毛膜是胎盘的主要功能部分，起着物质交换和分泌某些激素的重要作用。绒毛上皮将母血与胎儿血隔开，称为胎盘屏障。这层薄膜屏障由滋养层合体细胞、基底层、基质及绒毛内的胎儿毛细血管组成。胎盘转运作用主要是将母体血中物质通过合体细胞层及毛细血管转运到胎儿血液，经胎盘从母体吸收和排泄药物。胎盘对药物的转运与体内其他生物膜对药物的转运类似，转运药物的速度和程度与药物的理化性质、脂溶性、解离度等有关，同时也与母体的药动学、胎盘的功能状态及血流情况有关。转运方式有以下几种。

（1）**被动转运**　大部分药物转运透过胎盘以被动扩散形式进行。被动扩散不需要能量，药物从高浓度一侧通过细胞膜扩散至低浓度一侧，脂溶性高、分子量小于 250Da、离子化程度低的药物如 O_2、CO_2、琥珀胆碱、安替比林等易透过胎盘转运。

（2）**易化扩散**　易化扩散是内源性化合物如葡萄糖的重要转运方式，是药物透过胎盘的次要方式，如头孢氨苄等药物通过此方式转运。这是一个通过载体介导但不消耗能量的转运过程。易化扩散可使药物达到较高浓度，但不改变平衡时的浓度。此过程有饱和性，也有竞争性抑制。

（3）**主动转运**　主动转运可以逆浓度梯度转运药物，是耗能过程。主动转运的物质通常是对胚胎生长重要的物质，如氨基酸等。多数药物不通过主动转运，除非是内源性化合物的类似物，如甲基多巴、氟尿嘧啶、肌苷、维生素 B_{12} 等。一般而言，电解质及维生素多以主动转运方式透过胎盘。

（4）**胞饮作用**　是胎盘物质转运的另一种重要方式。大分子物质如免疫球蛋白被合体细胞吞饮入细胞内，再直接入胎儿血中。有些物质的转运还需要在细胞内经历复杂的分解和合成过程。如维生素 B_2 先代谢为黄素腺嘌呤二核苷酸才能透过胎盘，然后再转运为维生素 B_2 进入胎儿循环。

6. 影响胎盘对药物转运的因素

（1）胎盘因素 胎盘膜的有效面积、胎盘厚度和胎盘血流量对药物的转运会产生一定的影响。随着胎儿的发育，可供母体 – 胎儿物质交换的有效膜面积迅速增大，胎盘灌注也会相应增加。胎盘对非脂溶性药物的通透性差，转运速率主要不依赖于血流量，而受膜厚度的影响较大。妊娠早期胎盘膜较厚，药物通过的时间会延长，但脂溶性药物进入胎儿体内的量并不减少。

大多数药物的胎盘转运是通过子宫 – 胎盘循环和胎盘 – 胎儿循环来完成的，影响这两种循环血流量的因素可相应改变药物的转运。例如先兆子痫患者常伴有子宫 – 胎盘循环障碍，会使某些相关的胎盘转运能力下降。

（2）药物因素 较胎盘因素而言，药物因素更为重要。主要包括以下方面：

脂溶性高的药物易经胎盘扩散进入胎儿血液循环，如剖宫产中使用的麻醉药物硫喷妥钠脂溶性高，几乎能立即透过胎盘屏障，在新生儿中可能产生镇静或呼吸抑制，不能重复多次注射。而在剖宫产中使用解离度高的药物如筒箭毒碱、琥珀酸胆碱透过胎盘的速度很慢，在胎儿血液循环中浓度很低。

由于肝素的分子量大且为极性，不能穿透胎盘，临床上首选肝素作为妊娠期妇女的抗凝药物。但需注意的是胎盘对极性药物难以透过并不是绝对的，当母体 – 胎儿浓度梯度很高，极性药物也能透过胎盘。如在生理状态 pH 值下几乎完全解离的水杨酸盐能够快速透过胎盘是因为少量未解离的水杨酸具有高度脂溶性。由于母体血液 pH 为 7.4 而胎儿血液 pH 为 7.3，所以 $pK_a > 7.4$ 的碱性药物在胎儿体内解离度更高，导致在胎儿体内水平更高。

药物分子量为 250~500Da 的药物易透过胎盘，700~1000Da 的药物则透过较慢，大于 1000Da 的药物极少透过。值得注意的是，共轭类固醇和多肽类激素（如胰岛素和生长激素）例外。

药物的血浆蛋白的结合率与透过胎盘的药量呈负相关，如氨苄西林和双氯西林的蛋白结合率分别为 22.5% 和 90%，所以前者透过胎盘较快。

7. 胎盘对药物的代谢 因胎盘含有各种参与代谢作用的酶系，除具有转运功能外，可分别催化药物的氧化、还原、Ⅰ相水解代谢反应和Ⅱ相结合代谢反应（如苯并芘等的羟化、偶氮键和硝基基团的还原、哌替啶和阿司匹林的水解等）。而对内源性药物样作用的肾上腺素、去甲肾上腺素、乙酰胆碱等亦可代谢，其代谢能力虽较肝脏较弱，但可在某种程度上补偿因胎儿肝功能低下引起的药物毒性风险。

（二）药物在胎儿体内的代谢

1. 药物吸收 药物主要通过胎盘进入胎儿体内，也可通过吞咽羊水来吸收少量药物。现已证明，胎儿 24 小时吞咽羊水量为 500~700ml。此外，胎儿皮肤也可以从羊水中吸收药物。

2. 药物分布 大部分药物在胎儿体内分布与胎儿血液循环是一致的。大部分血流通过脐静脉经肝脏至心脏，少部分血流经静脉导管至下腔静脉，故血流主要分布至肝脏。另外，由于大部分血液经过胎盘，部分分布至胎儿的脑组织，因而药物分布至脑和肝脏较多。缺氧时，由于血流的再分配，导致脑血流增加，药物在脑组织内相对更集中。而胎儿在不同胎龄血供不同，致使不同组织的药物浓度随胎龄不同而有差别。整个妊娠期间，胎儿含水量亦随胎龄而不同：如孕 16 周时胎儿全身含水量为 94%，而足月时则下降至 76%。由于细胞外液减少，因而脂溶性药物分布和蓄积会减少，随着胎龄增加，脂肪蓄积逐渐增多，使得脂溶性药物亦随脂肪分布而扩大。

3. 药物与蛋白结合　根据药物与血浆和组织内的蛋白结合率来确定药物效应，如与血浆蛋白结合率高，则药物游离至组织的量较少，但药效持续时间较长；反之，则进入组织的游离药物多，而药效持续时间较短。胎儿血浆蛋白与组织蛋白结合能力较低，且一种药物和蛋白结合后，可阻碍其他药物或体内内源性物质与蛋白结合，如妊娠者用磺胺类抗感染药物后，可竞争性与胎儿白蛋白结合，从而使游离胆红素增加（白蛋白与胆红素结合减少）。早产儿白蛋白结合能力则更低。

4. 药物代谢　胎儿对药物代谢的能力较成人差。胎儿肝脏线粒体酶系统功能低，分解药物的酶系统活性也不完善，葡萄糖醛酸转移酶活性仅为成人的 1%，对药物解毒能力极低。药物主要由胎盘转运，通常药物可从胎儿重返母体，再由母体解毒排泄。

5. 药物排泄　胎儿肾脏发育不全，肾小球滤过率低，排泄缓慢，使药物在血液内或组织内半衰期延长，消除率下降，容易引起药物的蓄积中毒，对器官发育产生损害。但药物经肾脏排入羊水，可达一定浓度，或随胎儿吞咽羊水又再进入羊水 - 肠 - 肝的再循环，或通过脐动脉再回母体。

6. 受体作用　药物是否起作用与组织有无药物结合的受体有关。胎儿器官的各种不同受体会在不同胎龄产生。故在某一时期，有些药物可能对胎儿有作用，有些则无作用，如肾上腺素 α 受体拮抗剂则对胎儿不发挥作用。

7.胎儿宫内治疗 其药物治疗人群不是妊娠者，而是胎儿。所以，药物必须是不经胎盘代谢或代谢较少，直接经胎盘转送给胎儿。已经证实有效的胎儿宫内药物治疗，如应用糖皮质激素（应用倍他米松或地塞米松，而不用泼尼松）促使胎儿肺成熟以提高胎儿出生成活率，减少新生儿呼吸窘迫综合征发生，有的也给妊娠者用药以治疗胎儿生长受限、胎儿心律不齐等疾病。

（三）药物对胎儿的影响

药物对胎儿产生不良影响最主要的因素是药物性质、药物剂量、治疗疗程、给药途径、胎儿对药物的亲和性，以及最重要的因素即用药时的胎龄。

1.药物的性质 药物的脂溶性越高，渗透性越高，越容易透过胎盘；离子化程度越高，渗透性越低，越不容易透过胎盘；分子量越小越容易转运至胎儿。如止痛剂、镇静催眠药（如地西泮）等药物。

2.药物的剂量 药物效应和剂量有很大关系，小量药物有时只造成暂时的机体损害，而大量甚至可使胚胎死亡。用药持续时间延长和重复使用，都会加重对胎儿的危害。在相同致畸剂量，短暂暴露很少致畸，而长期慢性暴露导致致畸风险显著增加，因此妊娠期用药尽可能缩短用药时间。通常暴露剂量越大，对胚胎和胎儿的危害越大，由于胚胎对有害因子较成人敏感，当暴露剂量尚未对母体有明显影响时，可能已经对胚胎产生不良影响。

3.药物的亲和性 药物对机体的损害与其遗传因素有关。

同一种药物，动物与动物之间、动物与人之间会造成不同药物结局。如沙利度胺（反应停），人比小鼠敏感 60 倍，比大鼠敏感 100 倍，比狗敏感 200 倍，比田鼠敏感 700 倍。

4. 用药时胎龄　用药时胎龄与损害性质有密切关系。受精后 2 周内，孕卵着床前后，药物对胚胎的影响符合"全或无"规律。"全"表现为胚胎早期死亡导致流产；"无"则为胚胎继续发育，不出现异常。不同的文献给出的"全或无"的定义相仿，但时间窗各有不同。相对公认的观点为：受孕后 2 周为"全或无"效应期，受孕第 3~8 周为致畸敏感期，受孕第 9 周至出生，对神经系统和外生殖器官发育仍然敏感，仍可能发生行为或技能缺陷，以及生长受限。

受精后的 3~8 周以内（即停经 5~10 周以内），处于胚胎器官分化发育阶段，胚胎开始定向发育，受到有害药物作用后，即可产生形态上的异常而形成畸形，称为"致畸高度敏感期"，如神经组织在受精后的 15~25 日、心脏在受精后的 20~40 日、肢体在受精后 24~46 日易受药物影响。受精后第 9 周至足月是胎儿生长、器官发育、功能完善阶段，神经系统、生殖器官、牙齿、眼、耳等仍在继续分化，特别是神经系统的分化、发育和增生是在妊娠晚期和新生儿期达高峰。在此期间受到药物作用后，由于肝酶结合功能差及血脑通透性高，易使胎儿受损，对中枢神经系统的损害还可表现为低出生体重和功能行为异常，早产率亦有所增加。

（四）药物在乳腺的分泌

大多数药物在从血浆向乳汁的转运过程中，均以被动扩散的方式进入乳汁。扩散进入乳汁的药物量及速度与药物的脂溶性、解离度、分子量大小、血浆与乳汁的 pH 值及药物在血浆和乳汁中的浓度梯度等因素有关。此外,乳腺的血流量、乳汁脂肪含量、婴儿吸吮的乳量等,对药物进入乳汁的量也有影响。一般规律为:

（1）乳汁的脂肪含量比血浆高,脂溶性高的药物容易穿过生物膜到乳汁中。

（2）药物分子量越小,越容易扩散到乳汁。分子量 < 800Da 的药物,如乙醇、吗啡、四环素类药物,通过单纯扩散作用即可从血浆向乳汁转运,而肝素、胰岛素等大分子化合物则难以向乳汁转运。

（3）蛋白结合率低的药物,游离药物浓度高,易进入乳汁。进入乳汁后即与乳蛋白结合,但结合率明显少于血浆中与蛋白的结合。因而当乳汁和血浆中的游离药物浓度达到平衡时,血浆中药物总量相对较大。

（4）细胞膜具有磷脂 – 蛋白质结构,非解离的药物更容易通过细胞膜进入乳汁。

（5）乳汁中药物峰值一般比血浆中峰值出现会晚 30~120 分钟,其峰值一般不超过血浆中峰值。乳汁中药物消散随时间而减少,减少的速度慢于血浆中药物消散的速度。

（6）母乳 pH 值通常比血浆低,正常血浆 pH 值变化小,可认为恒定在 7.4,但乳汁 pH 值变化在 6.8~7.12,因而药物在此两种环境中的解离有差异。弱酸性药物在乳汁中的浓度低于血浆浓度。实验证明,弱碱性药物如红霉素、林可霉素、异烟肼等,易于通过血浆乳汁屏障,用药后乳汁中药物浓度可与血浆相同,甚至高过血浆。相反,弱酸性药物如青霉素、磺胺类药物,不易通过屏障,则乳汁中的药物浓度常低于血浆中的浓度。

三、妊娠期与哺乳期患者的用药原则

（一）备孕期用药原则

（1）在疾病控制良好（稳定）的情况下备孕。疾病控制不佳也可致畸，所以了解疾病与用药的关系是关键。

（2）可能受孕的妇女在用药前，应注意月经是否已经过期，明确是否妊娠。

（3）有用药的必要性，使用对妊娠安全的药物，避免使用有生殖毒性的药物。

（4）根据药物的药代动力学特征，选择相对代谢快、不易蓄积的药物。一般情况（使用非明确致畸药物），在该药物及其代谢产物在经过 5~6 个血浆清除半衰期后，可以考虑备孕。

（5）从准备妊娠前 3 个月开始，每天补充叶酸才能保证胚胎早期有较好的叶酸营养状态，以利于胚胎神经管分化。

（二）妊娠期用药原则

（1）明确诊断和适应证，权衡用药风险与获益后用药。由于妊娠期使用药物的限制性，许多药物的安全性尚未得到确认，药物对妊娠期胚胎（胎儿）以及出生后的远期影响不可得知。因此，在排除了疾病控制不佳而导致母体及胎儿风险增加的情况后，应尽量避免在妊娠期使用药物；若因疾病治疗需要，可根据明确诊断和相应药物适应证选择使用对胎儿安全的药物，能用非药物方式治疗的尽量不使用药物，以减少药物对胎儿的不良影响。

（2）选择疗效确切、安全性高的药物。首选疗效和安全性已经明确，循证证据及流行病学研究相对充分的药物，避免选用新药或对胎儿安全性尚未明确的药物。

（3）结合妊娠情况分析用药。根据孕周大小及发育时期评估，如妊娠早期为胎儿器官发育的重要时期，如若母体疾病的治疗可以推迟，尽量避免用药。待至妊娠中晚期根据疾病及药物安全性选择相对适宜的药物。

（4）若病情允许，尽量单一药物、最小剂量、局部用药等，减少药物过度暴露。一般来说，能单独用药，就避免联合用药。严格掌握药物剂量和持续时间，适时停药。

（5）妊娠期妇女误服致畸或可能致畸的药物后，应根据妊娠时间、用药剂量、疗程等综合分析、评估是否应终止妊娠。

（三）哺乳期用药原则

（1）明确诊断和适应证，权衡用药的风险与获益后用药。

（2）选用已有一定安全证据、对乳儿无明显损害的药物。可参照哺乳期用药危险性等级来选用药物：L1~L5 级。L1：最安全，L2：较安全，L3：中等安全，L4：可能危险，L5：禁忌。选择通过乳汁剂量相对小的药物，尽量减少药物对乳儿的影响。目前一般认为，相对婴儿剂量（RID）小于 10%是安全的。

（3）严格掌握适应证、使用适宜的剂量、把控用药时间、选择适宜的给药途径，选择药代动力学参数（如半衰期、蛋白结合率、分子量等），相对明确的药物，分析药物代谢、清除的时间，判断哺乳的最佳时间。选用半衰期短、蛋白结合率高、口服生物利用度低或分子量高的药物进行治疗。

（4）避开体内药物浓度高峰期进行哺乳。对于半衰期短的药物，尽量选择在哺乳后服用药物；对于半衰期长、代谢慢的药物，应考虑暂停哺乳。

四、父方用药

父方用药虽然很少被提醒及关注，但也应尽量避免接触已知的胚胎和应用胎儿毒性医药产品。但是，医务人员现已逐渐认识到如果男性接触了生殖毒性药物，也可能对后代产生损害。然而男性服药后或者职业接触后，是否会导致胎儿出生缺陷，一直存在争议与探讨。

关于药物随精液进入母体的相关研究较少，美国食品药品管理局（美国FDA）推荐了一种用于评估生殖风险的保守性假设模型，即假设男性精液中的药物浓度等于其血药峰浓度，一次射精量为5ml，精液中的小分子药物在性交过程中100%可经阴道吸收进入母体循环。若母体循环血液量用5000ml计算，且母体中的药物100%可透过胎盘，使用这一预测模型，只要在动物的生殖发育研究中显示，该药物的潜在胚胎暴露剂量在已知的未观察到不良反应的药物1/10以下水平时，不需要对该药物做进一步风险评估。如果计算出来胚胎的风险不能排除，那么应考虑如何减轻该风险，并应通过测定人类精液中的实际药物浓度来做更详细的风险评估。

通常将药物对男性生殖的影响分为睾丸前效应、睾丸效应或睾丸后效应三个阶段。睾丸前效应通常通过干扰人体内分泌功能来破坏下丘脑–垂体–性腺（HPG）轴的平衡。睾丸效应是直接的性腺毒性，通过损伤生殖细胞、支持细胞或间质细胞来影响精子发生。睾丸后效应指精子离开生精小管直至其通过射精从体内释放的这一段时间内，药物可能影响到其最终的运输、成熟，而导致精子生理和功能上的异常。所以，男性服用可能有害的药物后，可能导致精子活力或质量、数量降低而使受孕率下降。对于备孕期的男性，避免使用影响精子形成、成熟和运输的药物，以提高受孕的几率和质量。当然男性也可使用安全套等避孕措施来降低药物的生殖风险。对于伴侣已经受孕的男性，既往服用过药物，一些理论推测以下三种途径可能使随精液进入母体的药物对胚胎产生高于母体全身吸收的影响，第一个是药物直接穿过宫颈进入宫腔进而作用于胚胎，但是现有的研究证据不支持这一假设；第二是药物附着在精子上进入卵母细胞，这一假设理论上是可行的，但定量模型研究认为通过这一途径不能在胚胎及其附属物产生有临床意义的药物浓度；第三是药物从阴道静脉或淋巴管直接扩散进入邻近的子宫动脉循环，这一机制可能导致子宫循环中的药物浓度高于体循环中的药物浓度。但现有的动物实验研究不认为精液中的药物扩散可以对胚胎及其附属物产生有临床意义的药物浓度。

药物还可以通过干扰代谢而影响男性生殖。对药物代谢的遗传差异可以导致体内药物效应延长或活性药物代谢物水平的改变。许多药物在肝脏中被细胞色素（CYP）P450 酶灭活，细胞色素 P450 酶的遗传多态性可导致不同的人对某些药物（包括多种阿片类药物、他汀类药物、质子泵抑制剂、抗抑郁药以及抗精神病药等）的代谢发生改变。神经递质和激素也会影响 CYP 酶的活性，并可调节药物作用。此外，药物引起的肝损害也很常见，可能通过以下几种机制影响男性生殖：①通过抑制 CYP 酶而产生自由基，导致氧化损伤；②增加影响 HPG 轴或睾丸功能的药物和内源性分子的水平；③减少性激素结合球蛋白（SHBG）的产生，从而改变雄激素的生物利用度；

④调节雄激素的代谢。已知有几种CYP多态性与男性不育相关。

目前暂没有关于因为父方服药的致畸问题或父方接触的细胞毒性致突变药物后进行染色体分析而选择终止妊娠的明确数据。一般认为，男性精子的成熟周期为80~90天，除了部分化疗药物可能会对男性生育造成不可逆的永久损伤外，其余药物在停药1~2个生精周期（3~6个月）后再进行受孕是较为安全的做法。而美国FDA指出，对于大多数的小分子药物，男性在用药后的1个生精周期加5个药物半衰期之内采取避孕措施足以避免药物的生殖风险。从优生优育角度出发，建议长期用药的男性在计划妊娠前，经评估允许的情况下，应该等待2个生精周期（6个月）再行妊娠，相对更安全。

五、判断药物与畸形关联的原则

（一）如何判断药物是否会导致胎儿畸形

判断药物是否会导致胎儿畸形可从以下方面考虑：

（1）胚胎的基因型为基本要素，某些药物与特定的基因型存在的相互作用导致胚胎畸形。

（2）药物作为致畸因子在不同胚胎（胎儿）阶段的敏感性不同，在胚胎发育的1~2周时受到致畸因子的作用，可能出现两种情况：①只有细胞受到致畸因子的作用，胚胎具有调整潜力会使这一损失得以补偿，不会出现异常；②胚胎的全部或大部分细胞都受到致畸因子的作用，导致胚胎的死亡。在第3~8周是器官分化期，各重要组织和器官正在形成中，如受到致畸因子的作用，可能会导致出生结构异常，因此这个时期称为敏感期。此后，胎儿期主要是器官的生长期，对致畸因子敏感性迅速下降，但是小脑和大脑皮质以及泌尿生殖系统还在继续分化。因此，这些结构仍然保持着对致畸因子作用的敏感性。

（3）药物作为致畸因子，药物的作用机制决定了对胎儿的致畸作用，如抗肿瘤药物可通过干扰细胞有丝分裂和分裂间期细胞功能所必需的微管结构而发挥抗肿瘤作用，同时造成胎儿出生缺陷。

（4）部分药物的致畸风险与剂量相关（如地西泮），有研究认为分娩时使用地西泮对妊娠者或者胎儿不会产生危害，剂量反应可能表现为剂量超过 30~40mg 或者长期使用时，均可导致药物蓄积，造成新生儿并发症增多，在各种影响下，地西泮可使胎心变异消失，以及胎动减少。

（二）评估药物的生殖或胚胎（胎儿）毒性的过程

评估一个药物的生殖或胚胎（胎儿）毒性的过程应在符合下列标准的前提下提供生物学合理性证据和流行病学证据，包括以下标准：

（1）某种特定畸形的发病率突然提高。

（2）在某一区域内或在某一段时间内，一种药物的使用或用量的增加和某种特定畸形发病率的提高之间存在联系。

（3）药物必须在诱导该特定畸形的敏感期（窗口期）时使用。

（4）必须证明是药物本身而不是该药物治疗的疾病导致了特定畸形。

（5）被怀疑有致畸作用的药物或其代谢产物必须被证明可以作用于胚胎或胎儿。

（6）该发现必须被另一个独立的研究证实。

（7）动物实验结果可能支持流行病学调查结果。

在生殖流行病学中，先天缺陷的因果分析原则很简单。在一定数量的人群中，把观测到接触过药物并且有不良后果的妊娠者数量与预期的数量进行比较，这就意味着人群中有不良妊娠结局的妊娠者比例和接触药物的比例必须是已知的。第一种因果分析方法是尽量研究所有妊娠者，但这意味着巨大的病例数，并可能因此产生很多问题，例如数据登记过程中的失误、调查率等问题。

第二种因果分析的方法是队列法（回顾性或前瞻性），研究接触特定药物的一组女性中不良生殖的结果。接触组的结果或与全部结果比较，或与无接触史的对照队列比较，然后把观察到的不良结局数量与假定接触无影响情况下的预期数量进行比较。队列研究可以同时考察接触特定药物后产生的多种不同后果，例如自然流产、出生体重过轻、围产期的死亡率升高和不同类型的畸形。队列研究的最大问题通常是如何定义队列并且确定有足够数量的曾经暴露于待研究因素的女性。

以上两种类型的分析研究可以结合成一种更有效的方法：队列研究与病例对照研究相结合。

此外，发生某些慢性疾病时妊娠期的用药时间会延长（癫痫、抑郁症、甲状腺功能减退或亢进），可能需要更长的临床观察时间。在长期用药过程中，部分药物影响在新生儿出生时不会体现，需等到出生很久才能显露，如运动障碍和学习能力低下；免疫、生育、生殖能力异常。

六、用药风险分级

（一）妊娠期用药安全分级

妊娠期间，药物不合理使用或意外暴露常有发生。1978年瑞典颁布了全球第一个妊娠用药危险性分级系统，之后美国及澳大利亚相继颁布了药物分级系统。在《联邦公报》（2008）上发布的美国FDA原妊娠安全分级推动了对妊娠期用药的修订。瑞典、美国及澳大利亚妊娠用药危险性分级系统的具体比较见表1-2。

表1-2　瑞典、美国及澳大利亚妊娠用药危险性分级系统比较

分级	美国分级系统	澳大利亚分级系统	瑞典分级系统
A	对照研究显示无害，已证实此类药物对人类胎儿无不良影响，是最安全的	在妊娠期及生育年龄妇女大量使用，没有观察到对胎儿有危害	在妊娠期及生育年龄妇女大量使用，没有观察到对胎儿有危害，包含被妊娠期及生育年龄妇女使用多年的药物或在妊娠期妇女中有足够的研究
B	对人类无危害证据，动物实验对胎畜无害，但在人类尚无充分研究。多种临床常用药均属此类	在部分妊娠期及生育年龄妇女使用，没有观察到对胎儿有重大危害。因这类药物在人类的研究经验有局限性，根据动物研究，分为以下3种情况：	在部分妊娠期及生育年龄妇女使用，没有观察到对胎儿有重大危害。因这类药物在人类的研究经验有局限性，根据动物研究，分为以下3种情况：

分级	美国分级系统	澳大利亚分级系统	瑞典分级系统
B		B1：动物研究显示对胎儿有没有危害 B2：动物研究不足或缺乏，现有证据不能证明对胎儿有危害 B3：动物研究显示对胎儿有危害	B1：动物研究显示对胎儿有没有危害 B2：动物研究不足或缺乏，现有证据不能证明对胎儿有危害 B3：动物研究显示对胎儿有危害
C	不能排除危险性，动物实验可能对胎畜有害或缺乏研究，在人类尚无有关研究。本类药物只有在权衡了解对妊娠者的好处大于对胎儿的危害之后，方可应用。此类药物临床选用困难，但妊娠期很多常用药属于此类	动物研究显示对胎儿有一定的危害，但并不致畸，并且这种危害是可逆的，应权衡利弊使用	动物研究显示对胎儿有一定的危害，但并不致畸
D	有对胎儿危险的明确证据。尽管有危险性，但妊娠者用药后有绝对的好处，如妊娠者有严重疾病或受到死亡威胁急需用药时，可考虑应用	增加胎儿畸形或者会对胎儿造成不可逆的伤害。可通过药理学解释这种危害。使用前应详细咨询	增加胎儿畸形或对妊娠期妇女造成伤害

续表

分级	美国分级系统	澳大利亚分级系统	瑞典分级系统
X	在动物或人类的研究均表明它可使胎儿异常，或根据经验认为在人及动物，都有危害的	对胎儿造成永久性伤害，禁用于妊娠以及准备妊娠的妇女	

　　然而，药物分级系统自身存在一些问题：①更新较慢。研究者调研发现 1980~2000 年，美国 FDA 仅对 468 个药物中的 23 个药物调整过分级，一个药物在妊娠期的安全性从不确定更改为稍确定用了 27 年；②简单分级不能全面反映药物对胎儿影响的严重性、频率和类型。苯海拉明在妊娠早期可安全使用，但在妊娠后期，大剂量的苯海拉明有诱导宫缩的作用，可引起早产儿视网膜病变，应慎用。而该药物分级为 B 级药物，医生单纯凭借分级不能准确全面地把握药物安全性；③大多数药物安全性仍不明，实际指导意义不大。3 个分级中对临床真正有指导意义的 A 级和 X 级药物少，美国 FDA 分级中 A 级和 X 级药物仅占 8.3%，澳大利亚分级占 12.3%，瑞典分级占 25.2%，安全性不明的 C 级药物最多；④从 A 级到 X 级的风险幅度存在差异，但是没有给出明确的说明，因此很难做出合理的用药决定；⑤大约 60% 的 X 级药物没有任何人类数据。虽然美国 FDA 已经停用了此种分类方法，但目前在国内仍是评价妊娠期用药安全的重要参考。

　　妊娠用药登记研究是关于已上市药物妊娠期暴露风险的前瞻性观察性队列研究。基于其针对妊娠期特殊人群及前瞻性研究的特点，妊娠用药登记研究区别于不良反应监测、上市前临床评价等临床试验。美国 FDA 于 2002 年发布妊娠用药登记指南（establishing pregnancy exposure registries），详细介绍了妊娠用药登记研究中涉及的技术方法及设计原则，并于 2005 年发布了妊娠期药物暴露风险评估指南（evaluating the risks of drug exposure in human pregnancies），其中将妊娠用药登记研究作为重要的评估方法之一。美国 FDA 于 2015 年 6 月发布了妊娠期、哺乳期药品说明书规则（pregnancy，lactation，and reproductive potential：labeling for human prescription drug and biological products，PLLR），指南中除去了传统用于评估妊娠药物暴露风险的 ABCDX 字母风险分类，以阐述式风险描述对药物妊娠期暴露风险进行评估。其中关于妊娠用药登记需在说明书中明确加入"某药正在进行妊娠用药登记研究"字样，同时需将如何加入妊娠用药登记研究的联系方式写入说明书中，如电话、网站等。妊娠用药登记制度的建立需由政府、医院及研究机构、药品企业、孕产妇和媒体等多方的参与和努力。建立符合我国各地区用药特点的妊娠用药登记制度，可通过前期的妊娠用药情况调查掌握我国各地区的妊娠用药特点。并且参考他国经验的同时，应结合我国各地区妊娠用药特点制定适应我国用药特点的妊娠用药登记指南，通过对妊娠暴露风险药物的循证学分析，评估药物妊娠暴露风险分类。对于不同风险的药物，针对性进行不同等级的规范，分为规定及建议。对于临床试验结果显示具有妊娠风险、动物实验结果显示具有妊娠风险同时临床试验结果显示尚无妊娠风险或无临床试验、无临床试验或动物实验但有妊娠风险的案例报道的药物，规定其必须进行临床用药登记工作，将妊娠用药登记研究加入说明书的同时开展相关登记工作；对于尚无妊娠期临床试验或动物实验的药物建议其开展临床用药登记工作。科学地设计妊娠用药登记研究方案，制定登记招募及研究团队培训、纳入排除标准、样本量计算、数据收集及随访、结局评估与反馈等相关技术指标，开展妊娠用药登记工作。利用互联网新技术手段，建立妊娠用药登记研究平台，进行妊娠用药登记试验的发布、监管、考核、反馈等。通过最终的暴露药物登记结果对药物妊娠风险定期进行评估，相关结果及时反馈政府监管机构，同时对临床用药策略提供证据，暴露药物对妊娠结局及新生儿影响结果明确的，须对药物说明书进行修改。

　　妊娠期药品说明书规则取消了妊娠期用药字母分级，以文字形式提供详细的循证资料。新标签规则妊娠期部分包括：①妊娠暴露登记：如果有妊娠期暴露，通过注册来监测临床结果。②风险总结：包括基于人体试验、动物实验、药理的风险描述，普通人群和特定疾病人群的背景风险信息。③临床考虑：进一步提示处方和风险利弊的信息。包括疾病相关的母亲和（或）胎儿的风险；妊娠期和产后的剂量调整信息；母亲不良反应；胎儿（新生儿）不良反应；分娩。④支持性数据：描述上述风险总结和临床考虑中的研究数据信息，包括研究类型、样本量、随访时间、暴露信息和研究的局限性。动物实验还要说明动物种类，动物服用剂量。另外新标签要求创建了女性和男性生殖潜能项，便于医护人员查找妊娠、避孕和不孕信息。女性和男性生殖潜能部分包括了对于怀孕检验、避孕或不孕症方面的要求或建议等资料。新标签要求在说明书中描述妊娠期间的药物风险摘要和对支持这些摘要数据的讨论，可给临床医生提供更多有意义的信息。

（二）哺乳期用药风险分级

　　2015 年 6 月美国 FDA 发布妊娠期、哺乳期药品说明书规则的同时要求药物对哺乳期女性影响应以文字形式提供详细的循证资料。哺乳期部分包括：①风险总结：存在母乳中的药物；药物对婴儿的影响；药物对乳汁分泌的影响；风险利弊描述：哺乳的好处和母亲对药物的临床需求，以及药物暴露或母亲的疾病状态对婴儿造成的潜在不良反应之间的平衡。②临床考虑：尽可能减少暴露的方法；监测不良反应。③支持性数据：临床哺乳研究或动物哺乳数据（没有人体数据时）。

所有药物都会不同程度地转运到乳汁中，但大部分药物的转运量相对较低。仅有少量药物转运到乳汁后可达到对婴儿有临床意义的剂量。

1. 目前常用的哺乳期药物风险分类为 Hale 博士总结哺乳期风险分类法，具体如下：

L1：安全。已被大量母乳喂养妇女服用，没有观察到增加对婴儿的不良反应。对母乳喂养妇女的对照研究未能证明对婴儿有风险，对婴儿造成伤害的可能性很小，或者该产品在婴儿体内口服生物利用度可以忽略。

L2：较安全。已在有限数量的母乳喂养妇女中进行了研究，但未增加对婴儿的不良影响和（或）证明母乳喂养妇女使用该药物后可能存在风险的证据。

L3：可能安全。没有母乳喂养妇女的对照研究。然而，母乳喂养的婴儿可能有不良反应的风险，或者对照研究仅显示轻微的非致命性不良反应。只有在潜在的益处被证明大于危害的情况下，才应该给予药物。（注：完全没有公布数据的新药被自动归入这一类，不管它们有多安全。）

L4：潜在风险。有确凿证据表明母乳喂养的婴儿存在风险，尽管对婴儿有风险，但哺乳期母亲用药后的获益大于对婴儿的危害(例如在危及生命的情况下或对于无法使用更安全的药物或药物无效的严重疾病需要使用该药物)。

L5：有风险。母乳喂养妇女的危险研究表明，对婴儿有显著的风险，或者这是一种对婴儿造成重大损害的高风险药物。在哺乳期妇女中使用这种药物的风险显然超过了母乳喂养可能带来的任何益处。这种药物对哺乳婴儿的妇女禁用。

2. 相对婴儿剂量 为了解药物的乳汁转运情况，可通过测定乳汁（M）与血浆（P）的药物浓度比率（AUC_M/AUC_P），大多数药物的 M/P 值在 1 以下，如果母乳血浆比为 1，表示血浆和乳汁内药物浓度水平一致。然而，即使比值为 1，当血清浓度水平较低时，乳汁中药物浓度水平也会低。乳汁血浆比低表明乳汁中无药物积累。但对于特殊药物的高容量分布，M/P 比值高的药物在血浆及乳汁内浓度无法评估。与 M/P 比值相比，RID 考虑药物的分布容积，更适用于评估乳儿通过母乳喂养所暴露的风险。

RID 是将婴儿从母乳中获得的药物剂量［单位为 mg/（kg·d）］除以母亲体内的药物剂量［单位为 mg/（kg·d）］，表明婴儿大约接受了多少"母体药物剂量"，能更好地显示转移给婴儿的相对剂量。计算过程中假定母亲平均体重为 70kg，婴儿每日母乳摄入量为 150mg/（kg·d）。

一般来说，RID < 10% 的药物被认为在哺乳期使用是安全的，并已被大部分研究者广泛采纳。服用药物的哺乳期妇女几乎很少需要中断哺乳，一些药物（如甲硝唑等）虽然 RID > 10%，但是因为婴儿通过乳汁接收到的药物剂量，低于婴儿治疗剂量，对婴儿产生影响的风险小。所以，合理利用相对婴儿剂量，并结合药物代谢特点等因素来评估药物安全性。

七、妊娠期用药咨询沟通技巧

妊娠期药物致畸风险咨询服务在保障母胎用药安全、减少胎儿不安全药物暴露方面发挥重要作用。该项服务的咨询人员通过评估孕妇妊娠期药物暴露或药物治疗对母体和胎儿的获益与风险，提供合理的药物致畸风险咨询和用药指导，从而减少妊娠期药物致使胎儿出生缺陷发生的风险。

（一）定义

妊娠期药物致畸风险咨询服务，是指基于咨询对象提出的药物致畸风险相关问题，咨询人员根据妊娠期药物致畸风险循证证据，结合临床实践经验和咨询对象个体情况，规范地为咨询对象提供妊娠期药物致畸风险相关信息，评估药物对母体和胎儿的益处与潜在风险，并为咨询对象提供临床指导；而咨询对象在充分理解所提供信息的基础上，自主选择相应妊娠处理措施的一项临床咨询服务。

（二）原则

1. 药物循证证据原则　咨询人员应为咨询对象提供基于药物循证证据的咨询服务。咨询人员通过选择不同种类高质量药物致畸风险循证证据，评估药物致畸风险，为咨询对象提供咨询服务。

2. 非指令性原则　基于咨询对象的药物致畸风险评估结果，咨询人员为咨询对象提供临床指导。咨询对象在充分理解咨询人员所提供信息的基础上，自主选择相应妊娠处理措施。

3. 保护隐私原则 咨询人员应尊重咨询对象隐私权，并确保咨询对象个人隐私不被泄露。一般要求咨询服务在相对安静、单独的房间进行，避免无关人员在场。

4. 健康教育原则 健康教育的目的是使咨询对象真正理解其咨询的相关内容。健康教育内容包括疾病和用药对母体与胎儿的影响、妊娠期合理用药方法等。

（三）咨询方式

妊娠期药物致畸风险咨询是针对孕妇这一特殊人群进行的咨询服务，涉及母胎安全。建议咨询方式以面对面咨询为主。此外，获得卫生行政管理部门批准的互联网医院、互联网诊疗平台，可以为咨询对象提供线上咨询服务，但是不能对首诊孕妇开展互联网诊疗服务。

（四）咨询注意事项

1. 咨询指导 咨询人员在回答咨询对象的问题前，应复述咨询的问题和相关信息，表明对咨询的问题理解无误。同时，需采用咨询对象易懂的语言进行咨询指导，必要时让其复述咨询指导信息，确认咨询对象对咨询人员告知的信息理解无误。由于医学的不确定性，沟通中应避免使用过度肯定或否定的语言。对于医学界尚存在争议或未知的问题，需让咨询对象知晓。

2. 咨询局限性 咨询人员应告知咨询对象妊娠期药物致畸风险咨询服务的局限性，包括有限的药物证据（尤其是中药），孕妇个体差异（遗传代谢因素等），药物与其他因素（疾病、环境因素等）的相互作用，以及孕妇丈夫长期药物或其他环境因素暴露等，均可导致无法准确评估药物致畸风险。

3. 其他注意事项　咨询人员在提供咨询服务过程中，应注意以下事项。①择日回复：咨询人员若无法在当日为咨询对象提供准确咨询指导，应请其留下联系方式，并在规定时间内择日回复。②咨询记录：咨询人员应做好咨询服务记录，做到有据可查。同时，应妥善保管咨询信息资料，防止信息泄露。③多学科团队协作：咨询人员应对自己的专业范围和特长有明确认识，对超出自身专业范围和能力的咨询服务，应及时与多学科团队沟通解决或转诊，或取消咨询。

关于妊娠期使用的药物对胎儿的安全性还有更多的问题（特别是意外妊娠的患者，在不知道妊娠情况下暴露于某些药物），所以医务人员和育龄女性都需要对妊娠期间安全用药与职业环境接触药物有一个更加严谨的态度，对社交性物质（如烟、酒精、成瘾性药物）的使用也是如此。开展妊娠期与哺乳期患者的药学服务应以患者为中心，坚持诚信、平等、保密的原则，运用适当的沟通技巧，以最直接、有效的方法帮助患者解决问题，沟通过程中应同时给予个体化风险评估。良好的沟通能力是药学服务顺利开展的基础，适宜的个体风险评估有助于减轻患者不必要的恐惧，避免不必要的检查或者唐突终止一个健康的妊娠。而当出现风险评估困难时，需要通过专业机构提供专业建议。

在进行致畸药物咨询时，必须区分以下三种情况：①在药物治疗开始之前或妊娠开始之前进行风险沟通和制定适宜的药物治疗方案；②在药物接触已经发生的情况下，针对使用药物的妊娠期安全性进行风险沟通，并给出下一步建议；③若患者因病情需要，妊娠期间必须使用的药物具有明确的致畸性，可增加胎儿出生时患有发育障碍或胚胎畸形的风险时，权衡利弊，需充分进行风险沟通与情况告知。

八、妊娠期用药咨询基本流程

1. 应了解患者基本信息及病史，询问咨询对象背景及本次妊娠信息 根据咨询对象咨询需求，咨询人员应询问咨询对象基本信息，以及与咨询问题相关的背景信息，包括但是不限于其月经史、既往疾病史、婚姻状况、生育史、家族疾病史、环境因素暴露等。咨询人员还应详细询问咨询对象本次妊娠信息，包括受孕方式、末次月经时间、妊娠期超声检查结果等。

2. 询问咨询对象用药相关信息 询问咨询对象用药相关信息，包括药物商品名（通用名），用药起止时间、频率、剂量、途径及药物生产厂家等。同时，询问咨询对象相关疾病诊断、患病时间、严重程度、诊疗经过等。必要时，咨询人员应请咨询对象提供药物说明书、诊疗记录和（或）通过医院系统查询咨询对象用药相关信息，并了解患者当前疾病的控制情况。

3. 确定用药时咨询对象的孕龄及体内药物残留情况 确定咨询对象接受咨询服务时孕龄及用药时孕龄；判断咨询对象体内药物残留情况（根据妊娠期母体药代动力学特点、药物半衰期、药物血浆蛋白结合率等评估）。

4. 评估药物致畸性质和风险 结合药物效应、孕龄，评估药物致畸性质。查询权威数据库、网站、书籍等相关药物的妊娠期用药数据，评估药物致畸风险，再结合疾病相关指南的治疗原则及最新循证证据综合进行风险评估并提出建议。

临床实践中，药物说明书、《中华人民共和国药典（以下简称中国药典）》、相关教科书内容不够详尽且更新慢，无法与最新临床研究进展同步。因此，在获得咨询对象知情同意前提下，咨询人员应查阅多种来源的循证证据，并灵活利用不同种类高质量证据，评估药物致畸风险。对这些证据的质量评估可参考证据金字塔，证据等级从高到低依次为系统评价（荟萃分析）、随机对照研究、队列研究、病例对照研究、病例系列研究、病例报告、理论研究、动物实验、体外试验。

5. 提供临床指导　包括提供药物致畸风险综合评估结果和提供临床用药指导。针对营养和疾病等对咨询对象提出综合建议，以提升妊娠患者健康文化综合素养。咨询对象在充分理解咨询人员所提供信息基础上，自主选择相应妊娠处理措施。

告知患者风险后，若患者仍选择继续妊娠，应注意妊娠期评估胎儿情况的重要检查包括：①孕 11~13^{+6} 周行胎儿颈部透明层厚度（NT）检查：若"NT 增厚"，提示胎儿遗传异常、结构畸形（特别是先天性心脏病）、感染等风险增加。②孕 11~13^{+6} 周或孕 15~20^{+6} 周唐氏筛查：初步检出唐氏综合征（21 号染色体三体）、爱德华综合征（18 号染色体三体）、神经管缺陷。③孕 12~24 周无创 DNA 筛查：通过采集妊娠期妇女外周血，计算胎儿患 21、18、13 号染色体三体的风险率。其对唐氏综合征的检出率可达 99% 左右，对 18- 三体、13- 三体的检出率分别为 97% 和 91%，虽然检出率较高，但未达到 100%，仍存在一定的假阴性率。④孕 16~24 周羊水穿刺：在超声波引导下，将一根细长针穿过妊娠者腹壁、子宫壁，进入羊水腔，抽取一些羊水，获取胎儿细胞，进行细胞培养和染色体核型分析。通常适用于存在唐氏筛查或无创 DNA 筛查高风险、年龄 ≥ 35 岁、既往有胎儿染色体异常不良孕产史、夫妻一方为染色体异常携带者等特殊情况的妊娠期妇女，存在 0.1%~0.5% 的流产率。⑤孕 18~24 周胎儿系统彩超和胎儿心脏彩超筛查：通过详细的胎儿系统 B 超和心脏 B 超检查，评估胎儿生长发育、胎盘情况、羊水情况以及胎儿各个器官和系统的发育情况，从头部、面部、脊柱、心脏、腹部、肢体等逐一排查胎儿重大结构畸形，如无脑儿、脑膜脑膨出、唇腭裂、脊柱裂、心脏畸形、严重胸腹壁缺损、致死性软骨发育不良等。

6. 做好随访及收集药物不良反应事件相关工作（图 1-1）

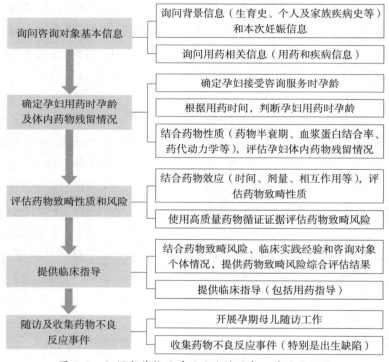

图 1-1　妊娠期药物致畸风险咨询服务工作的流程图

参考文献

[1]　张幸国. 临床药物治疗学各论（下册）[M]. 北京：人民卫生出版社，2015：351-355.

［2］ Drobnis EZ, Nangia AK. Impacts of Medications on Male Fertility［M］. USA: Springer Internatio，2018：1034.

［3］ 托马斯·W·黑尔，希拉里·E·罗. 药物与母乳喂养［M］. 第17版. 辛华雯，杨勇，译. 上海：世界图书出版公司，2019.

［4］ Christof Schaefer, Paul Peters, Richard K.Drugs during pregnancy and lactation［M］. 3ed edition. Salt Lake City: Elsevier B.V.，2015：29.

［5］ 吴白燕. 胚胎发育畸形及其相关因素［J］. 中国实用妇科与产科杂志，2002，18（9）：535-536.

［6］ 童荣生，杨勇，张伶俐，等. 妊娠和哺乳期患者治疗临床药师指导手册［M］. 北京：人民卫生出版社，2011：30-32.

［7］ C. Schaefer, H. Spielmann, K. Vetter, et al. 孕期与哺乳期用药指南［M］. 8版. 吴效科，黄志超，译. 北京：科学出版社，2021：16.

［8］ 谢幸，孔北华，段涛，等. 妇产科学［M］. 9版. 北京：人民卫生出版社，2018.

［9］ 叶淑雅，郑彩虹. 妊娠期用药咨询门诊的焦点问题与思考［J］. 中国医院药学杂志，2021，41（11）：1171-1176.

［10］ Wilson J G. Embryotoxicity of Drugs in Man［M］// General Principles and Etiology. Springer, Boston, MA，1977：309-355.

［11］ 张川，张伶俐，王晓东，等. 全球妊娠期用药危险性分级系统的比较分析［J］. 中国药学杂志，2016，51（3）：234-238.

[12] WYSZYNSKI D F. Pregnancy Exposure Registries: Academic Opportunities and Industry Responsibility [J]. Birth Defects Res A Clin Mol Teratol, 2009, 85 (1): 93–101.

[13] SAHIN L, NALLANI S C, TASSINARI M S. Medication Use in Pregnancy and the Pregnancy and Lactation Labeling Rule [J]. Clin Pharmacol Ther, 2016, 100 (1): 23–25.

[14] GREENE M F. FDA Drug Labeling for Pregnancy and Lactation Drug Safety Monitoring Systems [J]. Semin Perinatol, 2015, 39 (7): 520–523.

[15] 中国药学会医院药学专业委员会妇产科药学学组. 中国妊娠用药登记专家共识（2021）[J]. 中国药学杂志, 2021, 56 (20): 1621–1630.

[16] SCAFFIDI J, MOL B W, KEELAN J A. The Pregnant Women as a Drug Orphan: A Global Survey of Registered Clinical Trials of Pharmacological Interventions in Pregnancy [J]. BJOG, 2017, 124 (1): 132–140.

[17] Devkota R, Khan GM, Alam K, et al.Impacts of Counseling on Knowledge, Attitude and Practice of Medication Use During Pregnancy [J]. BMC Pregnancy Childbirth, 2017, 17 (1): 131.

[18] Schwarz EB, Parisi SM, Handler SM, et al.Counseling about Medication–Induced Birth Defects with Clinical Decision Support in Primary Care [J]. J Womens Health (Larchmt), 2013, 22 (10): 817–824.

[19] Griffin BL, Stone RH, EI–Ibiary SY, et al.Guide for Drug Selection during Pregnancy and Lactation: What Pharmacists Need to Know for Current Practice [J]. Ann

Pharmacother，2018，52（8）：810–818.

［20］陶晶，李小洪，谭曦，等. 妊娠期药物致畸风险咨询技术规范［J］. 中华妇幼临床医学杂志（电子版），2021，17（4）：393–401.

［21］国家卫生健康委员会，国家中医药管理局. 关于印发互联网诊疗管理办法（试行）等文件的通知［J］. 中华人民共和国国家卫生健康委员会公报，2018（7）：25–35.

［22］陈耀龙，李幼平，杜亮，等. 医学研究中证据分级和推荐强度的演进［J］. 中国循证医学杂志，2008，8（2）：127–133.

第二章

呼吸系统疾病用药咨询

一、哮喘治疗药物的安全性分析

妊娠期哮喘反复发作可诱发妊娠期高血压、先兆子痫、妊娠脓毒血症、阴道出血和难产等，可导致胎儿缺氧、早产、发育不良、生长迟缓、过期产、低出生体重等，威胁母儿生命。《全球哮喘防治倡议全球哮喘处理与预防策略》《支气管哮喘防治指南》提示：妊娠期使用常用哮喘控制药物和急救药物治疗哮喘的益处明显大于其可能带来的风险。妊娠期哮喘的治疗原则与非妊娠期哮喘相同，急性发作期治疗目标主要为尽快缓解症状、解除气流受限和改善低氧血症。慢性持续期治疗目标在于达到哮喘症状的良好控制，维持正常活动水平，尽可能减少急性发作、肺功能不可逆损害，治疗期间应长期规律的用药，尽可能避免进入急性发作期，降低母儿不良妊娠结局风险。

 咨询案例1（2020-4-27）

轻度哮喘患者，孕4个多月，怀孕期间每天吸入1次沙美特罗氟替卡松粉吸入剂（舒利迭），该药物对胎儿有没有影响？

咨询药物： 沙美特罗氟替卡松粉吸入剂（每揿内含 50μg 沙美特罗和 250μg 丙酸氟替卡松）。

回复： 正常剂量下使用沙美特罗氟替卡松粉吸入剂（舒利迭）对妊娠不构成显著影响，同时，由于妊娠期哮喘反复发作会显著增加不良妊娠结局，所以建议患者应继续规律用药控制哮喘发作，并注意在规范吸入药物2分钟后用清水或淡盐水深咽部漱口，减少局部真菌感染、声嘶、发音困难等不良反应风险。

分析：哮喘常用药物包括：支气管扩张剂、平喘药物等。其中，β_2 受体激动剂具有扩张支气管、改善气道痉挛的作用，而吸入糖皮质激素药物作用于气道炎性细胞，具有局部抗炎作用，缓解哮喘持续症状。目前基于大量的高质量随机对照研究和荟萃分析认为：妊娠期哮喘使用常规剂量的吸入性糖皮质激素加 β_2 受体激动剂是安全的（吸入常规剂量的糖皮质激素通常在肺部发挥作用，不会明显增加新生儿畸形的风险，也不会影响孕周数或新生儿的身长，只有在超大剂量使用时才可能引起全身不良反应）。

沙美特罗氟替卡松粉吸入剂是 β_2 受体激动剂和糖皮质激素类药物的复合制剂，每瓶 60 揿，每揿含沙美特罗 50μg 和丙酸氟替卡松 250μg。《全球哮喘防治倡议全球哮喘处理与预防策略》《苏格兰校际指南网络英国国家指南：哮喘的管理》、*Drugs during pregnancy and lactation* 以及该药说明书指出：在治疗剂量范围内，沙美特罗与丙酸氟替卡松均未显示潜在的遗传毒性，对妊娠合并哮喘妇女是比较安全的。而妊娠期哮喘反复发作会显著增加不良妊娠结局。提醒患者用药时应注意在规范吸入药物 2 分钟后用清水或淡盐水进行深咽部漱口。

咨询案例 2（2020-7-13）

患者既往有过敏性哮喘病史，病情控制良好，偶有夜间咳嗽。严重时吸入 1 次布地奈德福莫特罗能缓解。患者于 2019 年行鼻窦炎手术后无咳嗽。几天前患者已行胚胎移植，7 月 18 日抽血才能确认是否妊娠，近日晚睡前咳喘伴有白色泡沫痰，咨询还能否继续使用布地奈德福莫特罗或者换用其他药物？

咨询药物： 布地奈德福莫特罗粉吸入剂。

回复： 结合患者病史，建议患者就诊呼吸内科明确诊断后，确定下一步是否药物治疗。若考虑哮喘，目前用于治疗哮喘的药物（包括布地奈德福莫特罗粉吸入剂）在妊娠期间通常是安全的，妊娠期妇女接受哮喘治疗一般不会造成胎儿畸形。此外，建议患者避免接触可疑过敏原，尽量减少哮喘急性发作。

分析： 哮喘是由外源性刺激诱发肥大细胞和嗜酸性粒细胞以及 T 淋巴细胞等多种细胞和炎性因子参与的慢性气道炎症，以气道高反应性增加为特征。目前认为支气管哮喘是由多种细胞和细胞组分参与的气道慢性炎症性疾病，这种慢性炎症导致了气道高反应性的发生和发展。妊娠期间，由于体内激素水平变化，哮喘可能反复加重，而妊娠期哮喘急性发作可引起妊娠期妇女及胎儿缺氧，会导致早产、低体重儿、宫内发育迟缓、小胎龄儿、死胎等不良妊娠结局。

布地奈德是安全性数据较多的吸入性糖皮质激素（ICS），亦是目前妊娠期控制哮喘的首选药物，在常规剂量下未见有致畸或使胎儿发育迟缓的报道。福莫特罗为长效 β_2 受体激动剂（LABA），妊娠期使用未见先天畸形风险增加。且已有研究显示，妊娠早期联用 ICS+LABA 后胎儿重大先天畸形的发生率低于单用高剂量 ICS 的患者。布地奈德福莫特罗粉吸入剂是 ICS+LABA 的复方制剂，从安全性方面来讲，依据《欧洲呼吸学会／澳大利亚和新西兰胸科学会工作组声明：患有呼吸道疾病女性生殖和妊娠管理》，目前现有数据显示常规剂量的布地奈德福莫特罗粉吸入剂在妊娠早、中、晚阶段使用都是较为安全的。另外，依据《苏格兰校际指南网络英国国家指南：哮喘的管理》，用于治疗哮喘的药物在妊娠期间通常是安全的，妊娠期妇女接受哮喘治疗一般不会造成胎儿畸形。所以布地奈德福莫特罗粉吸入剂治疗妊娠期哮喘的首选药物之一。

 咨询案例 3（2020-12-20）

患者咨询其在十几岁时冬季着凉感冒偶尔会哮喘发作，使用沙丁胺醇缓解。2015 年妊娠七个月时感冒并再次哮喘发作，住院治疗好转后，长期吸入布地奈德治疗（普米克），后布地奈德停产改用布地奈德福莫特罗粉吸入剂治疗，使用两三年后逐渐自行减量停药，期间感冒再次复发后继续使用布地奈德福莫特罗粉吸入剂。2020 年 1 月份开始至今规律用药，病情控制良好，目前孕早期，是继续使用布地奈德福莫特罗粉吸入剂还是换成国产布地奈德气雾剂（吉舒），不知孕早期使用是否会导致胚胎畸形，如何进行下一步治疗？

咨询药物：布地奈德福莫特罗粉吸入剂、布地奈德气雾剂。

回复：权衡药物的获益与风险，建议患者可继续予以布地奈德福莫特罗粉吸入剂规律治疗，并补充叶酸，定期产检。

分析：详见咨询案例 2 分析。

二、上呼吸道感染治疗药物的安全性分析

普通感冒是人类最常见的上呼吸道感染性疾病，各种上

呼吸道及全身症状会给患者带来身体不适感，因此妊娠合并上呼吸道感染也是妊娠期最常见的问题。感冒常在季节交替和冬春季发病，早期主要以打喷嚏、鼻塞、流涕等鼻部卡他症状为主，也会伴有咳嗽、发热或四肢酸痛等症状。依据《普通感冒规范诊治的专家共识》：感冒大部分由病毒引起，目前尚无特效的抗病毒药物，故以对症治疗、缓解症状为主，同时注意休息、保证营养、适当补充水分、保持室内空气流通，避免继发细菌感染。

 咨询案例 1（2020-4-28）

患者末次月经 2 月 25 日（3 月 4 日月经结束），月经周期 25 天，3 月 16 日至 18 日口服咽炎片、咳特灵胶囊、盐酸丙卡特罗片、阿奇霉素肠溶胶囊、头孢地尼片。3 月 19 日至 22 日口服酮替芬片、桉柠蒎肠溶胶囊。3 月 24 日查出妊娠。上述药物对胎儿有影响吗？

咨询药物：咽炎片、咳特灵、丙卡特罗、阿奇霉素、头孢地尼、酮替芬、桉柠蒎。

回复：患者在 3 月 16 日至 22 日服药，处于用药的相对不敏感期，在这个时期药物对胚胎的影响符合"全或无"，"全"表示药物干扰受精卵分裂或囊胚泡种植，引起胚胎早期死亡或自然流产，"无"则为胚胎继续发育，未受到影响。在这一时期用药不易导致畸形。3 月 22 日进入致畸高敏感期，胎儿进入快速分化发育阶段，药物极易对胚胎造成影响，但考虑上述药物并无明显致畸性，但可增加流产风险，结合目前产科 B 超情况良好（宫内孕囊和胚芽无异常，见原始心管搏动）。

故建议，患者若无明显阴道流血流液、腹痛不适，可继续妊娠，积极补充叶酸，定期产检，观察胎儿发育情况。

分析：①根据《抗菌药物临床应用指导原则》：头孢地尼属于β-内酰胺类抗生素，阿奇霉素为大环内酯类药物，对胎儿及母体均无明显影响，在整个妊娠期可以安全使用。②桉柠蒎肠溶胶囊是祛痰药物，从药品说明书来看是慎用，尚无造成胎儿畸形的直接证据，早期暴露不作为终止妊娠的直接理由。③咳特灵含有的马来酸氯苯那敏及服用的酮替芬均为 H_1 受体拮抗剂：原则上，妊娠期应尽量避免使用抗组胺药，但结合《妊娠哺乳期用药指南》、*Drugs during pregnancy and lactation* 相关内容显示，早期暴露于 H_1 受体拮抗剂并不增加胎儿畸形的风险。咳特灵含有的小叶榕干浸膏，目前没有会造成胎儿畸形的直接证据，早期暴露不作为终止妊娠的直接理由。④丙卡特罗相关妊娠安全数据有限，但在《全球哮喘防治倡议全球哮喘处理与预防策略》提及：尽管人们普遍担心在怀孕期间使用任何药物，但在妊娠期积极治疗哮喘的优势明显超过常规控制和缓解哮喘的治疗药物所带来的任何潜在风险（A级证据）。出于这个原因，使用药物来实现良好的症状控制和预防恶化是合理的，即使它们在怀孕期间的安全性尚未得到明确证明。使用 ICS、β_2 受体激动剂、孟鲁司特或茶碱与胎儿畸形发生率增加无关。⑤鼻渊舒口服液主要成分为苍耳子、辛夷、薄荷、白芷、黄芩、栀子、柴胡、细辛、川芎、黄芪、川木通、桔梗、茯苓，咽炎片主要成分为玄参、百部（制）、天冬、牡丹皮、麦冬、款冬花（制）、木蝴蝶、地黄、板蓝根、青果、蝉蜕、薄荷油，上述药物不含有明显毒性或者重金属类成分等禁用成分，导致胎儿畸形的风险低。但牡丹皮、薄荷、辛夷具有活血化瘀、行气破滞、滑泄的功效，可能有导致流产的风险。

咨询案例 2（2020-9-1）

患者妊娠 2 个多月，自觉发热，头晕，喉咙干痛，鼻塞，体温 36.8℃，咨询需要用药的话，哪些药安全？

回复：根据患者的症状，考虑普通感冒或上呼吸道感染可能，其一般以病毒感染常见，但目前针对病毒性感冒无特效药物。该疾病多可自愈，考虑孕早期胎儿安全性，建议暂时可不用药物处理，注意保持室内空气流通，清淡饮食、足量饮水、保证睡眠、保持鼻、咽和口腔卫生。

若病情反复、出现高热（39℃以上）、鼻塞加重、咳脓痰、流脓涕，建议到正规医院就诊，酌情予以小剂量的对乙酰氨基酚、氯苯那敏、头孢或青霉素类等药物处理。

分析：结合患者情况考虑普通感冒或上呼吸道感染可能，以打喷嚏、鼻塞、流涕等症状为主，可伴有咽痛、发热或肌肉疼痛等症状，一般以病毒感染常见（鼻病毒、呼吸道合胞病毒等）。该病多可自愈，建议早期对症治疗、缓解症状为主，以减少并发症风险。

若咽喉干痛难以忍受，或发热超过 38.5℃，可短期使用对乙酰氨基酚止痛退热（一般一次 500mg 或按说明书要求服用，可间隔 4~6 小时重复用药一次，24 小时内不超过 4 次），该药被认为是妊娠期最安全的解热镇痛药物，临床上被推荐用于妊娠期任何阶段。*Drugs during pregnancy and lactation*、《妊娠期和哺乳期合理用药（第十版）》指出：指出对乙酰氨基酚是怀孕期间首选的解热镇痛药，如有需要，可在妊娠期任何阶段使用。但应注意该药用于止痛时不建议连续使用超过 5 天，用于退热不建议连续使用超过 3 天。鼻塞严重可考虑使用生理性海水鼻腔喷雾来缓解，不会对胎儿造成任何影响。

咨询案例 3（2020-10-26）

　　患者末次月经 9 月 15 日至 9 月 20 日，平素月经周期基本规律，10 月 7 日出现喉咙痛、咳嗽不适，于 10 月 9 日晚至 12 日晚以及 10 月 15 日至 16 日吃药治疗；10 月 17 日发现妊娠。同房时间为 10 月 1 日和 10 月 4 日。既往患者有单侧巧克力囊肿。

　　用药：10 月 9 日患者服用的药物有头孢地尼胶囊，地塞米松片，氯苯那敏片，对乙酰氨基酚片，溴己新片，复方甘草片（上述药物不能提供具体用法用量）。10 月 15 日服用的药物有头孢地尼胶囊，地塞米松片，甘草片，溴己新片，复方甘草片（上述药物不能提供具体用法用量），克咳片（吃了 4 次，共计 8 片）。

　　检查：10 月 17 日患者测 HCG 146mIU/L，孕酮 18ng/ml；10 月 21 日复查孕酮 HCG 1403mIU/L，孕酮 14ng/ml。10 月 25 日孕酮 27.48ng/ml，HCG 8427.5mIU/L（翻倍情况良好）。

　　询问药物风险，是否可以继续妊娠，是否有方法进行前期排查？

咨询药物：头孢地尼、地塞米松、氯苯那敏、对乙酰氨基酚、溴己新、克咳片、复方甘草片。

　　回复：结合患者月经情况，在 10 月 13 日前服用药物时胚胎处于药物不敏感期，在这个时期药物对胚胎的影响是"全或无"：要么胚胎因为受药物的影响而死亡（流产），要么胎儿未受到药物的影响。不易导致畸形。而 10 月 15 日至 16 日使用的药物虽处于药物敏感期，但药物暴露时间短，综合分析所服药物（包括头孢地尼、地塞米松、甘草片、溴己新、克咳片）认为未显著增加胎儿畸形风险。结合目前患者孕酮、

HCG 指标（翻倍情况良好），建议可继续妊娠，规律产检，补充叶酸。

分析： ①头孢地尼为第三代头孢菌素类药物，目前临床研究证据表明头孢菌素类抗生素不具有胚胎毒性和致畸作用，美国 FDA 原妊娠安全分级为 B 级，妊娠期使用较为安全。②依据《孕期与哺乳期用药指南》，在妊娠期的各个阶段使用常规剂量的对乙酰氨基酚（扑热息痛）作为解热镇痛药，并不增加不良妊娠结局风险。③糖皮质激素目前临床多用于抗炎、免疫调节等治疗。现有的针对糖皮质激素对胎儿影响的临床研究结果尚不统一，部分研究认为妊娠早期暴露于糖皮质激素与唇腭裂出现的概率升高有密切关系，治疗剂量的糖皮质激素可使唇腭裂的概率增加 3.4 倍。胚胎嘴唇分化的高敏感期是在妊娠第 6 周末至第 9 周初。《风湿病和肌肉骨骼疾病生殖健康管理》中指出小剂量不含氟的糖皮质激素，如泼尼松 ≤ 10mg/d 可以安全使用于妊娠期妇女（5mg 泼尼松相当于 0.75mg 地塞米松）。此外，从胚胎发育的时间规律考虑，患者使用糖皮质激素（10 月 15 日至 16 日）的时期为受孕第 2~3 周之间，也就是妊娠第 4~5 周，推算此时胎儿唇腭尚未分化，尚不构成较大风险，建议可随访超声辅助检查下，谨慎观察胎儿发育情况，尤其是嘴唇发育情况。④复方甘草片主要成分为甘草流浸膏粉 112.5mg、阿片粉 4mg、樟脑 2mg、八角茴香油 2mg、苯甲酸钠 2mg。其中，阿片类可以透过胎盘，长期使用会导致新生儿出现戒断症状。高剂量天然甘草可能与早产风险升高有关，但与胎儿先天畸形发生的风险无关，所以妊娠期间不建议长期或大剂量使用复方甘草片。⑤溴己新：其代谢产物为氨溴索，目前尚无母亲或胎儿出现不良反应的报道。同时，《孕期与哺乳期用药指南》提示在妊娠期间如使用口服疗法且其他类型药物治疗无效时，N-乙酰半胱氨酸、氨溴索及溴己新可作为首选的黏液溶解药使用。⑥克咳片的主要成分有麻黄、罂粟壳、甘草、苦杏仁、桔梗等。麻黄会刺激子宫平滑肌，会有流产的风险。而罂粟壳中含有吗啡、可待因等生物碱成分，妊娠期使用不增加致畸风险，但长期使用易导致新生儿戒断症状。

 咨询案例 4（2020-11-17）

患者处于哺乳期，最近感冒，鼻塞，喉咙干痒，偶尔咳嗽，咨询可使用什么药物治疗？

回复：根据病情需要可酌情选用氯雷他定或西替利嗪改善鼻塞、咽痒等不适，若有发热超过 38.5℃，或咽喉疼痛难忍，可选择对乙酰氨基酚或布洛芬退热止痛（用于退热不超过3 天，用于止痛不超过 5 天），若咳脓痰、流脓涕需尽快到正规医疗机构就诊，请医生明确诊断是否继发细菌感染，及时使用头孢或青霉素类药物抗感染治疗。同时，建议患者每次先哺乳再用药，并尽量与用药间隔 4 小时再哺乳，最大程度减少药物暴露的风险，并告知患者注意劳逸结合、清淡饮食、保障睡眠、多饮温水、注意室内通风和保持鼻、咽及口腔卫生。

分析：结合患者情况考虑为普通感冒，多为病毒（腺病毒、鼻病毒、呼吸道合胞病毒等）引起的上呼吸道感染，临床表现为鼻塞、流涕、咽痛、咳嗽、发热等不适。普通感冒具有自限性，症状通常在 10 天内消失，部分患者咳嗽可能持续时间较长，无特异性治疗药物，主要以对症处理。

结合《药物与母乳喂养》：①患者尚处于哺乳期，存在鼻塞、打喷嚏、流涕、咽痒不适，可选择氯雷他定、西替利嗪等二代抗组胺类药物改善上述不适。英国过敏和临床免疫学学会推荐的哺乳期首选抗组胺药是氯雷他定和西替利嗪（最低有效剂量）。少量氯雷他定及其活性代谢物（地氯雷他定）可随乳汁排泄，但乳汁含量很低，且因其不具有中枢镇静作用，现有证据表明哺乳期妇女口服推荐剂量的该药不会对乳儿造成任何不良影响。西替利嗪属于新型抗组胺药物，目前尚缺乏其转运至人类乳汁的数据资料，但考虑其不易透过血-脑屏障，中枢镇静作用较弱，因此哺乳期患者短时间使用小剂量该药可以接受。②患者有咳嗽不适，考虑到一方面，咳嗽属于人体排痰的一种正常生理反应，强行止咳不但不利于痰液排出，且痰多滞留于肺部易继发细菌感染。另一方面目前尚缺乏右美沙芬等中枢性镇咳药物哺乳期安全性数据，故不建议使用镇咳药物，建议首选非药物形式缓解咳嗽，包括适当饮用蜂蜜水等处理。若继发咳脓痰、流脓涕等细菌感染表现时，需提醒患者尽快到正规医疗机构就诊，明确诊断后，可酌情考虑使用头孢或青霉素类药物抗感染治疗。③若出现发热、咽痛等不适，可选择对乙酰氨基酚或布洛芬。

 咨询案例 5（2020-12-31）

　　患者末次月经 10 月 17 日，10 月 22 日月经结束，平素月经不规律，有时候推迟 20 天左右。患者 12 月 31 日产科 B 超提示宫内孕 7$^+$ 周，2.4cm×3.5cm 孕囊，可见卵黄囊及胚芽，胚芽长径 0.8cm，可见原始心管搏动。11 月 9 日至 14 日服用感冒药：复方氨酚烷胺片、氢溴酸右美沙芬片、感冒软胶囊。一周前服用消炎利胆片。咨询药物对胎儿是否构成影响？

咨询药物： 复方氨酚烷胺、右美沙芬、感冒软胶囊、消炎利胆片。

💬 **回复**：患者末次月经为 10 月 17 日，11 月 9 日至 11 月 14 日服用药物，根据早孕 B 超推算孕周约为孕 50 天左右，患者受精卵形成时间在 11 月 24 日左右，服药时患者受精卵尚未形成。从患者服药时间、用药剂量及疗程、用药安全信息综合分析，药物未显著增加其不良妊娠风险。患者目前 B 超提示可见卵黄囊及胚芽，可见胎心搏动，胚胎发育未见明显异常，故告知患者可继续妊娠，规律补充叶酸，定期产检随访胎儿发育情况。

分析：①右美沙芬：属于中枢性镇咳药，根据《孕期与哺乳期用药指南》提示其无镇痛作用，而镇咳作用与可待因相当，有报道妊娠期妇女在妊娠期间使用右美沙芬（大部分是在前三个月）后，未发现先天性畸形的发生率增加或出现其他不良妊娠结果，妊娠期使用被认为是安全的。美国围产期协作研究 300 名在妊娠前 4 个月内服用右美沙芬的妇女，发现药物暴露与后代出生缺陷的增加无关，此与其他临床研究结论相近。②复方氨酚烷胺片：主要成分为对乙酰氨基酚、盐酸金刚烷胺、人工牛黄、咖啡因和马来酸氯苯那敏。其中，对乙酰氨基酚妊娠期间使用相对安全，大多数研究表明该药物对胎儿无致畸作用。人工牛黄，性凉，有致流产的风险，妊娠期妇女慎用。金刚烷胺分子量低，可透过胎盘，肾功能正常者半衰期 11~15 小时。在动物中，金刚烷胺和金刚乙胺可能具有致畸性和胚胎毒性。目前妊娠期的数据有限，现有的人类数据显示早期妊娠使用该药物可能导致胎儿心血管畸形（单心室伴肺动脉瓣闭锁）。但结合患者用药时间、药物代谢半衰期分析，当受精卵形成时药物已经从体内代谢清除。③咖啡因：《孕期与哺乳期用药指南》提示在人类的通常摄入剂量下，咖啡因不显著增加先天性异常风险。目前，通常认为摄入中等量［5~6mg/

（kg·d）]不增加生育风险，高剂量的摄入与自然流产、胎儿生长受限有关联性。复方氨酚烷胺片每片含咖啡因15mg，该剂量的咖啡因不增加胎儿的不良风险。④氯苯那敏：在妊娠期未见确切致畸相关性报道，目前认为早期暴露并不增加不良妊娠风险。⑤感冒软胶囊和消炎利胆片为中成药，感冒软胶囊中的主要成分为羌活、麻黄、桂枝等。麻黄一般不推荐在妊娠期使用，会有引起流产的风险。消炎利胆片主要成分为穿心莲、溪黄草、苦木，其中溪黄草、苦木没有查到妊娠期使用安全性资料。但总体而言，结合患者用药时间，可认为患者服药对胚胎造成影响的风险较小。

 咨询案例6（2020-12-25）

患者28岁女性，妊娠8⁺³周。在妊娠大概5周左右的时候先后吃了感冒药（这是第二胎）：维C银翘片、马来酸氯苯那敏片、酮替芬片、复方甘草片、咳特灵胶囊、氨茶碱片、氨溴索口服液、百部止咳颗粒、头孢拉定胶囊、阿莫西林胶囊、咽炎片、鱼腥草片、板蓝根片、一清颗粒、喷托维林片（咳必清）、溴己新片（必咳平），咨询药物对胎儿是否构成影响？

咨询药物： 维C银翘片、氯苯那敏、酮替芬、复方甘草片、咳特灵胶囊、氨茶碱、氨溴索、百部止咳颗粒、头孢拉定、阿莫西林、咽炎片、鱼腥草片、板蓝根片、一清颗粒、喷托维林、溴己新片。

回复： 患者在孕5周左右服用了一些药物，虽然服药时间处于用药相对敏感期，即胚胎器官形成期，容易受到药物的影响。但服用的多种药物未见明显或强致畸性。若患者未长期或大剂量使用，同时目前无明显阴道流血、腹痛等不适，监测 B 超、HCG、孕酮等情况良好，建议可选择继续妊娠，规律补充叶酸，定期产检。

分析：①维 C 银翘片的主要成分为金银花、连翘、薄荷、荆芥、淡豆豉、牛蒡子、桔梗、淡竹叶、芦根、甘草。由于银翘片与甘草片均含有甘草，具有类固醇样作用，可引起水钠潴留，另外，一项研究显示 14 名于妊娠期和产后每天服用甘草的女性发生先兆流产和早产的风险高于未服用甘草的女性。目前尚无足够临床研究数据确定甘草与不良妊娠结局增加有关联。②板蓝根片、咽炎片（玄参、板蓝根、天冬、麦冬、牡丹皮、百部、青果、款冬花、木蝴蝶、地黄、蝉蜕、薄荷油）、鱼腥草片、一清颗粒（黄连、大黄、黄芩）。其中，款冬花是含有生物碱的草药，妊娠期间禁忌服用。大黄为行气破滞类药物，可能会导致妊娠期妇女流产，黄连在妊娠期间服用可能会刺激子宫平滑肌引起流产。③氯苯那敏，与酮替芬均为第一代抗组胺药，两者在长期使用过程中没有证据表明早孕期使用会增加出生缺陷、自然流产或早产风险。由于咳特灵的成分中也含有马来酸氯苯那敏，不排除存在重复超剂量用药的情况。根据《妊娠哺乳期用药指南》提示：虽然尚无人体胎儿使用该药的临床研究，但流行病学调查表明氯苯那敏不具有致畸性，其在啮齿妊娠动物中的研究也显示在高于临床应用剂量时亦未表现出导致畸形或胎儿宫内发育迟缓的情况。④氨茶碱：甲基黄嘌呤类药物（茶碱、氨茶碱）的妊娠期数据有限，UpToDate 数据库中指出有临床经验表明茶碱不会增加胎儿发育异常的风险。啮齿类动物研究显示，该药有剂量依赖性的胚胎毒性和致畸性。所以不推荐长期或大剂量使用氨茶碱。⑤溴己新代谢后即为氨溴索，氨溴索属于化痰药，根据《孕期与哺乳期用药指南》妊娠期间如使用口服疗法且其他类型药物治疗无效时，N-乙酰半胱氨酸、氨溴索及溴己新可作为妊娠期患者黏液溶解药。咳必清没有关于妊娠期间使用的临床数据。⑥头孢拉定和阿莫西林属于抗感染药物，目前大量循证证据表明在妊娠期的安全性较好。

 咨询案例 7（2020-12-24）

患者末次月经 11 月 9 日，平常月经周期未述异常，在不知情的情况下服用了以下药物：妊娠 32 天服用了 2 颗左氧氟沙星，12 月 8 日至 12 日服用了感冒灵颗粒和复方氨酚那敏颗粒，以及 2 颗阿莫西林胶囊和少量复方甘草片。咨询药物对胎儿是否有影响？

咨询药物： 左氧氟沙星、感冒灵颗粒、复方氨酚那敏、阿莫西林、复方甘草片。

回复： 患者服药时间处于致畸敏感期，左氧氟沙星有引起未成熟动物或胎仔软骨或关节损伤的风险，但患者药物暴露时胎儿的骨骼尚未开始分化发育，因此致畸风险较小。此外，其他药物从使用剂量、疗程及妊娠期安全性分析，对胎儿尚不构成明显致畸形风险。建议可继续妊娠，规律补充叶酸、定期产检。

分析： ①左氧氟沙星作为喹诺酮类抗菌药物，动物实验表明喹诺酮类药物会引起未成熟动物或胎仔软骨或关节损伤进而造成关节病。但是考虑到胎儿的骨骼发育时期一般从受精后第 24 天开始，即末次月经的第 38 天（按月经周期 28 天推算），而根据患者的末次月经推算其药物暴露时胎儿骨骼暂未开始分化发育，所以分析认为药物导致畸形风险相对较小。②感冒灵颗粒主要成分为三叉苦、岗梅、金盏银盘、薄荷油、野菊花、马来酸氯苯那敏、咖啡因、对乙酰氨基酚，中药成分均为清热解毒成分，没有明显毒性。复方氨酚那敏成分为对乙酰氨基酚、人工牛黄、咖啡因、马来酸氯苯那敏（与感冒灵含有相同成分），其中牛黄攻下、泻下之力较强，易导致妊娠期妇女流产。咖啡因摄入中等量［< 5~6mg/（kg·d）］不增加生育风险，但高剂量的摄入与自然流产、胎儿生长受限相关，而复方氨酚那敏与感冒灵所含咖啡因剂量相加后亦远小于高风险剂量。此外，感冒灵颗粒均含有对乙酰氨基酚和马来酸氯苯那敏，目前已有的循证证据认为对乙酰氨基酚和马来酸氯苯那敏在妊娠期使用并不增加胎儿畸形的风险。③阿莫西林为青霉素类抗菌药物，在妊娠期使用安全性较高，通常不增加胎儿畸形或其他不良反应风险。④复方甘草片所含成分主要为甘草流浸膏粉 112.5mg、阿片粉 4mg、樟脑 2mg、八角茴香油 2mg、苯甲酸钠 2mg，当长期或大剂量使用时可能增加不良妊娠结局，但考虑患者使用剂量不多，并不构成显著风险。

咨询案例 8（2020-11-7）

患者妊娠 2 周时服用复方氨酚那敏颗粒，每日 2 次，每次 2 袋，咨询药物对胎儿发育的影响以及若选择继续则妊娠期间应注意什么？

咨询药物：复方氨酚那敏颗粒。

回复：考虑该患者的药物暴露是在妊娠 2 周内，属于用药相对安全期，在这个时期药物对胚胎的影响是"全或无"："全"胚胎因为受药物的影响而死亡（流产），"无"胎儿未受到药物的影响，一般不会导致胎儿畸形。综上所述，患者使用的药物对胎儿尚不构成较大风险，可继续妊娠，并观察是否有明显腹痛、阴道流血等不适。妊娠期间规律补充叶酸，定期产检。

分析： 复方氨酚那敏颗粒为复方制剂，每袋含对乙酰氨基酚 250mg，咖啡因 15mg，马来酸氯苯那敏 1mg，人工牛黄 10mg。其中，对乙酰氨基酚作为解热药物，临床数据研究表明该药物对胎儿无致畸作用，妊娠期间可安全使用。人工牛黄属于中药，其性凉，有致流产的风险，妊娠期妇女慎用。摄入中等量咖啡因 [< 5~6mg/（kg·d）] 不增加生育风险，有研究显示少量的咖啡因不会增加流产的风险，也不会使胎儿先天畸形发生率增高，但使用 200~300mg/d 及以上剂量的咖啡因（相当于 2~3 杯咖啡或 4~6 罐可乐）可能会产生毒性，与自然流产、胎儿生长受限相关。复方氨酚那敏颗粒每袋含咖啡因 15mg，该剂量的咖啡因不增加胎儿的不良风险。氯苯那敏是一种抗组胺类药物，目前已有的循证证据认为对乙酰氨基酚和马来酸氯苯那敏在妊娠期使用并不增加胎儿畸形风险。

 咨询案例 9（2020-12-8）

患者目前妊娠 63 天，末次月经 10 月 7 日，10 月 10 日月经结束。既往月经周期基本规律。10 月 14 日至 18 日有同房，10 月下旬因感冒口服了 3 颗感康，11 月下旬中有 6~7 天出现过少量阴道流血。患者述其因从事足疗技师工作，上夜班较多，直到 11 月 30 日才暂停夜班工作，现咨询药物对胎儿是否造成影响？

咨询药物：复方氨酚烷胺片。

回复：结合患者末次月经及可能受精时间推算服用复方氨酚烷胺片（感康）时胎儿还没有进入快速分化发育时期，其在用药安全期（"全或无"时期）。且使用药物剂量较小，仅用药3颗。综合考虑后认为患者用药风险相对小，若患者理解，可选择继续妊娠，规律补足叶酸，定期产检，谨慎观察胎儿心脏、骨骼发育情况。若有明显腹痛、阴道流血等先兆流产相关不适症状，不建议刻意保胎治疗。

分析：复方氨酚烷胺片（感康）为复方制剂，每片含对乙酰氨基酚0.25g、盐酸金刚烷胺0.1g、咖啡因15mg、人工牛黄10mg、马来酸氯苯那敏2mg。①对乙酰氨基酚、氯苯那敏、咖啡因在妊娠期间意外暴露不增加不良妊娠结局风险。②人工牛黄性凉，有致流产的风险，妊娠期妇女慎用。③金刚烷胺的分子量低，可透过胎盘，动物实验显示其有致畸作用。该药物人类早期妊娠使用较少，目前妊娠期的安全数据有限。现有的人类数据显示早期妊娠使用该药物可能导致胎儿骨骼和心血管畸形（单心室伴肺动脉瓣闭锁），不排除妊娠早期服用该成分的药物可能会对胎儿造成一定风险。

咨询案例10（2021-1-6）

患者目前妊娠21周，1月3日出现喉咙肿痛逐渐伴有异物感、鼻塞流涕、咳嗽。目前的症状：白天嗓子肿痛有异物感，夜晚睡觉时咽口水痛异物感强烈。清晨咳嗽，流脓鼻涕、带血丝，白天多数是干咳、鼻塞。目前患者喉咙肿痛，咳嗽时伴胸痛、胸部灼烧感。患者咨询目前有哪些安全的药物可以缓解不适？

回复：不排除患者为普通感冒可能。但目前没有特效的感冒药，一般采取对症治疗。考虑患者咳嗽时伴胸痛、胸部灼烧感，应警惕是否合并下呼吸道感染。所以，不建议自行用药以免耽误病情，应及时到正规医院专科门诊评估，明确诊断后酌情予以药物治疗。

分析：首先应明确患者诊断，大部分无并发症的普通感冒没有特效的感冒药，其为良性自限性疾病，常见鼻炎和鼻充血，还会合并咽痛、咳嗽，一般症状通常在 10 天内消失，但咳嗽可能持续时间更长。目前没有特效的感冒药，一般采取对症治疗：针对鼻充血引起的鼻塞可采用加热加湿的空气缓解症状，流涕，可使用异丙托溴铵或色甘酸钠鼻喷雾剂缓解鼻腔症状，也可使用氯苯那敏对症治疗。对于咳嗽尚未有确切安全的镇咳药，但对于重度感冒患者在利大于弊的情况下可以使用，可用乙酰半胱氨酸或氨溴索口服祛痰处理。当合并黄色痰和鼻涕提示可能有炎症，须到专科门诊评估是否加用抗生素，若合并细菌感染需要服用抗菌药物，可选择阿莫西林，头孢类口服抗菌药物，妊娠期使用青霉素类抗生素和头孢菌素类抗生素都是较安全的。对咽痛、头痛和发热（＞38.5℃）可使用对乙酰氨基酚。

 咨询案例 11（2021-1-16）

患者末次月经 11 月 25 日，11 月 30 日月经结束。既往月经周期基本规律。11 月 28 日至 12 月 8 日因感冒一直口服感冒药，期间 12 月 2 日和 5 日各输液一次。口服药物：头孢拉定胶囊、鼻舒适片、氢溴酸右美沙芬片、盐酸氨溴索片、维 U 颠茄铝镁片 Ⅱ；输液药物：盐酸左氧氟沙星氯化钠注射

液 0.2g×3 支，注射用头孢拉定 0.5g×6 支，地塞米松注射液 0.5mg。

咨询药物：头孢拉定胶囊、鼻舒适片、氢溴酸右美沙芬片、盐酸氨溴索片、维 U 颠茄铝镁片 Ⅱ、盐酸左氧氟沙星氯化钠注射液、注射用头孢拉定、地塞米松注射液。

回复：基于已有的循证医学证据，分析患者使用药物的剂量及药物暴露期（相对安全期），上述药物可能增加流产风险，尚不显著增加畸形风险。可选择继续妊娠，补充叶酸，并定期产检，密切关注有无腹痛、阴道流血等先兆流产症状。

分析：①头孢拉定胶囊和头孢拉定注射液：为头孢菌素类抗菌药物，在妊娠期使用安全性较高，对胎儿致畸风险较小。②鼻舒适片：成分中有中药成分和西药成分，中药成分有苍耳子、野菊花、鹅不食草、白芷、防风、墨旱莲、白芍、胆南星、甘草、蒺藜，其中白芷可能会刺激子宫平滑肌从而导致流产，甘草有潜在激素作用，也不推荐妊娠期使用，但总体对胎儿致畸风险小。此外，药物含有的氯苯那敏是第一代抗组胺药，是在妊娠期可以使用的抗过敏药物。③右美沙芬属于中枢性镇咳药，尚未发现使用该药会增加后代致畸风险。美国围产期协作项目包括 300 名妊娠早期（4 个月内）服用右美沙芬的妇女，发现这种药物与后代出生缺陷的增加无关，其他研究结论也是如此。④氨溴索属于祛痰药物，根据优生智库数据库：大量临床经验表明该药与不良妊娠解决影响。⑤维 U 颠茄铝镁片 Ⅱ：含维生素 U（碘甲基蛋氨酸）、颠茄流浸膏、氢氧化铝、三硅酸镁，在妊娠期也是可以使用的。维生素 U 尚未查到相关资料。颠茄：研究发现使用颠茄可致妊娠期妇女后代总的出生缺陷增加。根据动物实验，氢氧化铝不增加先天性畸形的风险，如果铝吸收量足够大，可能发生其他毒性。三硅酸镁仅在长期高剂量水平下，可能与肾结石、张力减退、呼吸窘迫和胎儿心血管受损有关。⑥左氧氟沙星：为喹诺酮类抗菌药物，动物实验表明该类药物会引起未成熟动物或胎仔的软骨或关节损伤造成关节病，但尚无人体胎儿使用该药的大量病例报道或严格对照研究。在人类妊娠期有限的研究数据中尚未发现其与骨骼损害风险。因此，虽然患者使用了左氧氟沙星，但用药时间在用药安全期，胎儿的骨骼尚未开始发育，对胎儿造成畸形的风险较小。⑦地塞米松：为糖皮质激素，不同研究针对糖皮质激素对胎儿的影响结果不一，但还是有几项流行病研究指出，妊娠期妇女使用糖皮质激素治疗与唇腭裂出现的概率升高有关。并且一个包括流行病荟萃分析的前瞻性研究报道指出，类固醇治疗可能存在不良影响，由迄今公布的资料发现用于人类的治疗剂量的皮质类固醇会使唇腭裂的概率增加3.4倍，在妊娠早期大剂量使用时与胎儿畸形（腭裂等）有关联性。

综上所述，患者的药物剂量尚不显著增加畸形风险，同时药物暴露期在相对安全期，分析药物的致畸风险较小。

 咨询案例 12（2021-1-19）

患者末次月经 2020 年 12 月 11 日，现确诊为早孕，2021 年 1 月 8 日服用了一颗布洛芬缓释胶囊，目前没有任何不适，咨询药物对胎儿是否构成影响？

咨询药物：布洛芬。

回复：患者妊娠早期意外暴露的药物引起畸形的风险相对较小，建议可继续妊娠，建议规律补充叶酸，定期产检。

分析：布洛芬是非甾体抗炎药，在孕早期使用可能导致心血管畸形和腭裂，孕晚期使用可导致心肌退行性变化、动脉导管产前收缩、胎儿右房室瓣回流、动脉导管产后未闭合、肾功能障碍、羊水过少、胃肠道出血或穿孔、坏死性小肠炎、颅内出血、血小板功能障碍、肺动脉高压，在妊娠早期使用的风险低于妊娠晚期。

根据患者的末次月经推算，患者使用药物时间段处于胚胎早期（药物不敏感期），一般不会导致胎儿畸形，同时药物暴露时胎儿心脏、唇、面部尚未发育，且患者暴露的药物剂量小，所以综合评估后认为药物对胎儿尚不构成较大影响。

三、其他

鼻炎是妊娠期间常见的症状之一，包括妊娠期鼻炎、药物性鼻炎、鼻窦炎等。对于妊娠期妇女的鼻炎症状可考虑首选鼻腔冲洗等非药物疗法。妊娠期间因生理性呼吸改变而引起的鼻黏膜充血和水肿，可建议非药物性治疗。但若患者在妊娠前已明确有慢性鼻炎，那么在妊娠期间其鼻炎可能会出现恶化、改善或维持不变等不同情况。有研究显示，未控制的鼻炎在妊娠期可能进展为哮喘。所以，对于过敏性鼻炎，若为轻度症状患者，应通过避免接触过敏原和非药物治疗来控制疾病，而中度至重度症状可选择糖皮质激素鼻喷雾剂，必要时加用第二代抗组胺药等控制症状。

咨询案例1（2020-12-29）

　　患者末次月经11月2日，11月16日排卵日同房，11月17日服了紧急避孕药，12月6日发现妊娠，12月6日前由于治疗鼻窦炎服用以下药品：2个月的克拉霉素125mg，口服，每晚1次；1个月的孟鲁司特钠10mg，口服，每晚1次；1个月的桉柠蒎胶囊0.3g，口服，每日3次。目前已可见胎心，胎芽，咨询所用药物对胎儿的影响？

咨询药物：紧急避孕药、克拉霉素、孟鲁司特钠、桉柠蒎。

　　回复：根据患者末次月经推算，在11月30日之前服用药物时，胚胎处于药物致畸不敏感时期，在这个时期药物对胚胎的影响是"全或无"：要么胚胎因为受药物的影响而死亡（流产），要么胎儿未受到药物的影响，一般不会导致胎儿畸形，若患者使用的避孕药物为左炔诺孕酮，则该药对继续妊娠不构成较大风险。而在12月6日之前服用孟鲁司特、克拉霉素，目前部分临床研究认为暴露药物后并未增加不良反应妊娠结局风险。而桉柠蒎肠溶软胶囊的安全性尚不充分，考虑患者服药时间较长，基于已有的实验数据，尚无长期暴露于克拉霉素、桉柠蒎肠溶软胶囊的安全数据。告知患者可能风险，若患者选择继续妊娠，规律补充叶酸，观察有无腹痛、阴道流血等不适症状，定期产检，谨慎观察胎儿心脏、口唇发育等情况。

　　分析：①克拉霉素：根据《孕期与哺乳期用药指南》及优生智库数据库有关克拉霉素的动物繁殖性研究数据表明，使用了克拉霉素对动物胎儿有毒副作用。《妊娠哺乳期用药指南》提及克拉霉素在大多数鼠、兔、猴研究显示无致畸作用。但在某些啮齿动物身上会发生轻微的心血管畸形和腭裂。克拉霉素能穿过胎盘的程度大于其他大环内酯类药物（6%的母体量），这使得它只作为妊娠期治疗生殖道支原体和解脲支原体感染的备选药物，现有的人体研究并未表明妊娠期接触该药会使后代先天畸形增加。国外部分临床研究认为暴露药物后并未增加不良反应妊娠结局风险。②桉柠蒎：妊娠期安全性数据较少，目前暂未查询到药物对妊娠哺乳等相关影响的数据。③孟鲁司特：动物实验数据预计不会增加后代先天畸形的风险，查询 UpToDate 数据库提示其证据虽然有限，但越来越多临床研究试验证据表明服用孟鲁司特不会增加胎儿重大畸形的发生。一个包括 221 位接触孟鲁司特的妊娠期妇女登记表，未记录有孟鲁司特接触相关畸形的信息。两项小规模的前瞻性临床研究中，暴露孟鲁司特的妊娠期妇女其先天性畸形、早产或婴儿出生体重偏低的概率未有增加，孟鲁司特与肢体缺陷间不一定有因果关系。

需明确患者服用的紧急避孕药物是否为左炔诺孕酮。左炔诺孕酮在排卵前可通过抑制卵泡生长发育，抑制排卵或使排卵延迟；排卵后可通过作用于子宫内膜，阻止孕卵着床；同时左炔诺孕酮还可以使宫颈黏液变稠而阻碍精子穿透，从而达到紧急避孕的目的。国际紧急避孕协作组和国际妇产科联盟联合编写的《紧急避孕药给药和服务指南》指出：服用左炔诺孕酮后避孕失败，或在妊娠后无意间使用该药的妊娠期妇女均可继续妊娠，该药不会对妊娠者或胎儿造成伤害，不增加流产率、低出生体重、先天畸形或其他妊娠并发症的风险，不建议因为该药终止妊娠。但患者若服用米非司酮，因其属于孕酮受体拮抗剂，会直接影响子宫内膜正常生理状态及作用，直接影响受精卵着床、生长发育，继续妊娠存在风险，因此通常紧急避孕失败时建议终止妊娠。若患者希望继续妊娠，需进行超声的密切监测随访，特别关注胚胎四肢发育情况。

 咨询案例2（2021-1-27）

患者末次月经：2020年12月20日，12月25日经期结束，2021年1月3日同房。2021年1月6日出现上呼吸道不适，于1月7日至1月9日到诊所拿药，予以：维生素C+维生素B_6注射液、乙酰螺旋霉素片、对乙酰氨基酚片。1月11日于医院检查血常规：白细胞计数10.03×10^9/L，中性粒细胞百分比81.50%，未测HCG值。1月12日医院查胸部CT，并住院治疗，住院期间静脉滴注左氧氟沙星、头孢他啶、维生素C、氨茶碱，地塞米松注射液（雾化），口服孟鲁司特钠、氨溴索片、西地碘。1月27日发现妊娠，HCG：14337mIU/ml。

咨询药物：维生素C、维生素B_6、乙酰螺旋霉素、对乙酰氨基酚、左氧氟沙星、头孢他啶、氨茶碱、地塞米松（雾化）、孟鲁司特、氨溴索、西地碘。

回复：患者服用药物较多，虽然从单个药来分析尚不导致显著致畸风险，多种药物叠加使用可能会增加流产风险。充分告知患者风险，若选择继续妊娠。密切关注有无腹痛、阴道流血等先兆流产症状，补充叶酸。定期产检，特别是胎儿颈项透明层的厚度（NT）等排畸筛查。

分析：①维生素C、维生素B_6、头孢他啶、氨溴索在妊娠期间安全性好，不会对胎儿造成风险。②乙酰螺旋霉素：资料显示有两个暴露于乙酰螺旋霉素治疗的妇女，后代出生时未见有身体残疾或神经系统异常，但其中一个婴儿查出3处颅内钙化灶。该药作为大环内酯类药物，目前并无该类药物可引起胎儿畸形的直接证据。③地塞米松属于糖皮质激素类药物，在妊娠期使用与胎儿腭裂和生长发育不良的风险密切相关，但患者暴露药物的时间处于相对不敏感期。患者的用药途径为雾化吸入，造成全身吸收的药物剂量较小，总体风险相对较低。④孟鲁司特：动物实验数据表明，孟鲁司特预计不会增加后代先天畸形的风险。查询 UpToDate 数据库，该药证据虽然有限，但结果显示其安全性良好，且越来越多证据表明服用孟鲁司特不会增加胎儿重大畸形的发生。⑤西地碘：该药中碘的含量为 1.5mg，推算患者一天服用 4 次，日剂量为 6mg。《美国甲状腺学会妊娠及产后甲状腺疾病诊治指南》推荐妊娠期与哺乳期妇女碘的摄入量为 250μg/d。怀孕期间过量服用碘也可能导致胎儿甲状腺功能减退症。妊娠期碘过量和碘缺乏对胎儿甲状腺和脑发育造成不良影响，母体对甲状腺激素需要量的增加发生在妊娠 4~6 周，以后逐渐升高，直至妊娠 20 周达到稳定状态，持续至分娩。美国儿科学院表明在怀孕期间禁止使用碘化物祛痰。⑥左氧氟沙星：动物实验表明该药可能会引起未成熟动物或胎仔软骨或关节损伤造成关节病，但尚无人体胎儿使用该药的大量病例报道或严格对照研究。在人类妊娠期有限的研究数据中尚未发现肌肉与骨骼损害风险，且患者暴露药物的时期，胎儿的骨骼尚未开始发育，因此对胎儿造成畸形的风险较小。⑦酮替芬：为抗组胺药物，它可以作为平喘和抗变态反应剂使用。动物研究研究表明酮替芬并未增加后代先天异常的发生，但尚无人类致畸的报道。⑧氨茶碱：依据 UpToDate 数据库，有临床经验表明茶碱不会增加发生胎儿异常的风险。啮齿类动物研究显示，该药有剂量依赖性的胚胎毒性和致畸性。甲基黄嘌呤类药物（茶碱、氨茶碱）的临床应用有限，由于分娩时可能发生胎儿心动过速和胎动不安,所以妊娠期一般不选择氨茶碱。⑨对乙酰氨基酚:妊娠期间使用相对安全,大多数研究表明该药物对胎儿无致畸作用。⑩胸部CT:结合《妊娠期应用辐射性影像学检查的专家建议》:目前认为妊娠期意外暴露辐射在50~100mGy以下是相对安全的。该患者(妊娠早期)胸部CT辐射量约为0.01~0.66mGy,远低于致畸量。因此CT影像检查对胎儿造成畸形风险较小。

 咨询案例3(2021-3-2)

患者妊娠中期开始咳嗽,目前为剖宫产后第四天。患者表述目前仍然咳嗽伴痰,胸片正常,伴流涕,医嘱予以富马酸卢帕他定片10mg,每晚1次,孟鲁司特钠片10mg,每晚1次,复方福尔可定口服液10ml,每日3次,福多司坦片0.2g,每日3次,头孢妥仑匹酯片200mg,每日2次。

咨询药物:(富马酸)卢帕他定、孟鲁司特、复方福尔可定、福多司坦、头孢妥仑匹酯。

回复:综合分析,患者不排除上呼吸道感染。上述药物均不属于哺乳绝对禁忌,但从用药安全角度出发,可选择相对安全的孟鲁司特、头孢妥仑匹酯,但慎重选择福多司坦(祛痰药物)。同时可酌情将卢帕他定片、复方福尔可定精简为氯雷他定或者复方福尔可定缓解流涕、咳嗽等不适。建议哺乳后立即服药,3~4小时后再次哺乳,以最大程度降低乳儿暴露药物的风险。

分析:①(富马酸)卢帕他定:药品说明书中提到动物实验结果显示对于妊娠期、胎儿发育、分娩和产后均没有直接或间接的损害作用。动物乳汁中有药物分泌，但不确定其在母乳中的分泌情况。目前尚未查到哺乳安全性的其他资料。②孟鲁司特钠：哺乳期用药L分级为L3级，依据《药物与母乳喂养》：有7名纯母乳喂养的1.4~8.2个月大婴儿（平均4.3个月）的母亲服用孟鲁司特后，母乳中的孟鲁司特平均水平为5.32μg/L，婴儿的相对剂量为0.68%，婴儿的绝对剂量为0.79μg/（kg·d）。在这些母乳喂养的婴儿中没有不良反应的报道。③复方福尔可定：主要成分包括福尔可定、盐酸曲普利啶、伪麻黄碱、愈创甘油醚。曲普利啶和伪麻黄碱可随乳汁排泄，但尚无哺乳期相关危害性的报道。依据《药物与母乳喂养》：曲普利啶是一种抗组胺药，它被分泌到母乳中的含量很小。一项针对三名接受2.5mg曲普利啶的患者的研究显示，在24小时内母乳中的曲普利啶平均浓度范围为1.2~4.4μg/L。婴儿的相对剂量低于体重正常化母亲剂量的1.8%。该剂量太低以至于与临床无关。伪麻黄碱可以被分泌到母乳中，但是含量很低。有研究显示婴儿吸收的剂量仍然非常低（占孕产妇剂量的0.4%至0.6%）。也有研究显示伪麻黄碱会降低催乳素，6个月后使用可能导致奶量减少，9个月后使用对奶量影响更显著。愈创甘油醚透过乳汁的量很少，缺乏哺乳期使用的数据。④福多司坦片：说明书中提及哺乳期给药应停止哺乳，因为动物实验中发现药物可进入乳汁。但是尚未查到该药在哺乳期的安全性。⑤头孢妥仑匹酯是第三代头孢菌素类药物，目前尚无有关其转移到母乳中的数据，哺乳期用药分级为L2级，较为安全。

咨询案例4（2021-2-27）

　　患者既往患有过敏性鼻炎。目前妊娠2个月，鼻炎发作，鼻痒、打喷嚏、流鼻涕，咨询可以用什么药？

✍ **回复**：目前循证医学证据认为，过敏性鼻炎患者可使用孟鲁司特、氯雷他定、西替利嗪、鼻用糖皮质激素（短期）。同时，尽量避免接触花粉、灰尘、动物毛皮等可能引起过敏的致敏原，出门佩戴口罩，保持室内清洁、通风，可使用干净温和的淡盐水冲洗鼻腔保持鼻腔清洁，可帮助减轻症状。若症状反复控制不佳，请于专科门诊及时就诊评估。

分析：过敏性鼻炎是一种鼻黏膜非感染性炎性疾病，表现为阵发性喷嚏、清水样流涕、鼻痒和鼻塞等，可用药物控制症状，但尚无根治方法，女性患者妊娠期间极易发作。对于过敏性鼻炎首先推荐避免接触变应原（如果已知）和非药物治疗，这些措施可能足以处理轻度症状。针对药物治疗：①依据《中国过敏性鼻炎诊治指南》：白三烯受体拮抗剂药物，如孟鲁司特是治疗过敏性鼻炎的良好治疗选择，妊娠患者在权衡利弊下可以服用。②过敏性鼻炎也可以选择抗组胺药物，中华医学会《中国荨麻疹诊疗指南》指出关于现有氯雷他定的荟萃分析，尚无由于怀孕期间使用第二代抗组胺药而导致婴儿出生缺陷的报道，因此在权衡利弊下可选择相对安全可靠的第二代抗组胺药，氯雷他定和西替利嗪都属于这一类药物，药物相对安全可靠。③鼻内用糖皮质激素对过敏性鼻炎非常有效。糖皮质激素喷雾剂是妊娠期中重度过敏性鼻炎的首选治疗方法。在妊娠期应使用最低有效剂量。药物经鼻内吸入给药途径吸收后进入全身循环的量较少，所以妊娠期使用糖皮质激素鼻腔喷雾剂较安全，建议短期内可选择布地奈德鼻喷雾剂或鼻内用氟替卡松、莫米松。

此外，尽量避免接触花粉、灰尘、动物毛皮等可能引起过敏的致敏原，出门佩戴口罩，保持室内清洁、通风，可使用干净温和的淡盐水冲洗鼻腔保持鼻腔清洁，能帮助减轻症状。

参考文献

［1］ Bateman ED, Hurd SS, Barnes PJ, et.al. Global strategy for asthma management and prevention：GINA executive summary［J］. Eur Respir J，2008，31（1）：143-178.

［2］ Scottish Intercollegiate Guidelines Network. SIGN158：British guideline on the management of asthma［OL］. Revised edition published July 2019.

［3］ Christof Schaefer, Paul Peters, Richard K.Drugs during pregnancy and lactation［M］. 3ed edition. Salt Lake City: Elsevier B.V.，2015：29.

［4］ Middleton PG, Gade EJ, Aguilera C, et.al. ERS/TSANZ Task Force Statement on the management of reproduction and pregnancy in women with airways diseases［J］. Eur Respir J，2020，55（2）：1901208.

［5］ 中华医学会呼吸病学分会哮喘学组. 支气管哮喘防治指南（2016 年版）［J］. 中华结核和呼吸杂志，2016，39（9）：675-697.

［6］ 林江涛. 普通感冒规范诊治的专家共识［J］. 中华内科杂志，2012，51（4）：330-333.

［7］ 国家卫生计生委印发抗菌药物临床应用指导原则（2015年版）［OL］. www.gov.cn .2015-08-27.

［8］ Carl P. Weiner, Catalin Buhimschi. 妊娠哺乳期用药指南［M］. 孙璐璐，译. 2 版. 北京：人民军医出版社，2014.

［9］ Sammaritano LR, Bermas BL, Chalcrcvarty EE, et al.2020 American College of Rheumatology Guideline for the

Management of Reproductive Health in Rheumatic and Musculoskeletal Diseases［J］. Arthritis Rheumatol，2020，72（4）：529-556.

［10］托马斯·W·黑尔，希拉里·E·罗. 药物与母乳喂养［M］. 第 17 版. 辛华雯，杨勇，译. 上海：世界图书出版公司，2019.

［11］朱昊天，程利南. 紧急避孕药给药和服务指南［J］. 中华全科医师杂志，2014，13（6）：425-429.

［12］Alexander EK, Pearce EN, Brent GA, et a1. 2017 Guidelines of the American Thyroid Association for the Diagnosis and Management of Thyroid Disease during Pregnancy and the Postpartum［J］. Thyroid，2017，27（3）：315-389.

［13］中国医师协会妇产科医师分会，母胎医师专业委员会，中华医学会妇产科学分会产科学组，等. 妊娠期应用辐射性影像学检查的专家建议［J］. 中华围产医学杂志，2020（3）：145-149.

［14］Cheng L, Jianjun Chen, Qingling Fu, et al. Chinese Society of Allergy Guidelines for Diagnosis and Treatment of Allergic Rhinitis［J］. Allergy, Asthma & Immunology Research，2018，10（4）：300-353.

［15］中华医学会皮肤性病学分会荨麻疹研究中心. 中国荨麻疹诊疗指南（2018 版）［J］. 中华皮肤科杂志，2019，52（1）：1-5.

［16］Briggs G G, Freeman R K, Yaffe S J. Drugs in Pregnancy and Lactation: A Reference Guide to Fetal and Neonatal Risk［M］. Lippincott Williams & Wilkins，2012.

第三章

感染系统
用药咨询

妊娠期感染包括病毒、细菌、寄生虫等。在妊娠期间，感染可能对母胎造成损伤，增加胎膜早破或自发性流产等风险，亦可在妊娠期由母体传播给胎儿。病毒感染是人类疾病常见的病因。据估计，在发达国家大约有 60% 的疾病由病毒引起，而由细菌引起的疾病仅占 15%，包括普通感冒、水痘、麻疹、腮腺炎、流感、支气管炎、胃肠炎、肝炎、脊髓灰质炎、狂犬病及由疱疹病毒引起的疾病。对于母胎而言，有效而安全的抗感染治疗药物是治疗的前提。对于危及生命的严重感染，权衡利弊的情况下部分不常用的抗感染药物（安全数据不充分或有一定风险）仍需选择使用，并做好充分的患者沟通工作。

一、抗乙肝病毒药物的安全性分析

目前，我国育龄期妇女乙型肝炎表面抗原（HBsAg）的总体阳性率为 5%~6%。准备妊娠的女性应进行 HBV 血清学标志物的筛查，包括 HBsAg、乙型肝炎表面抗体（抗 HBs）、乙型肝炎 E 抗原（HBeAg）、乙型肝炎 E 抗体（HBe）和乙肝核心抗 HBcIgG/IgM。一旦 HBsAg 阳性，应进一步检查乙肝病毒基因（HBV DNA）、肝功能和肝脏 B 超，确定乙型肝炎病毒是否活动，并对疾病严重程度进行评估，以决定是否需要进行抗病毒治疗。对于育龄女性无论是乙肝病毒（HBV）携带者，还是慢性乙肝（CHB）患者，甚至肝硬化代偿期，均可以正常妊娠。通常妊娠期妇女 HBsAg 阳性提示存在乙肝病毒复制，有传染性。所以，慢性乙肝病毒感染妇女计划妊娠前，最好由感染科或肝病科专科医师评估其肝脏的功能和全身状况，明确是否存在肝纤维化或肝硬化。

HBV 感染妇女的妊娠建议：无乏力、食欲减退等肝炎临床表现，肝功能正常，无肝纤维化或肝硬化者可正常妊娠；肝炎活动时，即有临床表现和（或）肝功能异常者，需暂时避孕，首先采取休息等治疗，暂不用抗病毒药物，临床表现消失，肝功能正常且稳定 3 个月后再妊娠。上述治疗 3 个月无效，需要抗病毒治疗，待肝功能正常后再妊娠；有生育需求的慢性乙肝妇女经过抗病毒治疗，待肝功能正常后再妊娠，同时继续服药。尽管如此，在使用任何抗病毒药物期间妊娠，必须充分告知药物的各种风险。

《乙型肝炎病毒母婴传播预防临床指南》指出：乙肝患者母婴阻断通常是在新生儿出生后会立即注射乙肝免疫球蛋白（HBIG）和乙肝疫苗，这是预防母婴传播的关键，足月新生儿的免疫预防：妊娠期妇女 HBsAg 阴性时，其新生儿按"0、1、6 月"方案接种 3 针疫苗即可，不必使用 HBIG。妊娠期妇女 HBsAg 阳性时，无论 HBeAg 是阳性还是阴性，其新生儿务必在出生后 12 小时内肌内注射 HBIG（越快越好，最好在数分钟内），同时在不同部位肌内注射第 1 针乙肝疫苗（越快越好，最好在数分钟内），并于 1 月和 6 月龄分别接种第 2 针和第 3 针疫苗。妊娠期妇女 HBsAg 阳性时，100IU 和 200IU 的 HBIG 对新生儿的保护作用相同，仅使用 100IU 的 HBIG 即可，无需使用 200IU，也无需在新生儿 2~4 周龄时注射第 2 针 HBIG，因为注射 100IU 的 HBIG 的保护期限至少可以维持 42~63 天，此时已经接种了第 2 针疫苗，体内已主动产生抗 HBs 抗体。此外，不建议妊娠期使用 HBIG，其中的抗 HBs 进入母体后迅速与 HBsAg 结合形成免疫复合物，因此抗 HBs 既不能进入胎儿，也不能降低母体的病毒水平，不能减少母婴传播。因此，妊娠晚期不建议使用 HBIG。

目前认为，虽然 HBsAg 阳性妊娠期妇女的乳汁存在病毒，但母乳喂养并不额外增加 HBV 母婴传播风险。无论妊娠期妇女 HBeAg 阳性还是阴性，都应鼓励新生儿母乳喂养，且在预防接种前就可以开始哺乳。如果产后需要持续服药者，母乳喂养对婴儿是否产生不良影响的研究资料有限，但结合母乳喂养的益处和婴儿曾经长期宫内暴露于药物未产生严重不良影响，可考虑母乳喂养，同时须密切观察药物对婴儿是否存在不良影响。建议产后短期继续服药者（如产后 1 个月）坚持母乳喂养。

 咨询案例 1（2020-4-29）

患者因乙型肝炎病史行抗病毒治疗多年，目前乙肝小三阳，乙型肝炎 DNA 及肝功能结果为正常。两个问题需要咨询：一是妊娠期间在感染科医生指导下全程使用替诺福韦，请问对胎儿是否安全？二是即便分娩后，医生也不建议停药，问过三位感染科医生的意见，其中有两位医生说可以吃药，不影响哺乳，有一位医生说不建议也不反对，自己决定是否继续哺乳。请问下如果哺乳期继续服用此药物，可以继续哺乳吗？

咨询药物：替诺福韦。

回复：妊娠期与哺乳期妇女使用替诺福韦都是安全的。哺乳期间，观察对新生儿是否产生不良影响（少尿、腹泻、皮疹、失眠、呕吐等）。

分析：目前大量研究表明，妊娠晚期接受该药抗病毒治疗可以进一步降低乙型肝炎在母婴传播的风险。《乙型肝炎病毒母婴传播预防临床指南》指出：血清 HBV-DNA 高水平是母婴传播的高危因素。多项前瞻性临床研究表明，对 HBV-

DNA 水平＞ 10^6IU/ml 或 HBeAg 阳性妊娠期妇女妊娠晚期（妊娠 28~32 周）开始服用抗病毒药物，使妊娠期妇女分娩时病毒水平降低，同时新生儿正规免疫接种预防，几乎可完全阻断 HBV 母婴传播。目前尚无引起母婴传播的母体病毒水平的确切阈值，在查阅国内外相关指南的基础上，结合国产试剂检测结果综合考虑，推荐以 HBV–DNA 水平＞ $2×10^5$IU/ml 为口服抗病毒药物预防母婴传播的阈值。考虑在确保不发生母婴传播的前提下，认为暴露药物越少越好，所以目前不推荐妊娠第 28 周以前用药。

根据替诺福韦说明书中指出：美国 FDA 原妊娠安全分级为 B 级。在大鼠和家兔中进行了生殖研究，根据体表面积比较的剂量最高分别为人的 14 和 19 倍，结果没有证据表明替诺福韦可造成生育能力损伤或对胎仔有伤害。然而，没有在妊娠期妇女中进行过充分及设计良好的对照研究。根据《中国乙型肝炎病毒母婴传播防治指南》：妊娠期接受替诺福韦抗病毒治疗妊娠期妇女血肌酐异常、产后出血和剖宫产率及婴儿出生缺陷、早产率等不良事件的风险与普通人群差异无统计学意义，对胎儿几乎不会造成出生缺陷等不良影响，所以，妊娠期可服用替诺福韦或替比夫定阻断母婴传播，并建议定期检测肝功能及相关病毒学指标［上述结论在 2018 年中华医学会肝病学分会发表的《感染乙型肝炎病毒的育龄女性临床管理共识》《慢性乙型肝炎防治指南》、2015 年 WHO《慢性乙型肝炎感染患者的预防，护理和治疗指南》均有类似推荐］。《加拿大妇产科学会临床实践指南：乙型肝炎与妊娠》指出：无论是对母亲还是婴儿，替诺福韦是拥有最低耐药率基因型的最有效药物，拥有足够安全证据可在妊娠期间使用。抗病毒治疗期间意外妊娠的患者，若正在服用替诺福韦，建议继续妊娠；若正在服用恩替卡韦，不需要终止妊娠，建议更换为替诺福韦继续治疗；若正在接受干扰素α治疗，建议充分告知风险，决定是否继续妊娠，若继续妊娠则要换用替诺福韦治疗。所以，妊娠期可以使用替诺福韦、替比夫定抗乙肝病毒治疗。

《药物与母乳喂养》：目前研究发现替诺福韦可排泄进入乳汁，但在乳汁中检测出的药物浓度很低，每日乳汁中分泌的药物总量约为婴儿推荐日剂量的 0.03%，相关研究显示母亲在服用替诺福韦同时进行母乳喂养，婴儿没有短期不良影响。美国国家医学图书馆旗下 LactMed 数据库提示服用该药的母亲进行母乳喂养，婴儿对该药的暴露微不足道，也没有发现不良反应，因此该数据库结论是哺乳期间可以使用替诺福韦。西班牙 E–lactancia 数据库也指出只有微量药物从母乳中排泄，除一些轻度腹泻的病例外，在母亲服用该药物之后进行母乳喂养的婴儿中未发现任何不良反应，因此认为哺乳期使用该药物是安全的。《乙型肝炎病毒母婴传播预防临床指南》《慢性乙型肝炎病毒母婴传播防治指南》：哺乳期间服用替诺福韦的慢性乙肝感染母亲的婴儿体内未检测到替诺福韦，且母体血液和乳汁中有效成分为替诺福韦，几乎不经肠道吸收，因此产后继续应用替诺福韦治疗者可以母乳喂养。

 咨询案例 2（2020-8-20）

患者诊断为慢性乙肝（大三阳），妊娠 6 个月起至今，孩子已 1 岁。目前患者每天服用替诺福韦 1 粒，妊娠期和产后做了母婴阻断，孩子乙型肝炎相关检查（－），医生建议继续服用替诺福韦，患者想继续母乳，咨询药物对孩子的影响。

咨询药物：替诺福韦。

🗨 **回复**：若乳儿在出生时已接种乙型肝炎免疫球蛋白并接种首剂乙肝疫苗，可以采用母乳喂养。

分析：依据 UpToDate 循证医学数据库，对于慢性乙型肝炎病毒感染的妊娠哺乳期患者，其婴儿出生时除了常规接种乙型肝炎疫苗，还应使用乙型肝炎免疫球蛋白阻断乙肝病毒的母婴传播；出生时接种乙型肝炎免疫球蛋白及首剂乙肝疫苗的婴儿，可以进行母乳喂养。其后，婴儿仍应该规律完成常规乙型肝炎疫苗接种。

替诺福韦在哺乳期使用的安全性分析见本节内容的咨询案例 1 分析。

二、其他抗病毒药物的安全性分析

 咨询案例 1（2020-9-8）

患者末次月经 7 月 22 日，月经周期 30 天。8 月 20 日至 21 日因感冒服用阿莫西林克拉维酸钾颗粒、酚氨咖敏片（克感敏）、复方甘草片、辛芩颗粒、吗啉胍片（具体用法用量无法提供）。9 月 2 日产科 B 超显示胚芽为 0.4cm，咨询药物是否对胎儿有影响。

咨询药物：阿莫西林克拉维酸钾、酚氨咖敏、复方甘草片、辛芩颗粒、吗啉胍。

回复：胚胎早期，受精卵尚未完全在子宫内完全着床，此时为药物使用不敏感期。根据胚芽长度推测患者现孕46天，则8月13日前符合"全或无"。考虑患者在相对安全期以外使用该药，安全风险不确定，结合已有证据，继续妊娠存在一定风险。建议患者与家人商量后再决定是否继续妊娠，若选择继续妊娠应补充叶酸，并定期按要求行产前筛查，产科随访，谨慎观察胎儿发育等情况变化，是否有明显阴道流血或腹痛等不适，不建议刻意保胎。

分析：①克感敏又称酚氨咖敏，成分包括氨基比林、对乙酰氨基酚、咖啡因、马来酸氯苯那敏，目前已有资料显示，该药在妊娠期早期小剂量暴露后，妊娠风险并不增加。氨基比林在长程、大剂量使用可能累及血液系统，以及存在致畸的风险。②甘草片对胚胎的影响与剂量相关，妊娠期大量服用甘草有流产、早产的风险。③辛芩颗粒里面含有细辛，细辛含有马兜铃酸，有一定的肾毒性。但综合上述所用药物的风险，考虑在小剂量时暴露，不构成较大风险。④吗啉胍属于抗病毒药物，查阅UpToDate、《妊娠哺乳用药指南》、相关文献数据报道的安全性数据有限，在妊娠早期安全性数据较少，结合优生智库的少量临床数据报道提示妊娠早期使用吗啉胍存在风险，主要提示是有关心肌毒性及低体重儿的可能。

咨询案例2（2020-11-8）

患者末次月经为9月16日，月经周期30天，10月5日由于胃痛引起右侧腹痛，因考虑阑尾炎可能行腹部CT检查，口服3天奥美拉唑，10月8日至10日予以静脉用克林霉素1.2g，吗啉胍0.6g+ 三磷酸腺苷20mg+ 维生素C 2.5g+ 辅酶A 50U，10月29日发现妊娠，11月5日于当地医院检查，产科

B 超示：左侧宫腔见孕囊，孕囊里面见 0.3cm 卵黄囊，孕囊距离子宫瘢痕 1.9cm，纵隔子宫，β-HCG：21323mIU/ml，医生回复相关检查提示正常，患者多年没有妊娠，目前妊娠意愿强烈，咨询药物是否对胎儿有影响？

咨询药物：克林霉素、奥美拉唑、吗啉胍、三磷酸腺苷、维生素 C、辅酶 A。

回复：除吗啉胍外，其他药物对胎儿尚不构成显著不良影响。患者意外暴露的药物与射线检查均发生在受精 14 日内，胚胎处于胚胎早期，药物使用处于不敏感期，在这个时期药物对胚胎的影响是"全或无"：要么胚胎因为受药物的影响而死亡（流产），要么胎儿未受到药物的影响，一般不会导致胎儿畸形。结合患者自身妊娠意愿，告知可能的风险，若选择继续妊娠，补充叶酸，规律产检，谨慎观察胎儿心脏发育等情况，妊娠期间有明显腹痛、阴道流血等流产症状，不建议刻意保胎。

分析：①吗啉胍：属于抗病毒药物，妊娠期安全性研究数据极有限。查阅优生智库的少量临床数据报道提示妊娠早期使用吗啉胍存在心肌毒性及低体重出生儿的风险。②奥美拉唑属于质子泵抑制剂，《孕期与哺乳期用药指南》中指出：相较于其他质子泵抑制剂，奥美拉唑在临床使用时间更长，应用广泛，就目前的临床研究数据来看，大部分质子泵抑制剂（包括奥美拉唑）在常规剂量下使用不会导致胎儿畸形风险增加。《澳大利亚和新西兰产科学会有关妊娠期恶心呕吐及妊娠剧吐管理指南》中指出该药可以用于妊娠期的胃食管反流，现有的证据来看妊娠期使用安全性较高。③维生素 C+ 三磷酸腺苷（ATP）+ 辅酶 A 为能量合剂，其与克林霉素目前均未发现有致畸性的临床报道证明上述药物在妊娠期使用会使后代畸形率增加。④《妊娠期应用辐射性影像学检查的专家建议》：目前认为妊娠期意外暴露辐射在 50~100mGy 以下认为是相对安全的。而对于妊娠早期，若因特殊原因反复暴露于放射检查时，可结合孕周及总暴露辐射量来推算胎儿畸形风险。此资料指出妊娠早期造成 2~8 周胎儿不良妊娠结局的辐射剂量一般是 200mGy，主要造成胎儿生长迟缓、骨、眼、生殖器的发育异常。在受精 14 日后，辐射剂量高于 50mGy 可能增加胎儿先天性畸形、生长受限和智力障碍的风险。根据胎儿暴露剂量表计算，腹部影像学检查的辐射剂量远低于致畸辐射量。

 咨询案例 3（2020-8-13）

患者末次月经为 7 月 3 日，7 月 13 日注射人乳头瘤病毒疫苗（四价），7 月 29 日至 8 月 4 日因嘴角单纯性疱疹服用了阿昔洛韦、吲哚美辛、维生素 B_2、阿莫西林、牛黄解毒片、板蓝根颗粒，8 月 8 日发现妊娠，咨询药物是否对胎儿有影响？

咨询药物：阿昔洛韦、吲哚美辛、维生素 B_2、阿莫西林、牛黄解毒片、板蓝根颗粒、人乳头瘤病毒疫苗。

回复：根据患者的末次月经，患者在 7 月 29 日至 8 月 4 日服用的上述药物，期间有 5 天暴露于用药高敏感期，上述药物除牛黄解毒片风险不能排除外，阿莫西林、维生素 B_2、板蓝根颗粒、阿昔洛韦、吲哚美辛（妊娠早期）无明显致畸性，同时其暴露药物剂量不大，尚不构成终止妊娠的理由。建议患者可继续妊娠，但需观察是否有阴道出血、明显腹痛等不适，若有上述情况不建议刻意保胎。积极补充叶酸，谨慎做好妊娠期间 NT、排畸等产科检查。

　　分析：①人乳头瘤病毒疫苗（四价）：现有证据提示妊娠期接种该疫苗不增加不良妊娠结局风险，但不建议妊娠期继续接种未完成的剂次，可待产后继续接种疫苗。②阿昔洛韦能透过胎盘，但对胚胎影响较小。《妊娠哺乳用药指南》及现有相关临床数据提示，妊娠期间暴露于阿昔洛韦未见有明显致畸或致发育异常等报道；UpToDate 循证医学数据库中同样指出：妊娠期暴露于阿昔洛韦的出生缺陷率没有升高。相反，若确诊有带状疱疹感染，药物控制疾病发展相对更重要，可考虑使用阿昔洛韦治疗。故该药相对风险较小。③吲哚美辛在妊娠早期使用对胎儿影响不大，在妊娠 32 周以后使用可导致胎儿动脉导管收缩和羊水过少，严重者可致胎死宫内，故孕 32 周后禁用。研究表明非常高的母体暴露水平会导致后代的出生缺陷率增加，但是最近的研究还没有发现妊娠 32 周前使用该药会影响新生儿结局，新生儿毒性可能取决于给药剂量或持续治疗时间。④牛黄解毒片中的雄黄为大毒性药材（含有砷和硫，妊娠期妇女服用有导致胎停、胎儿发育不全等胎儿畸形的风险），大黄、冰片易导致流产，但考虑妊娠早期暴露药物量不大，尚不是终止妊娠的理由。板蓝根为中成药制剂，板蓝根颗粒主要导致不良的妊娠结局为流产，对胎儿生长发育影响较小。⑤基于目前的循证证据，阿莫西林可在妊娠期安全使用。维生素 B_2 是水溶性维生素，不易在人体内蓄积，药物安全窗宽，且其为人体必不可少的营养成分，在妊娠期使用对胎儿不构成较大威胁。

　　咨询案例 4（2020–12–11）

　　患者昨日发烧 38.2℃，经检查是甲型流感，医生开了奥司他韦，询问目前可能妊娠了，能不能用药？

咨询药物： 奥司他韦。

回复： 考虑患者可能为妊娠合并甲型流感病毒感染，权衡药物治疗的风险与获益，应尽早开始奥司他韦抗病毒治疗（疗程至少5天），降低不良妊娠结局风险。

分析： 妊娠期感染流感病毒可能会迅速出现呼吸困难、低氧血症甚至呼吸窘迫综合征，进而可导致流产、早产、胎儿窘迫及胎死官内。当妊娠期妇女体温的升高时间过长可以造成胎儿的神经管、中枢、心脏等发育异常。根据《流行性感冒诊疗方案》：将妊娠及围产期妇女界定为流感重症病例高危人群，并指出妊娠期妇女发病，治疗应参考成人方案，避免使用妊娠禁忌药。《孕产妇流感防治专家共识》提示，孕产妇与疑似或确诊甲型流感感染者（症状发作前1天至发热症状消退后24小时）密切接触后，建议预防性应用抗病毒药物；当出现流感样症状时，在排除其他病因后应尽早开始抗流感病毒治疗，不必等待病毒检测结果，在发病48小时内开始进行抗病毒治疗，可减少流感并发症。

奥司他韦是用于治疗流感的一线治疗药物，已有观察性研究或回顾性队列研究结果显示，妊娠期使用奥司他韦未增加先天畸形、流产、早产、低出生体重、胎膜早破、先兆子痫等不良妊娠结局风险。但有一项观察性研究提示妊娠期间使用神经氨酸酶抑制剂后可观察到新生儿出现短暂低血糖。依据 UpToDate 循证医学数据库：对于妊娠期间使用过奥司他韦或扎那米韦的女性或在母体子宫内暴露于这些药物的婴儿，尚未发现上述药物引起不良反应事件。此外，2018年美国妇产科医生协会（ACOG）建议奥司他韦可用于预防或治疗流感病毒感染的妊娠期或产后妇女。

 咨询案例 5（2021-4-18）

　　患者 2021 年 3 月 30 日因咳嗽起病（口服蓝芩口服液、苏黄止咳胶囊、复方氨酚烷胺胶囊治疗），直至 2021 年 4 月 15 日出现发烧、全身酸痛、四肢乏力，开始于诊所治疗（0.9% 氯化钠注射液 250ml+ 痰热清注射液 4 支，静脉滴注；5% 葡萄糖注射液 500ml+ 利巴韦林注射液 4 支，静脉滴注；0.9% 氯化钠注射液 100ml+ 氟氯西林 0.5g×8 支，静脉滴注）。2021 年 4 月 16 日，5% 葡萄糖注射液 250ml+ 地塞米松 2 支，静脉滴注；0.9% 氯化钠注射液 250ml+ 痰热清注射液 4 支静脉滴注；5% 葡萄糖注射液 500ml+ 利巴韦林注射液 4 支，静脉滴注；0.9% 氯化钠注射液 100ml+ 氟氯西林 0.5g×8 支静脉滴注；咽立爽口含滴丸一次 2 丸，一日 4 次。2021 年 4 月 17 日自觉胃部不适伴随呕吐及干呕，且口中带有苦涩，2021 年 4 月 18 日 B 超发现宫内早孕，请问此间用药是否有影响？

咨询药物：利巴韦林、复方氨酚烷胺胶囊、地塞米松、蓝芩口服液、痰热清、氟氯西林、咽立爽、苏黄止咳胶囊。

　　回复：患者使用的蓝芩口服液、痰热清、氟氯西林、咽立爽、苏黄止咳等致畸风险较小，仅有部分成分可能增加流产的风险。但利巴韦林存在较高致畸风险（目前建议暴露该药的备孕男女双方均需避孕 6 个月），地塞米松、复方氨酚烷胺在妊娠早期使用可增加唇腭裂和心血管畸形的风险，充分告知患者及家属风险，谨慎选择继续妊娠。

分析： ①利巴韦林：首先，根据 UpToDate 上的药动学数据，利巴韦林口服吸收迅速而完全，与血浆蛋白几乎不结合，可进入红细胞内，蓄积量大且可蓄积数周。药物可透过胎盘。多次口服用药后，相较于单次用药，利巴韦林在红细胞中的分布时间显著延长，可达 16~40 天，消除半衰期与 Micromedex 上给出的口服制剂的消除半衰期一致，为 298 小时。其次，该药已知在极低剂量下就可以导致严重畸形。现有动物实验表明，给予推荐人类剂量的 1/20 以下剂量的利巴韦林均已在几乎所有种属的动物中表现出明显的致畸和胚胎杀伤作用。见诸报道的畸形有：颅骨、腭、眼、颌骨、四肢、骨骼、胃肠等缺陷。美国 FDA 关于利巴韦林有严重不良反应的警告，其中第一条就是：对胎儿有致畸性！即使接触低至 1% 的治疗剂量也会产生明显的致使胎儿畸形的可能性。因此育龄女性及其性伴侣应该在使用这个药的 6 个月内避免怀孕。怀孕中的医务人员也应该避免为患者操作利巴韦林的雾化吸入。美国《妊娠期与哺乳期合理用药》中也建议：如果需要使用利巴韦林，女性和男性患者的女性伴侣应在治疗结束后至少避孕 6 个月。②地塞米松为长效糖皮质激素，目前研究认为妊娠期使用小剂量糖皮质激素（相当于泼尼松用量 ≤ 15mg/d）较安全，但应注意此类药物在妊娠最初 3 个月时的用药安全性存在争论，有荟萃分析显示全身用药可导致少量但与用药明显相关的口腔裂发生，概率增加 3.4 倍，但也有研究得到矛盾结果。妊娠 12 周后上颚发育结束，之后用药是安全的。因此在孕早期使用该药存在可疑致畸危险性。③复方氨酚烷胺片（见上呼吸道感染用药章节咨询案例 9 分析部分）。④蓝芩口服液：主要成分为板蓝根、黄芩、栀子、黄柏、胖大海。其中没有妊娠期明显禁用的成分，较为安全。痰热清：主要成分黄芩、熊胆粉、山羊角、金银花、连翘。没有妊娠期明显禁用的成分，较安全。咽立爽口含滴丸：主要成分艾片、艾纳香油、薄荷素油、薄荷脑、甘草酸单铵盐。依据《孕期与哺乳期用药指南》，薄荷油应在妊娠期禁忌口服。苏黄止咳胶囊：主要成分麻黄、紫苏叶、地龙、枇杷叶、紫苏子、蝉蜕、前胡、牛蒡子、五味子。其中麻黄可能会刺激子宫平滑肌，存在流产的风险。⑤氟氯西林：青霉素类药物在妊娠期安全性较高。

 咨询案例6（2021-4-14）

　　患者因眼皮上长了疙瘩就诊后医生诊断为带状疱疹，开了三种药物（口服伐昔洛韦、外用喷昔洛韦软膏抗病毒，口服甘露聚糖肽增强抵抗力）患者目前拟于辅助生殖中心进周期，拟于4月19日降调节，再过28天之后促排卵，请问这些药能用吗？或者还有其他更安全的替代药物吗？

咨询药物：伐昔洛韦、甘露聚糖肽、外用喷昔洛韦软膏。

回复：现有的研究数据未发现妊娠期使用伐昔洛韦和喷昔洛韦与胎儿畸形有关，相反备孕期发现带状疱疹病毒感染，应积极治疗以避免妊娠期疱疹病毒持续感染而导致不良妊娠结局。现有的抗单纯疱疹病毒药物（阿昔洛韦、泛昔洛韦、伐昔洛韦）中，妊娠期用药临床经验最丰富的是口服阿昔洛韦，一次400mg，一日3次。对于急性发作，治疗疗程为7~10日，如果病变未治愈，则需延长用药时间。关于妊娠期（包括早期妊娠）阿昔洛韦暴露的动物和人类数据表明，该药在妊娠各阶段都是安全的。而伐昔洛韦的研究资料则较少，但有限的研究提示妊娠期用药结局良好。根据患者降调时间为 4 月 19 日，推算患者使用的抗病毒药物及甘露聚糖肽对胎儿不构成明显致畸的风险。在病毒控制良好的情况下，可正常进行备孕计划，抗病毒药物和试管周期用药不冲突。在带状疱疹控制良好的情况下，可正常进行备孕计划。

分析：①根据《带状疱疹中国专家共识》，带状疱疹病程一般为 2~3 周，使用伐昔洛韦等抗病毒治疗疗程为 7 天。备孕期应积极控制带状疱疹病毒以降低不良妊娠结局。妊娠期抗疱疹病毒建议首选阿昔洛韦，因阿昔洛韦暴露的动物和人类数据表明，这种药物在妊娠各阶段都是安全的。阿昔洛韦、伐昔洛韦和喷昔洛韦，均为抗 DNA 病毒药物。现有数据表示没有资料显示使用阿昔洛韦会增加先天性缺陷风险，但伐昔洛韦和喷昔洛韦安全性数据少。目前尚无证据支持伐昔洛韦与致畸存在关联。伐昔洛韦在肾功能正常者中的血浆消除半衰期为 2.5~3.3 小时，约 20 小时在体内基本可代谢消除，而常规剂量的伐昔洛韦不会增加后代致畸的风险。伐昔洛韦的代谢产物阿昔洛韦在小鼠实验中相当于人类血药浓度的 26~51 倍时可致突变性。喷昔洛韦为外用，吸收到达全身的量少，影响相对较小。目前无证据支持妊娠使用喷昔洛韦与后代畸形有关联，且未发现该药物会影响女性生殖能力。而患者目前尚未进入试管周期，短期用药不会对未来胚胎发育造成影响。当然，若患者需要，也可换为妊娠期安全性证据更充分的阿昔洛韦治疗。②甘露聚糖肽：主要用于提高免疫力，在妊娠期使用的安全信息较少，尚无致畸报道。③从试管周期用药来说，降调节是通过药物对垂体进行抑制性调节，抑制性激素，目的是使卵子发育能同步化，防止自然排卵，这样在取卵时可以尽量获得多个成熟度和质量好的卵子。试管的降调节一般会使用 GnRH 类似物，从药物作用机制方面来说，抗病毒药物和试管周期用药并不冲突。根据患者降调时间为 4 月 19 日，推算患者使用的抗病毒药物及甘露聚糖肽对胎儿不构成明显致畸的风险。在病毒控制良好的情况下，可正常进行备孕计划。

三、喹诺酮类药物的安全性分析

喹诺酮类又称吡酮酸类或吡啶酮酸类，是人工合成的含4-喹诺酮基本结构的抗菌药物。目前临床上常用喹诺酮类药物为氟喹诺酮类，包括诺氟沙星、氧氟沙星、环丙沙星、左氧氟沙星、莫西沙星等。本类药物广泛用于泌尿生殖系统感染、呼吸道感染、伤寒沙门菌感染、腹腔、胆道感染及盆腔感染等的治疗，部分品种可与其他药物联合应用，作为治疗耐药结核分枝杆菌和其他分枝杆菌感染的二线用药。本类药物的不良反应主要有：①胃肠道反应：恶心、呕吐、不适、疼痛等；②中枢反应：头痛、头晕、睡眠不良等，并可致精神症状；③由于本类药物可抑制 γ-氨基丁酸（GABA）的作用，因此可诱发癫痫，有癫痫病史者慎用；④本类药物可影响软骨发育，妊娠期与哺乳期妇女、未成年儿童应慎用；⑤可产生结晶尿，尤其在碱性尿中或大剂量使用时更易发生；⑥大剂量或长期应用本类药物易致肝肾损害。

妊娠期与哺乳期通常应避免使用喹诺酮类，除非没有更安全的其他药物可供选择。在动物模型中，妊娠期使用喹诺酮类药物与发育中的胎仔出现软骨和骨毒性有关。虽然尚未在人类中观察到类似影响，但现有数据很少，而且随访通常不超过胎儿出生时。国外相关荟萃分析对喹诺酮类药物暴露的妊娠期妇女进行了观察性研究，结果发现与未暴露的妊娠期妇女相比，先天畸形、自然流产和早产的发生率差异均无统计学意义。虽然暴露于喹诺酮类的妊娠期妇女活产率有小幅下降，但这似乎与患者担心药物对胎儿的影响而选择性终止妊娠增多有关。

咨询案例1（2020-7-8）

患者末次月经 5 月 20 日，既往月经规律，6 月 24 日抽血等检查确认妊娠，在此期间 5 月 31 日至 6 月 2 日因急性膀胱炎静脉用左氧氟沙星（0.4g/d）3 天，6 月 3 日至 6 月 4 日口服左氧氟沙星（0.4g/d）2 天，6 月 13 日醉酒，咨询这种情况下小孩能要吗？

咨询药物：左氧氟沙星、酒精。

📧 **回复：**患者用药处于药物对胚胎影响的"全或无"时期，推测用药对胚胎影响相对小。而患者于 6 月 13 日醉酒（推算酒精暴露时期可能是受孕后的第 11 天左右），而目前尚未确定妊娠期的安全饮酒量，产前饮酒量与酒精对胎儿造成损伤的程度没有明确的剂量 – 反应关系。考虑到妊娠期饮酒母亲所生的婴儿可表现出胎儿酒精效应（FAE）、酒精相关出生缺陷（ARBD）或胎儿酒精综合征（FAS）等严重并发症，认为风险不能完全排除。同时由于产检仅能排查胎儿严重结构畸形而不能排查器官功能异常，故需告知患者可能存在的继续妊娠风险。建议患者与家属充分沟通，若选择继续妊娠，应规律服用叶酸，并建议监测早孕 HCG、B 超以了解胚胎发育情况，做好胎儿颈后透明层厚度（NT）、唐筛等产前筛查，并定期于产科随诊。若患者之后出现明显阴道异常流血流液、腹痛等先兆流产表现，不建议刻意保胎。

分析：在妊娠早期，存在一个药物对胚胎影响的"全或无"的理论。目前已有大量证据表明，在受精卵形成后的两周内（若患者既往月经周期规律为 28 天，即从末次月经第一天开始往后数 28 天的时间内），用药对胚胎的影响只有两个结果：要么胚胎死亡及自发流产，要么胚胎没有受到不利影响自然正常生长下去。在这一时期不易发生畸形。但接下来的受精卵形成后的 3~8 周是多个器官系统快速分化发育的时期，这一时期也是药物致畸高风险时期。

患者的末次月经是 5 月 20 日，那么如果患者既往月经周期在 28 天左右的话，推测受精卵形成时间是 6 月 2 日左右，可以认为在 6 月 16 日之前所使用的药物，均应符合"全或无"的影响。左氧氟沙星多次口服或静脉给药后，平均血浆终末半衰期为 6~8 小时。通常停药后再经过 5 个半衰期之后，可以认为药物从体内完全清除。故推测 5 月 31 日至 6 月 4 日使用静脉和口服的左氧氟沙星对胚胎影响不大。

患者 6 月 13 日醉酒。目前尚未确定妊娠期的安全饮酒量，产前饮酒量与酒精对胎儿造成损伤的程度没有明确的剂量－反应关系。由于孕妇酒精清除率、胎儿发育敏感性、遗传易感性、饮酒模式（如暴饮或日常饮酒）和混杂因素（如多种物质使用）存在差异，评估酒精对胎儿发育的影响很困难。而产前酒精暴露可产生严重后果，如死产、面部畸形、胎儿大脑发育相关学习和认知等行为异常、智力迟缓等。故虽然患者醉酒日仍处于"全或无"时期，但风险仍不能完全排除。

 咨询案例 2（2020-9-14）

患者现妊娠 1 月余，末次月经 7 月 28 日，周期 30~40 天，

8 月 25 日起服用诺氟沙星胶囊和苋菜黄连素胶囊 5 天，咨询药物是否对胎儿有影响。

咨询药物： 诺氟沙星、苋菜黄连素胶囊。

回复： 结合患者用药情况分析不构成较大妊娠风险，若患者选择继续妊娠，应规律服用叶酸 400~800μg/d，并建议监测早孕 HCG、B 超以了解胚胎发育情况，做好胎儿颈后透明层厚度（NT）、唐筛等产前筛查，并定期于产科随诊。若患者之后出现明显阴道异常流血流液、腹痛等先兆流产表现，不建议刻意保胎。

分析： 诺氟沙星属于喹诺酮类药物，由于在妊娠动物实验模型中显示与胎仔出现软骨和骨毒性有关，部分说明书不建议妊娠期妇女和儿童使用。已有的人类数据未充分证明妊娠期使用该药会增加致畸风险。同时，诺氟沙星在体内代谢、消除的速率较快，肾功能正常人群血消除半衰期为 3~4 小时。根据《人类发展：临床导向胚胎学》认为：胎儿的骨骼发育从受精卵形成后的 4 周末开始，根据患者的月经周期及用药时间，推算用药时胎儿骨骼尚未发育，故对胎儿不构成较大风险。

苋菜黄连素胶囊中含有铁苋菜、小檗碱和甘草，其中苋菜嫩茎叶可供食用，妊娠期使用相对安全。而甘草是一种药食同源的中药，甘草和甘草提取物也被美国 FDA 界定为"普遍认为是安全的"药物，但妊娠期大量服用甘草有增加流产、早产或影响儿童认知及记忆的风险，但不会导致胎儿畸形。小檗碱是黄连素的有效成分，生物碱的效力相对较强，且可刺激子宫平滑肌收缩，容易导致流产，一项涉及 218 名妊娠期妇女使用小檗碱的研究显示有 3 名患儿出现了神经系统与生殖器官异常，但目前动物实验提示妊娠期间使用小檗碱不会增加先天畸形的风险。

 咨询案例 3（2020-11-12）

患者末次月经 10 月 12 日，平素月经规律，月经周期 27 天。因咳嗽于 11 月 8 日至 9 日只注射了左氧氟沙星氯化钠注射液（200ml：0.4g/d）2 天，无其他疾病。咨询药物对妊娠的影响？

咨询药物：左氧氟沙星。

回复：药物对胎儿不构成较大影响，若患者选择继续妊娠，应规律服用叶酸 400~800μg/d，并建议监测早孕 HCG、B 超以了解胚胎发育情况，做好胎儿颈后透明层厚度（NT）、唐筛等产前筛查，并定期于产科随诊。若患者之后出现明显阴道异常流血流液、腹痛等先兆流产表现，不建议刻意保胎。

分析：左氧氟沙星属于喹诺酮类药物，该药代谢速度较快，36~48 小时体内清除率达 99%。在动物实验中表明该类药物会引起未成熟动物或胎仔软骨或关节损伤造成关节病，所以建议妊娠期与哺乳期应避免使用。但是人体胎儿使用该药的大量病例报道或严格对照研究较少，所以喹诺酮类药物是否可导致人体胎儿骨骼相关发育异常尚有争议。

患者末次月经为 10 月 12 日，月经周期 27 天，患者分别于 11 月 8 日至 9 日注射左氧氟沙星。依据时间来推算，患者使用左氧氟沙星时间段刚好进入致畸高风险时期，根据《人类发展：临床导向胚胎学》：胎儿的骨骼发育从受精卵形成后的 4 周末开始。根据患者的月经情况推算药物暴露时，胎儿骨骼尚未发育，故对胎儿不构成较大风险。

 咨询案例 4（2020-12-24）

患者末次月经 11 月 9 日，不知情情况下服用了以下药物，妊娠 32 天服用了左氧氟沙星 0.2g，12 月 8 日至 12 日还服用了感冒灵颗粒和复方氨酚那敏颗粒，2 颗阿莫西林和几片甘草片。患者咨询是否可以要孩子？

咨询药物：左氧氟沙星、感冒灵颗粒、复方氨酚那敏颗粒、阿莫西林、甘草片。

回复：患者用药相对敏感期有暴露药物，考虑药物暴露剂量不大，对胎儿不构成明显畸形风险，若患者选择继续妊娠，应规律服用叶酸 400~800μg/d，并建议监测早孕 HCG、B 超以了解胚胎发育情况，做好胎儿颈后透明层厚度（NT）、唐筛等产前筛查，并定期于产科随诊。若患者之后出现明显阴道异常流血流液、腹痛等先兆流产表现，不建议刻意保胎。

分析：①左氧氟沙星为喹诺酮类抗菌药物。动物实验表明喹诺酮类药物会引起未成熟动物或胎仔软骨或关节损伤造成关节病，人体胎儿使用该药的大量病例报道或严格对照研究较少。由于胎儿的骨骼发育时期一般从受精后 24 天开始，根据患者的末次月经，其药物暴露时胎儿骨骼暂未开始生长分化，所以药物的致畸风险小。②感冒灵颗粒主要成分为三叉苦、岗梅、金盏银盘、薄荷油、野菊花、马来酸氯苯那敏、咖啡因、对乙酰氨基酚，其中药成分均为清热解毒成分，没有明显的毒性。复方氨酚那敏颗粒成分为对乙酰氨基酚，人工牛黄，咖啡因，马来酸氯苯那敏，其中牛黄攻下、泻下之力较强易致妊娠期妇女流产。咖啡因摄入中等量［＜5~6mg/（kg·d）］不增加生育风险，高剂量的摄入与自然流产、胎儿生长受限相关。复方氨酚那敏颗粒每袋含咖啡因15mg，该剂量的咖啡因不增加胎儿的不良风险，与感冒灵颗粒均含有对乙酰氨基酚和马来酸氯苯那敏。根据已有大量循证医学证据，对乙酰氨基酚和马来酸氯苯那敏在妊娠期使用并不增加胎儿畸形风险。根据《妊娠哺乳期用药指南》提示：对乙酰氨基酚在妊娠早期其半衰期显著降低，口服后清除率显著提高。氯苯那敏虽然尚无人体胎儿使用该药的临床研究，但流行病学表明氯苯那敏不具有致畸性，且其在啮齿妊娠动物研究显示其在高于临床应用剂量时亦未显示畸形或胎儿宫内发育迟缓的情况。所以总体认为，短期同时使用不构成较大妊娠风险。③阿莫西林为青霉素类抗菌药物，在妊娠期使用安全性较高，对胎儿几乎没有致畸性。④甘草片：所含成分主要为甘草流浸膏粉112.5mg、阿片粉4mg、樟脑2mg、八角茴香油2mg、苯甲酸钠2mg，长期或大剂量使用时可能增加不良妊娠结局，但考虑患者整体剂量使用不多（几片），不构成较大风险。

 咨询案例5（2020-10-20）

患者末次月经9月7日，月经期间由于腹泻服用左氧氟沙星0.4g一天1次（共计2天），9月16日同房，9月18日服用诺氟沙星0.5g和开胸顺气丸半包，8月1日行胸部CT检查，咨询用药及检查对胎儿的影响。

咨询药物及检查：诺氟沙星、左氧氟沙星、开胸顺气丸、胸部CT。

📧 **回复**：药物及相关检查对目前妊娠不构成较大影响，若患者选择继续妊娠，应规律服用叶酸 400~800μg/d，并建议监测早孕 HCG、B 超以了解胚胎发育情况，做好胎儿颈后透明层厚度（NT）、唐筛等产前筛查，并定期于产科随诊。若患者之后出现明显阴道异常流血流液、腹痛等先兆流产表现，不建议刻意保胎。

分析：①胸部 CT：根据《妊娠期应用辐射性影像学检查的专家建议》《美国妇产科协会有关妊娠和哺乳期影像学检查指南》：妊娠期意外暴露进行肺部射线检查不是终止妊娠理由。指南认为人体 CT 检查可能对胎儿造成影响的辐射剂量阈值为 50~100mGy，而一次胸部 CT 胎儿暴露的射线剂量仅为 0.01~0.66mGy，远低于产生影响的阈值范围。并且，患者和丈夫是在妊娠前进行肺部 CT，所以该患者的 CT 检查对妊娠不构成风险。②诺氟沙星、左氧氟沙星均属于喹诺酮类药物，虽然在妊娠动物实验模型中显示胎仔出现软骨和骨毒性有关，但已有的人类数据未表明其会对妊娠产生不良影响，但仍不建议常规用于妊娠期妇女和儿童。根据循证医学证据胎儿的骨骼发育主要是在受孕后的 24~36 天，根据患者的月经周期换算（以周期为 28 天算），胎儿骨骼发育时，患者体内的左氧氟沙星、诺氟沙星已基本清除，对胎儿发育不构成风险。③开胸顺气丸：木香、黑牵牛、黄芩、香附、五灵脂、大黄、莪术、橘皮、猪牙皂、三棱，其中黑牵牛（利尿）、莪术（活血）、猪牙皂（祛湿）、三棱（活血）、木香（可能有心脏毒性）均属于妊娠禁用成分，但考虑患者在同房第三天使用，这时期用药符合"全或无"规律，不易导致畸形，若后期监测 HCG 和 B 超提示胚胎发育良好，这可认为药物对胚胎不构成较大影响。

咨询案例6（2020-12-30）

哺乳期2个月，12月29日下午3点因腹泻服用诺氟沙星0.2g，一直在哺乳，咨询继续哺乳对孩子的影响？

咨询药物：诺氟沙星。

回复：患者因疾病意外用药，从哺乳期用药安全角度考虑，建议患者用药后停止哺乳至少24小时，期间将乳汁弃去，同时适当多饮水，促进药物排泄并减少乳儿药物暴露的风险，其后可继续哺乳。

分析：根据广东省药学会《氟喹诺酮类抗菌药物在儿童应用中的专家共识》：毒理学研究发现氟喹诺酮类药物会引起动物关节（特别是负重关节）、软骨病变的不良反应。其典型的组织学改变是软骨细胞呈水疱样变化，出现裂隙、软骨细胞聚集及关节非炎性渗出；电镜下可观察到软骨细胞坏死。动物可表现为急性关节炎（关节肿、活动受限）。

近年来大量临床研究资料证实，儿童接受氟喹诺酮类药物治疗后出现关节软骨损伤的发生率和严重程度远小于动物。同时，不同种类、不同剂量和疗程的氟喹诺酮类药物对动物的关节、软骨损伤的程度不同，其风险与剂量、疗程呈正相关。在动物实验中，一份哺乳期母羊使用诺氟沙星（服用剂量25mg/kg）的研究表明，羊奶中药物浓度高达血清药物浓度的40倍。

《妊娠和哺乳期用药》：不推荐在母乳喂养期间使用诺氟沙星，因为哺乳婴儿可能出现关节病和其他严重毒性。诺氟沙星分子量（约319Da）相对较低，结合其他氟喹诺酮类药物的乳汁分布特点，推测其可分泌进入人类乳汁中。虽然制造商报告称哺乳期母亲单次口服 200mg 诺氟沙星后乳汁中未检测到该药物，但该剂量是正常推荐日剂量的 1/4，因此可能不能指示使用正常剂量之后的乳汁分泌情况。

美国 NIH 下属 LactMed 数据库中指出：目前尚无关于母乳喂养期间使用诺氟沙星的数据；然而，乳汁中的药物含量似乎很低。因担心对婴儿发育中的关节产生不良影响，氟喹诺酮类药物（包括诺氟沙星）历来不用于婴儿。但最近的研究表明，哺乳期用药风险很小。此外，乳汁中的钙可能会阻止乳汁中少量氟喹诺酮类药物的吸收，但没有足够的数据来证明或反驳这一说法。诺氟沙星的血清和乳汁水平以及口服生物利用度是所有氟喹诺酮类药物中最低的，因此推测母亲用药对婴儿造成的风险很小。故哺乳期母亲可以使用诺氟沙星，并在用药同时监测药物对婴儿胃肠道菌群的可能影响，观察是否出现腹泻或念珠菌病（鹅口疮、尿布疹）等不良反应。

综上所述，虽然该药哺乳期用药风险相对较小，但谨慎起见，考虑到该药在正常成人体内血浆消除半衰期为 3~4 小时，约 20 小时基本代谢消除完全。建议患者停药 20 小时后再行哺乳。

 咨询案例 7（2021-3-3）

患者因左眼发炎，医生开了左氧氟沙星滴眼液，每天 4 次，每次 1 滴进行治疗。咨询哺乳期是否可以使用（宝宝 85 天），医生表示尚不明确。故咨询是否可用？或有无其他更好的替代药品？

咨询药物：左氧氟沙星滴眼液。

回复：基于相关研究数据，综合考虑患者治疗的获益与母乳喂养安全性，认为哺乳期可以使用左氧氟沙星滴眼液，建议患者于每次哺乳之后用药。同时在使用该药滴眼后，用手指轻压内眦部的泪囊区至少一分钟，可明显减少药物经鼻泪道流入鼻腔的量，从而减少药物的全身效应。

分析：左氧氟沙星滴眼液为氟喹诺酮类药物，毒理学研究发现氟喹诺酮类药物会引起动物关节（特别是负重关节）、软骨病变的不良反应。但人类儿童接受氟喹诺酮类药物后出现关节软骨损伤的发生率和严重程度要远远小于动物。左氧氟沙星的 RID 值（药物透过乳汁进入婴儿体内的量）为 10.5%~17.2%。患者使用的左氧氟沙星滴眼液规格为 5ml，药物含量为 24.4mg，每日 4 次，每次用量 1 滴，用药量很小，说明书提示滴眼 1 小时后血中药物浓度为定量界限（0.01μg/ml）以下，表明滴眼后进入血液循环的药量很少，可通过血液循环分泌进入乳汁的药量更少。美国 NIH 下属 LactMed 数据库中指出：产妇使用左氧氟沙星滴眼液对乳儿的风险可忽略不计。所以不必过分担心药物对乳儿影响。

四、四环素类药物的安全性分析

四环素类药物是由放线菌产生的一类广谱抗感染药物，包括四环素、金霉素、土霉素、多西环素和米诺环素等。四环素类药物具广谱抗菌活性，对葡萄球菌属、链球菌属、肠杆菌科（大肠埃希菌、克雷伯菌属）、不动杆菌属、嗜麦芽窄食单胞菌等具有抗菌活性，且对布鲁菌属具有良好抗菌活性。四环素类药物可透过胎盘，在脐带血浆和羊水中可分别达到母亲循环浓度的 60% 和 20%，这样的浓度可导致药物在胎儿的骨与牙齿中蓄积。由于肝毒性风险，并且对胎儿的骨与牙齿有不良影响（如中期和晚期妊娠的宫内暴露导致乳牙永久性变色和进入胎儿的长管状骨引起暂时性生长抑制），因此大多数四环素类药物在妊娠期禁用。

然而，多西环素美国 FDA 妊娠安全分级为 D 级。现有数据表明，妊娠早期使用治疗剂量的多西环素引起畸形的风险很低，但现有数据不足以排除致畸风险。有研究发现妊娠期使用该药与自然流产风险增加有关，但未发现可增加分娩低月龄婴儿的风险。因此，在某些严重感染（如洛基山斑疹热）的情况下，如果没有其他较好的选择，使用多西环素通常利大于弊。

 咨询案例 1（2020-6-6）

患者末次月经 3 月 30 日，既往月经规律，4 月 13 日口服多西环素 0.1g 一日 2 次（共计 3 日），后于 5 月 4 日自测尿 HCG 阳性发现妊娠，5 月 29 日产科 B 超显示：孕囊形成无异常，可见卵黄囊和胎芽，有原始心管搏动。咨询药物是否对胎儿有影响，能否继续妊娠？

咨询药物：多西环素。

🗨 **回复**：根据推算，患者末次月经为 3 月 30 日，其相对安全期在 4 月 27 日以前，患者 4 月 13 日开始使用多西环素时胚胎正处于对药物不敏感期，药物对胚胎的影响为"全或无"，"全"表现为胚胎早期死亡导致流产；"无"表现为胚胎继续发育，不出现异常。同时考虑患者用药时，胎儿牙齿尚未开始分化发育，不构成较大影响。患者 5 月 29 日产科 B 超显

示：孕囊形成无异常，可见卵黄囊和胎芽，有原始心管搏动
（提示胚胎生长情况良好）。故建议可继续妊娠，补充叶酸，定
期产检随访。

分析：在妊娠第16周开始，胎儿矿化时，四环素可以透
过胎盘屏障进入胎儿体内，沉积在牙齿和骨骼的钙质区内，引
起胎儿牙齿变色、牙釉质再生不良以及抑制胎儿骨骼生长，同
时其对母亲有肝毒性风险，所以，四环素类药物在妊娠第15
周以后属于禁用药品。而多西环素作为四环素类药物之一，有
研究表明妊娠期妇女在妊娠早期使用多西环素，并未发生胎儿
致畸。故在妊娠早期使用多西环素风险较小，查阅UpToDate
循证医学数据库，多西环素极少引起这些事件，观察性研究结
果显示：与其他四环素类相比，多西环素用于妊娠期妇女和儿
童均相对安全。

五、硝基咪唑类药物的安全性分析

硝基咪唑类药物包括：甲硝唑、替硝唑和奥硝唑等，对拟
杆菌属、梭杆菌属、普雷沃菌属、梭菌属等厌氧菌均具高度抗
菌活性，对滴虫、阿米巴和蓝氏贾第鞭毛虫等原虫亦具良好活
性。目前国内药品说明书提示：妊娠期妇女禁用硝基咪唑类药
物。《抗菌药物临床应用指导原则》：妊娠早期（3个月内）患
者应避免应用；哺乳期患者用药期间应停止哺乳。但最近的荟
萃分析并未发现在妊娠早期暴露于甲硝唑与出生缺陷之间存在
关联，因此美国疾病控制与预防中心（CDC）不再反对在妊
娠早期使用甲硝唑。当妊娠期妇女出现下生殖道感染时，在治
愈疾病或预防早产等不良妊娠结局方面，局部治疗并不比口服

治疗差，因此 CDC 推荐有症状的妊娠期妇女采用口服或局部治疗，方案与非妊娠患者相同。然而，一些数据提示，口服治疗对潜在亚临床上生殖道感染更有效，故部分专家推荐患者应首选口服治疗。

 咨询案例 1（2020-6-8）

　　患者末次月经为 5 月 4 日，月经周期为 28 天。5 月 29 日因为牙齿矫正行拔牙处理，治疗期间使用头孢曲松和甲硝唑。6 月 5 日发现妊娠，咨询药物是否对胎儿有影响，能否继续妊娠？

咨询药物：头孢曲松、甲硝唑。

　　回复：初步推算，患者使用头孢曲松、甲硝唑的时间在相对安全期，符合"全或无"原则，同时暴露药物时间短，药物本身致畸风险不大，认为药物对胎儿不构成影响，可继续妊娠，积极补充叶酸，定期产检（如监测孕酮、HCG 翻倍等情况）。

　　分析：头孢曲松是 β- 内酰胺类抗生素，其在整个妊娠期使用是安全的。国内甲硝唑说明书提示妊娠期妇女禁用。甲硝唑可以透过胎盘。查阅相关资料，甲硝唑在动物繁殖研究中未见到药物对胎儿的不良影响，或在动物繁殖性研究中发现药物有不良反应，但这些不良反应并未在妊娠期妇女的相关研究中得到证实。《2015 年美国疾病控制中心阴道感染诊断和治疗指南》和《欧洲国际性病控制联盟（IUSTI）/ 世界卫生组织（WHO）指南：阴道分泌物（阴道炎症）管理指南》均明确推荐，对于有症状的细菌性阴道病的妊娠期妇女可在妊娠任何时期口服或局部应用甲硝唑治疗。虽然现有证据提示妊娠期（特别是妊娠前三个月）使用甲硝唑的安全性存在一定争议，但大多数已发表的研究表明甲硝唑在常规抗感染剂量下使用，并不是引起胎儿结构性缺陷的显著危险因素。因此认为，妊娠期使用甲硝唑相对安全。

六、抗结核药物的安全性分析

结核病是由结核菌感染引起的一种慢性传染性疾病，在全球广泛流行，是全球关注的公共卫生和社会问题，也是我国重点控制的疾病之一，其中肺结核是结核病最主要的类型。2019年全球结核病报道显示，2018年全球范围内估计约有10000万例结核病新发患者，其中女性占32%。妊娠期妇女因为体内内分泌及免疫功能改变，易患结核病，其肺结核发病率是普通人群的5倍。研究表明，非活动性肺结核对妇女妊娠和胎儿发育并无多大影响，且妊娠对肺结核的病情也无明显影响。但是，病变范围较大的活动性肺结核，如血型播散型肺结核和浸润型肺结核，易发生流产和早产。妊娠分娩会加重病情，甚至导致产妇死亡。

妊娠合并肺结核虽然在发达国家已较少，但在发展中国家并非罕见。抗结核药物的发展使妊娠期的肺结核患者获益，使妊娠合并肺结核不再是一个严重的问题。

 咨询案例 1（2020-9-27）

患者末次月经 8 月 15 日，21 日结束，22 日同房，现发现妊娠。之前由于患肺结核，抗结核药物治疗一年，药物有：利

福平、异烟肼、乙胺丁醇，8月28日拍了肺部CT，且停药，咨询能否保留胎儿？

咨询药物：利福平、异烟肼、乙胺丁醇。

回复：药物和检查对胎儿产生影响的风险较低，可继续妊娠。但建议规律口服叶酸及维生素 B_6（10mg 每日 3 次），定期进行排畸等产检，检测肝肾功能、血常规等指标，观察胎儿发育情况。如果出现阴道流血或明显腹痛不建议刻意保胎。

分析：依据 UpToDate 循证医学数据库，妊娠期治疗潜伏结核感染可能导致不良妊娠结局，而不治疗可能导致在妊娠期进展为活动性结核，因此必须权衡利弊，规范治疗。如果患者在妊娠前诊断为潜伏结核感染，且已规律完成相关治疗，妊娠期可酌情继续治疗；必要时调整治疗方案以适应妊娠安全用药，确保胎儿生长发育不受药物影响。妊娠期间使用乙胺丁醇未发现胎儿畸形率升高。异烟肼可透过胎盘，动物实验显示母体使用异烟肼胎儿可能出现生长受限，也可能出现维生素 B_6 缺乏相关的中枢神经系统和骨骼发育异常，后者补充维生素 B_6 后可逆转。一些人类研究没有发现异烟肼妊娠期间服用和不良结局之间存在关联。法国有关人类报道显示，暴露于异烟肼后，胎儿可能出现维生素 B_6 缺乏相关的精神运动迟缓和偏瘫。但总体来看，异烟肼并不增加致畸风险。而利福平虽可透过胎盘，但人类报道显示其亦不增加不良妊娠结局。所以，对于妊娠合并结核病患者，使用乙胺丁醇、异烟肼和利福平是获益大于风险的。抗结核药物虽在体内分布广，但目前循证证据表明，在权衡治疗利弊下使用上述三种药物未发现与畸形风险增加有关。

根据患者的末次月经 8 月 15 日，同房在 8 月 22 日，推算患者的相对安全期在 9 月 6 日前，在这个阶段胎儿还未进入高分化发育阶段，药物的影响符合"全或无"，"全"表示对胎儿有影响导致流产，"无"表示不会造成影响。其后胎儿进入快速的发育期，期间避免高风险药物。结合患者的情况，药物暴露是在相对安全期，而进入高敏感期时药物已基本通过代谢从体内清除，对胎儿不构成较大风险。同时在相对安全期进行肺部 CT，对胎儿造成影响的辐射剂量阈值为 50~100mGy。一次胸部 CT 胎儿暴露的射线剂量为 0.01~0.66mGy，远低于产生影响的阈值范围。因此，几乎可以认为患者的胸部 CT 对胎儿不构成较大风险。

七、磺胺类药物的安全性分析

磺胺类药物是第一个应用于临床的治疗细菌感染的化学治疗药物，属广谱抑菌药，曾广泛用于临床。常见的磺胺类药物有磺胺嘧啶（SD）和磺胺甲噁唑（SMZ）、柳氮磺吡啶（SASP）以及外用磺胺如磺胺醋酸钠（SA-Na）、磺胺嘧啶银（SD-Ag）。近年来由于喹诺酮等抗感染药物的快速发展，磺胺类药物的不良反应成为突出问题，临床应用明显受限。但是磺胺类药物对流行性脑脊髓膜炎、鼠疫等感染性疾病疗效显著，在抗感染治疗中仍占有一定的位置。磺胺类药物可以透过胎盘，虽然目前尚无大量人类数据表明本类药物具有明显的致畸性，但本类药物为二氢叶酸合成酶拮抗剂，会影响叶酸的合成，大剂量使用时可能会增加啮齿动物腭裂的风险。磺胺类药物还可与胆红素竞争白蛋白结合位点，从理论上讲，在低胆红素水平下可能增加核黄疸的风险，造成新生儿黄疸。因此，本类药物应该在使用前进行评估，只在获益大于风险时，才可以在妊娠、哺乳期妇女中使用。

 咨询案例1（2020-10-27）

患者，36岁，9月20日来例假（前几个月因口服调经中药，月经周期较准，每月20号），10月中旬吃过6粒感冒通（具体时间不详），10月24月至28日因尿路感染吃4天半中药，10月26日至27日吃了复方磺胺甲噁唑，每次2片，同时碳酸氢钠片，每次2片，每日2次；10月28日早上发现妊娠了，这个小孩是否能要？（该患者长期不孕，既往人工授精一次育有一女，现4岁）

咨询药物： 复方磺胺甲噁唑、氯芬黄敏片（感冒通）、碳酸氢钠。

回复： 依据时间来推算，患者末次月经9月20日，若月经周期为28天，那么十月中旬暴露的感冒类药物处于相对不敏感期。在这个时期药物对胚胎的影响是"全或无"，"全"为胚胎受药物的影响而死亡（流产），"无"为胎儿未受到药物的影响可继续生长。患者10月24日至28日期间服用过不明中药和复方磺胺甲噁唑以及碳酸氢钠，服药时间段胚胎处于用药敏感期，即胚胎器官形成期，容易受到药物的影响。综合分析，氯芬黄敏、碳酸氢钠对胎儿发育尚不构成较大风险。中成药物成分由于未具体提供，不好直接判断。而患者在用药敏感期暴露的复方磺胺甲噁唑，可能导致胎儿发育异常（尤其是增加胎儿发生神经管缺陷的风险），需充分告知患者，并结合自身情况选择是否继续妊娠。若选择继续妊娠，规律补充叶酸，谨慎产检，观察胎儿嘴唇、神经管等发育情况。

分析：①复方磺胺甲噁唑的成分为磺胺甲噁唑和甲氧苄啶，血浆蛋白结合率高，但均可透过人类胎盘。实验动物研究中报道了磺胺甲噁唑的胚胎毒性及致畸效应，但这些结论均未与其他研究重叠。根据药品说明书，该药在大鼠中，533mg/kg 或 200mg/kg 的口服剂量会导致畸形，主要表现为腭裂，此剂量水平大约等于人体每日推荐剂量的 5 倍。人类的一项回顾性研究中报道了 186 例妊娠的结果，在此期间母亲接受安慰剂和复方磺胺甲噁唑，结果未提示使用复方磺胺甲噁唑后胎儿先天畸形发生率更高。而一项单独的调查显示 35 名母亲在受孕时或受孕后不久口服复方磺胺甲噁唑，其后代并没有发现先天性异常。另外的研究报道认为磺胺类药物并不会使畸胎的危险性增高，但甲氧苄啶通常应避免在妊娠早期使用，因其能导致实验动物胚胎发育异常，并且一些病例对照研究报道其可能与多种出生缺陷有关，尤其会增加胎儿神经管缺陷的风险，所以妊娠期妇女需常规服用叶酸补充剂，这对正使用甲氧苄啶的女性尤为重要。基于未知的致畸风险，复方磺胺甲噁唑通常仅用于妊娠中期，避免妊娠早期和妊娠晚期使用。②氯芬黄敏的主要成分为双氯芬酸钠（15mg）、人工牛黄（15mg）、马来酸氯苯那敏（2.5mg）。目前认为，上述成分在妊娠早期不慎暴露并不会增加妊娠不良结局的风险。③碳酸氢钠片在人类妊娠中对胎儿的影响尚缺乏足够的数据，目前也并无相关人类胎儿致畸报道。临床治疗严重贫血的胎儿进行红细胞输注过程中，碳酸氢钠可用于防止严重酸血症，在胎儿手术中可以用于复苏。同时，考虑患者口服用药剂量较小，因此碳酸氢钠对胎儿不构成较大影响。

八、抗真菌药物的安全性分析

真菌感染一般分为两类：表浅部真菌感染和深部真菌感染。前者常由各种癣菌引起，主要侵犯皮肤、毛发指（趾）甲、口腔或阴道黏膜等，发病率高。后者多由白念珠菌和新型隐球菌引起，主要侵犯内脏器官和深部组织，病情严重，病死率高。

抗真菌药物指能杀死真菌或抑制真菌生长和繁殖的药物。根据化学机构的不同可分为：多烯类抗真菌药，如两性霉素B、制霉菌素；三唑类抗真菌药，如氟康唑、伏立康唑、伊曲康唑等；丙烯胺类抗真菌药，如特比奈芬；棘白菌素类抗真菌药，如卡泊芬净、米卡芬净等；咪唑类抗真菌药，如酮康唑、克霉唑等；嘧啶类抗真菌药，如氟胞嘧啶等。

 咨询案例1（2020-11-6）

患者末次月经9月27日，月经周期40天，11月3日至5日服用伊曲康唑胶囊（每日2颗）治疗花斑癣，咨询是否能继续妊娠？

咨询药物：伊曲康唑。

📧 **回复：**患者的末次月经9月27日，月经周期40天，患者11月3日至5日的用药阶段刚好处于用药敏感期，即胚胎器官形成期，容易受到药物的影响，增加不良妊娠结局风险。所以告知患者可能风险，若仍选择继续妊娠，规律补充叶酸，建议患者定期行胎儿后颈部透明层厚度（NT）等排畸产检，谨慎观察胎儿四肢、面部、心脏等发育情况。

分析：伊曲康唑胶囊属于全身性抗真菌类药物，其体内吸收分布良好，口服后 2~5 小时内可达血浆药物浓度峰值。伊曲康唑单剂量的半衰期约为 17 小时，重复剂量的半衰期增至 34~42 小时，并且重复给药后可出现血浆中药物蓄积。该药组织分布广泛，在肺、肾脏、肝脏、骨骼、胃、脾和肌肉中的药物浓度比相应的血浆药物浓度高 2~3 倍，而角质层和皮肤中的药物浓度比相应的血浆药物浓度高 4 倍，脑组织的药物浓度与血浆药物浓度相当。当前动物繁殖性研究证明该药品对动物胎儿有毒副作用，在动物实验研究中，母体毒性剂量水平的伊曲康唑会干扰胚胎发育。但尚未对妊娠期妇女进行充分严格的对照研究。上市后监测期间已有报道服用该药的妊娠期妇女，胎儿出现先天性畸形(如骨骼、泌尿生殖道、心血管和眼科畸形、染色体异常和多发性畸形)，但不能明确是否是由该药造成。优生智库数据库及《孕期与哺乳期用药指南》提示：有报道妇女在妊娠期使用了伊曲康唑后代出现了先天缺陷，但关联性不强，得出的结论是其引起结构异常的风险是低的。同时，有报道显示一组超过 650 名在妊娠期接触过伊曲康唑的妇女，其后代并没有表现出畸形风险增加。2020 年有研究认为，母体暴露于口服抗真菌药的胎儿结局的一个系统评价和荟萃分析得出结论，口服伊曲康唑可能不会增加出生缺陷的风险，尽管如此，仍应关注伊曲康唑暴露后眼缺陷的风险，比如眼球变小。美国 FDA 也收到 14 例使用伊曲康唑导致胎儿畸形发生的报道，其中 4 例出现各种肢体缺陷。有研究显示，229 名接触伊曲康唑的女性，其中 198 人在孕早期使用了该药，结果显示，156 名活产儿中畸形率为 3.2%，包括小眼球、手发育不良、幽门狭窄、髋关节发育不良、先天性心脏病。5 个不同的异常发生在 5 个不同的孩子。在 198 名女性中自然流产和胎儿死亡的发生率分别为 12.6% 和 1.5%，使用伊曲康唑或氟康唑可能会有致畸作用，如颅面部、四肢、心脏缺陷等，在孕期应避免使用。结合其可能潜在生殖毒性，目前伊曲康唑的大部分厂家说明书不推荐该药用于妊娠期妇女，暴露于该药的妇女建议至少间隔两个月再计划妊娠。

九、大环内酯类药物的安全性分析

大环内酯类药物是一类含有 14、15 或 16 元大环内酯环的抗感染药物，常用做需氧革兰阳性菌、革兰阴性球菌和厌氧球菌等感染的首选药，以及对 β– 内酰胺类抗生素过敏患者的替代药物。20 世纪 50 年代首先发现了红霉素，后因其抗菌谱窄、不良反应大、容易产生耐药性等问题，20 世纪 80 年代起又陆续发展了第二代半合成大环内酯类药物，最具代表性的是阿奇霉素、罗红霉素和克拉霉素，由于具有良好的抗生素后效应（PAE），现已广泛用做治疗呼吸道感染的药物。然而，细菌对大环内酯类药物耐药性不断增强，促使以泰利霉素和喹红霉素为代表的第三代大环内酯类药物得到深入发展。根据经验，该类药物中的部分药物在妊娠期以治疗剂量使用是安全的，并没有这些药物相关确切的致畸性或胚胎毒性的证据，是妊娠期可选药物之一。

咨询案例 1（2020-12-18）

患者末次月经为 10 月 5 日，在不知道妊娠的情况下服用了四种药（罗红霉素、山莨菪碱片、清淋颗粒、肾石通丸），

10月12号左右开始服药一直到11月17日发现妊娠后停药，现在妊娠快三个月，产检B超没发现明显问题，之前一个多月的时间有阴道流血（少量粉色），后面就没有出血了，咨询药物对胎儿影响大吗？

咨询药物：罗红霉素、山莨宕碱片、清淋颗粒、肾石通丸。

回复：依据时间来推算，患者暴露药物的时间段包括了胚胎早期（药物不敏感期）和胚胎期（药物敏感期）。11月2日前属于药物不敏感期，在这个时期药物对胚胎的影响是"全或无"，"全"胚胎因为受药物的影响而死亡（流产），"无"胎儿未受到药物的影响，一般不会导致胎儿畸形。11月2日至11月17日暴露药物时期为胚胎器官形成高敏期，容易受到药物的影响，但结合目前的循证医学证据，药物可能增加患者流产风险但对胎儿不构成明显的致畸风险。患者孕早期虽有阴道少量流血，但能自行好转，目前产科B超暂未发现明显异常，故建议可继续选择妊娠，规律补充叶酸，定期产检。

分析：①大环内酯类药物包括红霉素、阿奇霉素、克拉霉素、交沙霉素、罗红霉素，其中关于罗红霉素的安全数据资料较少。查询优生智库数据库和《孕期与哺乳期用药指南》：已有的较少人群研究，在妊娠期暴露于罗红霉素不会导致不良妊娠结局发生率的增加。大环内酯类药物可不同程度经胎盘转运，其中罗红霉素和阿奇霉素转运相对较少，小于5%，认为药物对胎儿的相对风险较小。②清淋颗粒为中药制剂，其成分中含有大黄，属于行气破滞类中药，可能会导致妊娠期妇女流产等。肾石通丸成分中含有王不留行和瞿麦，王不留行属于通经祛瘀类中药，瞿麦属于滑利通窍类中药，均为妊娠期慎用药

113

物，可能会导致妊娠期妇女流产，上述药物均不含有毒性和重金属成分，对胎儿致畸风险较小。③消旋山莨菪碱属于抗胆碱药物，可透过胎盘，有限的数据显示该药可能会改变胎儿心率或抑制胎儿呼吸，但尚无直接证据显示会对胎儿有显著毒性。

十、其他

 咨询案例1（2021-1-26）

患者现产后26天，哺乳期，反复尿路感染应该如何用药？

回复：①完善尿常规、尿培养，明确尿路感染可能致病菌。②结合目前哺乳意愿，可选择呋喃妥因、头孢或青霉素类药物，这些药物在乳汁中分泌的量不大，哺乳期用药相对安全，但长期使用仍需关注乳儿是否有腹泻等菌群失调不适的症状。同时，建议通过改变生活习惯（如多饮水、避免杀精剂的避孕方式、避免穿紧身衣及坐浴等），适当碱化尿液，降低尿路感染复发的风险。

分析：根据《中国女性尿路感染诊疗专家共识》：建议先留取尿液标本行细菌学检查明确可能病原菌，再开始经验性治疗。初次治疗的方案同单纯性尿路感染：可选用半合成青霉素或头孢菌素类抗生素，如氨苄西林或阿莫西林、头孢呋辛、头孢拉定等，连用3~5天。对于常规抗生素治疗无效的反复发作的患者可给予持续性抗生素治疗，如复方磺胺甲噁唑、呋喃妥因、头孢氨苄、喹诺酮类等，每日1次，逐渐减量至每周3次，口服6~12个月至停药，再评估病情。考虑患者有哺乳意愿，可选择呋喃妥因、头孢或青霉素类药物，这些药物在乳汁中分泌的量不大，哺乳期用药相对安全，但长期使用仍需关注乳儿是否有腹泻等菌群失调不适的症状。

此外，建议通过改变生活习惯（如多饮水、避免杀精剂的避孕方式、避免穿紧身衣及坐浴等），适当碱化尿液，降低尿路感染复发风险。

参考文献

［1］ 窦晓光. 感染乙型肝炎病毒的育龄女性临床管理共识［J］. 青春期健康，2019（2）：38-42.

［2］ 周乙华，杨慧霞，胡娅莉，等. 乙型肝炎病毒母婴传播预防临床指南［J］. 临床肝胆病杂志，2020，36（7）：1474-1481.

［3］ 中华医学会感染病学分会. GRADE 中国中心中国乙型肝炎病毒母婴传播防治指南（2019 年版）［J］. 中华传染病杂志，2019，27（7）：388-396.

［4］ 王贵强，王福生，庄辉，等. 慢性乙型肝炎防治指南（2019 年版）［J］. 中国病毒病杂志，2020，10（1）：1-25.

［5］ The World Health Organization. Guidelines for the prevention, care and treatment of persons with chronic hepatitis B infection. [EB/OL] https://www.who.int/publications/i/item/9789241549059

［6］ Castillo E, Murphy K, van Schalkwyk J. No. 342-Hepatitis B and Pregnancy［J］. J ObstetGynaecol Can，2017，39（3）：181-190.

［7］ Gerald G. Briggs, Roger K. Freeman. Drugs in Pregnancy and Lactation［M］. 10th Edition. USA: Wolters Kluwer

Health，2015，1003.

［8］ Carl P. Weiner, CatalinBuhimschi. 妊娠哺乳期用药指南［M］. 孙璐璐，译. 2 版. 北京：人民军医出版社，2014.

［9］ 赫里什托夫·舍费尔，保罗·彼得斯，理查德·K·米勒. 孕期与哺乳期用药指南［M］. 山丹，译. 原书第 2 版. 北京：科学出版社，2009.

［10］ Tsakiridis I, Mamopoulos A, Athanasiadis A, et al. The Management of Nausea and Vomiting of Pregnancy: Synthesis of National Guidelines［J］. Obstet Gynecol Surv，2019，74（3）：161-169.

［11］ 中国医师协会妇产科医师分会，母胎医师专业委员会，中华医学会妇产科学分会产科学组，等. 妊娠期应用辐射性影像学检查的专家建议［J］. 中华围产医学杂志，2020（3）：145-149.

［12］ 中华医学会呼吸病学分会，中华医学会儿科学分会. 流行性感冒抗病毒药物治疗与预防应用中国专家共识［J］. 全科医学临床与教育，2016，14（2）：124-130.

［13］ 中华医学会围产医学分会. 孕产妇流感防治专家共识［J］. 中华围产医学杂志，2019（2）：73-78.

［14］ 中国医师协会皮肤科医师分会带状疱疹专家共识工作组. 带状疱疹中国专家共识［J］. 中华皮肤科杂志，2018，51（6）：403-408.

［15］ E Yefet, N Schwartz, B Chazan,et al.The safety of quinolones and fluoroquinolones in pregnancy：a meta-analysis［J］. BJOG An International Journal of Obstetrics & Gynaecology，2018.

［16］Keith L. Moore, T.V.N. Persaud, Mark G. Torchia. The Developing Human Clinically Oriented Embryology［M］. 10th edition. US: Elsevier，2015.

［17］American College of Obstetricians and Gynecologists Committee on Obstetric Practice. Committee Opinion No. 723：Guidelines for Diagnostic Imaging During Pregnancy and Lactation［J］. Obstet Gynecol，2017，130（4）：e210-e216.

［18］伍俊妍，孙树梅. 氟喹诺酮类抗菌药物在儿童应用中的专家共识［J］. 今日药学，2018，28（1）：1-10.

［19］国家卫生计生委印发抗菌药物临床应用指导原则（2015年版）［OL］. www.gov.cn. 2015-08-27.

［20］Centers for Disease Control and Prevention. Sexually transmitted diseases treatment guidelines, 2015［J］. MMWR Recomm Rep，2015，64（RR-3）：1-137.

［21］中华医学会，中华医学会杂志社，中华医学会全科医学分会，等. 肺结核基层诊疗指南（2018年）［J］. 中华全科医师杂志，2019（8）：709-717.

［22］Chopra S, Siwatch S, Aggarwal N, et al. Pregnancy outcomesin women with tuberculosis：a 10 year experience from an Indian tertiary care hospital［J］. Trop Doct，2017，47（2）：104-109.

［23］杨宝峰，陈建国. 药理学［M］. 第九版. 北京：人民卫生出版社，2018：314.

［24］林洪丽，谢华，简桂花，等. 中国女性尿路感染诊疗专家共识［J］. 中华医学杂志，2017，97（36）：2827-2832.

第四章

精神系统
用药咨询

一、抗焦虑、抗抑郁药物的安全性分析

高达 70% 的女性在怀孕期间会出现抑郁症状，10%~16% 的妇女符合重度抑郁障碍的诊断标准。焦虑症是我国最常见的精神疾病，女性患者是男性患者的 2 倍。未经治疗的妊娠合并焦虑、抑郁可能会增加妊娠期间异常出血、流产、早产、胎儿死亡、先兆子痫、新生儿低体重、后代精神障碍的风险，以及婴儿出生后发育不良、儿童期行为异常和母亲哺乳时间减少及照顾孩子能力降低等风险。同时，疾病本身可能导致妇女营养不良、增多酗酒和吸烟及其他不健康的生活习惯，而这些因素都会对其未出生的孩子造成伤害。因此，妊娠期间焦虑、抑郁的治疗十分必要，如何保证妊娠期妇女疾病得到有效控制，同时兼顾胎儿安全，是医务工作者需关注的重点。

以抗抑郁治疗为例，虽已有许多研究探索了妊娠期妇女使用抗抑郁药的潜在致畸作用，但抗抑郁药在妊娠期使用的安全性和风险目前仍未最后定论。目前认为，除帕罗西汀外，妊娠期使用选择性 5- 羟色胺再摄取抑制剂（SSRI）类药物并未增加新生儿心脏疾病和死亡风险，但可能增加早产和低体重的风险，尤其在妊娠后期，SSRI 类药物可能与产后出血、新生儿肺动脉高压、呼吸窘迫及新生儿行为综合征有关。5- 羟色胺和去甲肾上腺素再摄取抑制剂（SNRI）和米氮平可能与发生自然流产有关。治疗开始前，应告知患者及家属治疗可能带来的获益与风险，以及治疗改变或中断可能面临的问题。治疗应根据疾病的严重程度、复发的风险、孕妇和家属的意愿来进行调整。轻中度患者通常给予健康教育、支持性心理治疗、认知行为治疗等；重度患者需考虑药物治疗。总体来说其治疗原则是：①尽量选择单药治疗；②优先选用 SSRI；③建议使用最低有效剂量。

 咨询案例 1（2020-5-21）

患者 32 岁，2 年前于外院诊断急性焦虑症，曾有两次住院病史。2018 年 4 月至 2019 年 5 月因焦虑症、心动过速每日早晨予以帕罗西汀 20mg，地西泮 5mg，美托洛尔 50mg；中午予以地西泮 5mg；睡前予以阿普唑仑 0.4mg 治疗。2019 年 5 月至 2019 年 10 月更改药物治疗为早晨予以地西泮 5mg；睡前予以美托洛尔 25mg 治疗。2019 年 10 月至 2020 年 3 月自行调整药物剂量为地西泮 0.4mg 每 3~4 天一次、美托洛尔 12.5mg 每 3~4 天一次。2020 年 2 月发现意外妊娠，咨询孩子出生缺陷风险，能否保留孩子？

咨询药物：地西泮、美托洛尔。

回复：患者在妊娠前及妊娠早期低剂量、间断使用地西泮及美托洛尔（每 3~4 天服用一片或半片），结合目前证据分析，与胎儿的不良妊娠结局不存在直接关系，可继续妊娠。但考虑病情需要，建议与心理科医生沟通，评估病情后决定治疗方案，避免因停药导致病情加重或反复。同时，积极补充叶酸，定期产检，谨慎观察胎儿发育情况。

分析：地西泮作为苯二氮䓬类药物，能透过胎盘，在胎儿体内代谢缓慢，并可在胎儿循环中蓄积。妊娠早期服用包括地西泮在内的苯二氮䓬类药物是否增加畸形风险尚存争议。《妊娠和哺乳期用药》中指出：虽然一些研究报道该类药物使用与多种类型先天性缺陷相关，但其他研究并未发现这种关联。如果地西泮会导致出生缺陷，风险似乎很低。妊娠后期用药可影响新生儿中枢神经活动，长期服用可成瘾，使新生儿出现激惹、震颤、呕吐、腹泻等撤药症状，而分娩前及分娩时用药可导致胎儿心律不齐和新生儿肌张力弱、低血压、吸吮不良、体温过低和呼吸抑制等不适，且存在明显剂量相关效应。查阅国外《妊娠和哺乳期间应用精神药物指南》《世界生物精神病学会联合会联合国际女性心理健康协会共同发布指南：妊娠期妇女酒精使用障碍的治疗》：对于地西泮在前三个月使用是否造成畸形目前仍有争议（部分研究表明可能会造成手臂、腿部畸形或者肛门闭锁等，但有其他研究表明服用了地西泮是安全的，不会造成畸形）。最终，两个指南基于临床数据推荐在妊娠前三个月可以使用。结合《妊娠哺乳期用药指南》《孕期与哺乳期用药指南》：低剂量的地西泮可以在妊娠初期使用，但当地西泮剂量超过30~40mg或者长期使用时，可导致药物蓄积，极易造成胎儿毒性反应。《英国皇家妇产科医师学会妊娠期癫痫指南》指出：癫痫持续状态的首选药物为地西泮，但同时指出母亲在使用地西泮的情况下，需警惕新生儿药物撤退综合征的发生。此外，苯二氮䓬类药物可与胆红素竞争白蛋白结合，理论上可能增加新生儿黄疸。尽管如此，这类药物一般应避免应用，但在确有应用指征且患者受益大于可能的风险时（如该类药物可挽救妊娠期妇女的生命，或治疗其他药物无效的严重疾病），可在严密观察下谨慎使用。

β受体拮抗剂（包括美托洛尔）在妊娠期可减少胎盘灌注，增加胎儿发育迟缓、早产、低出生体重、心动过缓、新生儿低血糖的风险以及围产儿死亡率。动物实验表明，大剂量使用美托洛尔可见胚胎着床后丢失率升高和新生胎仔存活率降低。根据 UpToDate 数据库，妊娠早期使用 β 受体拮抗剂的安全性尚存争议，有关致畸风险增加的报道也不一致，但美托洛尔用于妊娠期马方综合征、妊娠期高血压的治疗仍是可接受的。《美国妇产科医师学会妊娠与心脏病指南》指出：美托洛尔没有致畸的风险，但可能增加胎儿发育迟缓的风险。因此，该药物在妊娠早期使用相对安全。在妊娠最后 3 个月以及分娩前后，使用美托洛尔前应充分考虑其可能危害，在明确获益大于风险时，方可谨慎使用。

 咨询案例 2（2020-6-16）

　　患者 32 岁，既往月经规律，周期 28~30 天，经期 5~7 天，末次月经 4 月 20 日，患者因患抑郁症长期服用抗抑郁药氟西汀 10mg qd、氯硝西泮 0.5mg qd 八年，于 6 月 1 日停用氟西汀，继续服用氯硝西泮至今。现查出妊娠，患者继续妊娠意愿较强，咨询药物是否对胎儿有影响？

咨询药物：氟西汀、氯硝西泮。

　　回复：因为多项研究提示，妊娠期间停用抗抑郁药，抑郁复发风险增高。抑郁合并妊娠患者可继续服用当前药物以避免因换药而带来的复发风险，若患者选择早期妊娠时停药以避免药物的致畸风险，应在专科医师指导下缓慢减量停药。患者使用氟西汀、氯硝西泮剂量较低，妊娠期间使用上述药物的总体风险较小，用药不是终止妊娠指征。患者目前已停用氟西汀，应密切随访监护抑郁是否复发。氯硝西泮可酌情继续使用。因舍曲林、（艾司）西酞普兰在妊娠期使用安全性更高，若患者病情需要，也可考虑换用。妊娠期间积极补充叶酸，定期产检，观察胎儿发育情况。

分析：由于大部分抗精神病药物缺乏在妊娠期的安全数据，所以妊娠期使用存在较多争议。①目前，氯硝西泮在妊娠期使用是否增加先天畸形风险尚不明确。一篇报道调查了暴露于抗癫痫药的婴儿的医疗记录，共有 52 名暴露于氯硝西泮，其中 43 名为单药治疗（33 例暴露于妊娠早期），仅发现 1 例（3%）先天畸形婴儿：面部异常（小眼、上睑下垂和外耳道狭窄）、法洛四联症、11 对肋骨和生长迟缓（身高和头围均小于第五百分位）。氯硝西泮在早年研究的 19 例病例中有 3 例出现严重缺陷，其中有 2 例心瓣膜损害。1980~1996 年间发生出生缺陷的病例中有 4 例（唇或腭裂、心瓣膜缺损、尿道下裂和多发性畸形）在整个妊娠期间暴露于氯硝西泮。也有报道显示妊娠期间服用了氯硝西泮婴儿出现微小的损害——阴囊水肿和双脐静脉。一项法国基于人群的队列研究评估了妊娠期接受常用抗癫痫药单药治疗与多种神经发育结局的关系。研究纳入 2011~2014 年间出生的 9034 名儿童，2916 名暴露于拉莫三嗪（对照组），1246 名暴露于氯硝西泮。结果发现与拉莫三嗪暴露相比，产前暴露于氯硝西泮不增加神经发育障碍的风险。有一例病例报道显示该女性整个妊娠期使用氯硝西泮，妊娠 36 周分娩 1 名新生儿（体重 2750g）于出生 6 小时后出现呼吸暂停、发绀、昏睡和张力过低等中毒反应。根据氯硝西泮说明书，其在妊娠前三个月内使用会增加胎儿致畸的危险，在妊娠后期使用则影响新生儿中枢神经活动，包括分娩前及分娩时使用可导致新生儿肌张力较弱，并有用药后新生儿出现肠梗阻的个案报道，所以说明书指出妊娠期妇女应禁用。②瑞典、欧洲部分临床研究显示妊娠早期使用氟西汀胎儿发生畸形的概率不会增加。但有研究显示在妊娠晚期使用氟西汀婴儿发生围产期并发症（低体重、肺高压、易激惹、肌张力增加、拥抱反射亢进等）的概率增加。③有报道早期妊娠服用氟西汀，新生儿出现心血管畸形的风险增高；但也有研究显示妊娠期妇女使用氟西汀后总体先天畸形和心血管畸形风险未增加。目前并无直接证据显示氟西汀与其他重大妊娠并发症有关。但结合《英国精神药理协会关于妊娠和产后应用精神病药物的共识指南》、UpToDate 数据库等资料显示：虽然部分研究提示在妊娠期使用氟西汀可能会小幅增加婴儿先天性心脏异常的风险，但大多数观察性研究发现，妊娠期使用氟西汀不会增加出生缺陷。大量研究显示氟西汀对人类并无明确的致畸作用。因此必要的情况下，氟西汀在妊娠期间可以使用，但需注意，因为已有报道氟西汀对新生儿可产生以下影响：易激惹、震颤、肌张力减退、持续哭泣、吮吸困难或睡眠困难，这些症状可能是5-羟色胺能效应或撤药综合征，这些症状发生和持续的时间可能与氟西汀及其活性代谢产物去甲氟西汀较长的半衰期（分别为4~6 天及 4~16 天）有关。所以，在妊娠晚期或分娩开始时应慎用该药。

根据《孕期与哺乳期用药指南》妊娠合并精神系统疾病患者的胎儿本身易患先天缺陷（尤其是心血管缺陷），疾病未控制亦会严重威胁母儿健康，所以权衡利弊，妊娠合并抑郁症患者并不推荐通过停药来降低风险。《孕期与哺乳期用药指南》《国外妊娠和哺乳期间应用精神药物指南》推荐：基于舍曲林、西酞普兰平均安全曲线更好，所以妊娠期合并焦虑、抑郁症患者可考虑换用舍曲林、西酞普兰。

 咨询案例 3（2020-8-24）

患者，25 岁，2019 年 5 月被确诊为焦虑症，既往无其他疾病史，口服文拉法辛缓释胶囊和枸橼酸坦度螺酮胶囊至今，病情有所好转，目前服用文拉法辛（150mg/d），枸橼酸坦度螺酮（10mg tid）。患者末次月经 2020 年 7 月 21 日，8 月 20 日发现妊娠。患者未停用抗焦虑药，咨询药物对胎儿是否有影响，是否可以继续妊娠？

咨询药物：文拉法辛、坦度螺酮。

回复：根据现有证据，妊娠早期使用文拉法辛、坦度螺酮可能增加自然流产风险；某些特定疾病出生缺陷的风险是否增加尚存争议，但二者的使用均不是终止妊娠的理由。妊娠合并焦虑症患者贸然停药会增加疾病复发风险，故权衡利弊，不推荐通过停用抗焦虑药或者分娩前降低剂量来减少胎儿的不良结局，建议经专科医师评估后，酌情调整为舍曲林、西酞普兰继续治疗，并积极补充叶酸，定期产检，观察胎儿发育情况。

分析：现有研究表明，妊娠合并焦虑或抑郁的患者若盲目停药致疾病复发可能导致早产、流产等不良妊娠结局，产后头 4 周是精神障碍复发的最高风险期，不建议患者自行贸然停药。

①目前尚无人类妊娠期使用文拉法辛的设计良好的对照研究。虽然美国出生缺陷预防研究（NBDPS）及魁北克妊娠队列研究提示妊娠期使用该药，某些特定疾病出生缺陷，如主动脉缩窄、腭裂、腹裂、尿道下裂、呼吸系统疾病的风险增加，但亦有研究认为妊娠期使用该药不增加致畸风险。根据《孕期与哺乳期用药指南》及《英国精神药理协会关于妊娠和产后应用精神病药物的共识指南》：文拉法辛前三个月使用造成胎儿

结构异常的风险较小，但孕晚期有可能会造成胎儿新生儿戒断症状、新生儿持续性肺动脉高压的风险。考虑文拉法辛及其活性代谢产物（去甲文拉法辛）可以透过人体胎盘和进入羊水，有报道称，药物会引起暂时性和轻度的新生儿并发症。新生儿可能会出现不安、肌张力亢进、神经过敏、易怒和喂养困难。早产儿相对更容易受到文拉法辛的影响。②坦度螺酮：在体内代谢快，不容易蓄积，目前在动物实验中显示无致畸性，但与动物胎儿体重降低相关。有关人类妊娠期使用证据较少，尚无明确证据提示其与胎儿畸形风险相关。结合《国外妊娠和哺乳期间应用精神药物指南》：基于有限的临床证据，文拉法辛、坦度螺酮不作为妊娠合并焦虑/抑郁症的一线选择，推荐妊娠期可考虑使用舍曲林、西酞普兰。

 咨询案例 4（2020-11-8）

　　患者 29 岁，目前妊娠 20^{+6} 周，最近一周焦虑症状持续加重，诉心慌、头晕、反胃、呕吐、失眠，自述妊娠前长期服用舍曲林每周 150mg 至妊娠前 4 个月停药。咨询下一步如何处理？

咨询药物：舍曲林。

　　回复：建议患者可酌情继续使用舍曲林（最小有效剂量）积极治疗，并定期专科随访评估精神疾病控制情况。继续规律产检、观察胎儿发育情况。注意早睡早起、保证营养、适当锻炼。在服药治疗临近分娩时，提前告知医生自身病情及用药情况，注意评估产后出血，并在产后对新生儿进行戒断症状或适应性问题的观察（如颤抖、肌张力增高、进食与睡眠紊乱、呼吸困难等）。

分析：对于已患有焦虑症、抑郁症的患者而言，控制疾病复发或加重带来的获益远大于部分精神药物的暴露风险。普遍认为产后抑郁（尤其是复发）的风险高于新生儿并发症风险。精神疾病患者应避免在发现妊娠时突然停止服药，因为这种情况下胎儿已经暴露于治疗药物，而突然停药可能会对母亲的健康构成危害，并且可能会增加患者产后精神疾病的风险。舍曲林是一种选择性的 5- 羟色胺再摄取抑制剂，其通过抑制中枢神经元 5- 羟色胺再摄取而发挥抗抑郁、抗焦虑作用。目前临床大多数研究认为，妊娠期抑郁症可增加早产和低出生体重儿风险，而妊娠早期使用舍曲林与重大先天异常（心血管畸形）无关。舍曲林在妊娠中期和晚期可以透过胎盘，分娩时羊水和脐血可检测到该药物，尚未证实足月时减量或停用抗抑郁药可降低新生儿并发症风险，但可增加母亲围产期抑郁复发。依据 **UpToDate** 循证医学数据库，一项纳入了外国保险索赔数据库的心境障碍或焦虑障碍妊娠期妇女的研究，发现分娩时使用舍曲林（病例数 > 4000 例）与产后出血有关（RR 1.3，95%CI 1.1~1.5）。基于目前已有临床研究结果，美国 FDA 以及《英国精神药理协会共识指南：妊娠和产后要应用精神药物》《孕期与哺乳期用药指南》《国外妊娠和哺乳期间应用精神药物指南》：妊娠期使用舍曲林、西酞普兰较其他抗焦虑药物致畸风险小。

 咨询案例 5（2020-10-17）

患者 31 岁，末次月经 9 月 15 日，既往月经周期规律，约 30 天行经一次。因抑郁症既往服用抗抑郁药物四年，去年开始单用文拉法辛（博乐欣）治疗并逐渐减量至 25mg qd，原计

划下月停药，但现在发现已妊娠，担心药物会影响孩子的智力或造成孩子畸形等问题，咨询是否可继续妊娠？

咨询药物：文拉法辛。

　　回复：一般认为文拉法辛导致先天性异常的风险较低，多数观察性研究提示文拉法辛宫内暴露与先天畸形风险增加无关，因此用药不是终止妊娠的指征。同时从疾病治疗角度出发，应评估妊娠期间疾病复发或加重风险，权衡药物治疗利弊。若药物治疗的母体获益大于胎儿宫内暴露的风险，患者可继续使用当前药物治疗，亦可考虑在专科医生指导下换用安全性更高的舍曲林、西酞普兰或艾司西酞普兰继续抗抑郁治疗。同时在妊娠期间注意早睡早起、保证营养、适当锻炼，积极补充叶酸，配合规律产检，随访胎儿发育情况。围产期仍需按要求用药治疗，以减少产后病情复发风险。

　　分析：妊娠合并焦虑症、抑郁症的患者，若病情未控制，或因停药导致疾病反复，不仅会影响胎儿正常发育，还可导致早产、自然流产及产后相关并发症。母亲患中至重度抑郁症时，对于母亲和胎儿来说，不治疗所造成的不良妊娠结局危害往往超过了抗抑郁药治疗的可能风险。所以对于长期用药维持治疗的抑郁症患者，发现妊娠后立即停药并非最恰当的处理方式。

　　关于文拉法辛在妊娠期使用的安全性，查询 UpToDate 循证医学数据库：一篇纳入 4 项观察性研究的荟萃分析提示，早期妊娠暴露于文拉法辛的婴儿中（$n=668$），重大先天畸形的发生率为 2.4%，与背景人群的畸形发生率相近。多数观察性研究发现，文拉法辛宫内暴露与先天畸形的风险增加无关。产前暴露于文拉法辛是否与自然流产有关尚不明确，目前不同研究的结果不一致。但部分研究显示文拉法辛与子痫前期、产后出血、妊娠期高血压疾病相关。根据《孕期与哺乳期用药指南》及《英国精神药理协会共识指南：妊娠和产后要应用精神药物》：文拉法辛在妊娠前三个月使用造成胎儿结构异常的风险较小，但孕晚期使用可能会造成新生儿戒断症状、新生儿Q-T间期延长、社交行为异常等风险。有报道称，文拉法辛及其活性代谢产物（去甲文拉法辛）可以透过人体胎盘和进入羊水，可能会引起暂时性和轻度的新生儿并发症（可能会出现不安、肌张力亢进、神经过敏、易怒、和喂养困难），早产儿相对更容易受到文拉法辛的影响。

 ### 咨询案例6（2020-10-26）

患者27岁，末次月经2020年9月21日，既往月经周期规律，约28天行经一次，因为抑郁症服用帕罗西汀1年，3月前减量至每天10mg，现自测尿HCG阳性，尚未做任何检查，咨询孩子能要吗？

咨询药物：帕罗西汀。

回复：妊娠期使用帕罗西汀可能小幅增加新生儿先天性心血管畸形的绝对风险，但不同的研究结果不一，这一结论尚存争议。患者目前停经35天处于妊娠早期，可随访血HCG翻倍情况及早孕B超，评估胚胎发育情况。若在产科检查，谨慎评估（如胎儿心脏发育）等情况下选择继续妊娠，建议可在专科医生指导下换用最低有效剂量的舍曲林或西酞普兰控制病情。补充叶酸，定期产检。

分析： 绝大部分抗抑郁药能透过胎盘及胎儿的血–脑屏障。因而，产前暴露可造成以下潜在风险：致畸、妊娠期并发症（如自然流产和产后出血等）、早产、低出生体重儿，以及出生后影响（如新生儿适应不良综合征和行为发育受损）。帕罗西汀为选择性5–羟色胺再摄取抑制剂（SSRI），基于美国FDA以及《英国精神药理协会共识指南：妊娠和产后应用精神药物》：妇女在妊娠前三个月服用帕罗西汀有导致新生儿先天性畸形（尤其是心脏畸形）的风险，但绝对风险较低。心脏缺陷主要为房间隔或室间隔缺损。在通常情况下，间隔缺损是最常见的一类先天性畸形，轻度的不需要治疗即可自愈，严重的需要进行手术。美国妇产科医师协会指南建议，如果胎儿在妊娠早期暴露于帕罗西汀，可以通过超声心动图检查胎儿的心脏发育情况。妊娠期长期使用帕罗西汀与新生儿适应不良综合征（包括中枢神经系统、心脏、呼吸系统疾病和胃肠道症状）相关，在妊娠期暴露于SSRI的婴儿中，据报道新生儿适应不良综合征的发生率为5%~85%，早产儿更易患该病，并可能出现更严重并发症。所以患者在产前使用SSRI可能增加新生儿因病入住新生儿重症监护病房的风险，但该结论目前还存在一定争议。

研究表明在妊娠期间停用抗抑郁药的女性比继续服药的女性更有可能出现抑郁复发或加重，进而显著增加不良妊娠结局。因此对母儿而言，不治疗带来的危害往往超过抗抑郁药治疗的风险。基于国外《妊娠和哺乳期间应用精神药物指南》和《英国精神药理协会共识指南：妊娠和产后应用精神药物》：由于帕罗西汀的不良反应及戒断症状风险较其他SSRI更显著，因此经过医生充分评估，在母亲病情允许的情况下，从用药安全角度出发建议患者更换抗抑郁药为舍曲林或西酞普兰。并且，精神障碍复发的最高风险期是在产后头 4 周，不推荐患者在分娩前降低药物剂量或停用抗抑郁药来减少新生儿适应不良的风险。

 咨询案例 7（2020-11-23）

患者 31 岁，现妊娠 22 周，焦虑症复发，惊恐发作，于某医院心身医学科住院治疗。为控制症状，使用的药物剂量较大。现每天使用舍曲林 150mg，阿普唑仑 0.8mg，喹硫平（思瑞康）50mg，咨询：这种情况下，还适合继续妊娠吗？

咨询药物：舍曲林、喹硫平、阿普唑仑。

回复：目前循证医学未发现舍曲林、喹硫平会增加后代先天畸形风险，但阿普唑仑存在一定争议。结合患者情况（焦虑症复发、惊恐发作需住院治疗），SSRI 联合苯二氮䓬类药物（常用阿普唑仑、氯硝西泮、劳拉西泮等）是合理的初始治疗方案，但阿普唑仑不建议长期使用。权衡药物治疗的获益与风险，在苯二氮䓬类药物减量停药过程中观察焦虑症状控制情况，配合心理治疗，尽量将治疗药物控制在最低有效剂量。若急性期治疗后要继续维持治疗（尤其是阿普唑仑），分娩后需观察新生儿是否出现戒断症状或适应性问题。

分析：①舍曲林：现有大部分临床研究评估母亲在妊娠前三个月使用舍曲林后的致畸效应，发现并没有增加出生缺陷的风险。部分综述/系统评价发现，在大多数研究中，妊娠早期使用舍曲林与先天异常无关，特别是与心血管畸形无关。舍曲林在妊娠中期和晚期可以透过胎盘，分娩时可于羊水和脐血检测到该药物。一项研究纳入了国外保险索赔数据库的心境障碍或焦虑障碍妊娠期妇女，发现分娩时使用舍曲林（$n > 4000$）与产后出血有关。依据 UpToDate 循证医学数据库，除产后出血外，舍曲林与其他重大妊娠并发症无关。妊娠后期服用舍曲林可能导致新生儿出现戒断综合征（神经过敏、颤抖、肌张力增高、进食与睡眠紊乱、易怒、兴奋、呼吸困难和哭吵等）和早产。②喹硫平：一种用于治疗精神分裂症和双相情感障碍的非典型抗精神病药物，也可与抗抑郁药联合使用用于治疗难治性抑郁症。本药能透过胎盘，一项前瞻性观察研究显示，喹硫平在非典型抗精神病药物中，胎盘通过性最低为 24.1%（95%CI：18.7%~29.5%），其他药物的胎盘通过性分别为奥氮平 72.1%（95%CI：46.8%~97.5%）、氟哌啶醇 65.5%（95%CI：40.3%~90.7%）、利培酮 49.2%（95%CI：13.6%~84.8%）。基于现有临床研究和系统评价结果，妊娠期妇女使用喹硫平不增加后代先天畸形风险。但可能增加妊娠糖尿病、胎儿早产和低出生体重等风险。《孕期与哺乳期用药指南》（第二版）中指出：对于需要治疗的急性或慢性精神疾病，可以在妊娠期使用非典型精神病类药物，其中喹硫平可作为首选药物之一。③阿普唑仑：苯二氮䓬类药物。阿普唑仑及其代谢物能穿过胎盘，体内代谢缓慢。虽然药品说明书中有妊娠期用药的警告标语，阿普唑仑在治疗剂量下可能会增加先天畸形的风险，但现有研究尚存争议。妊娠期暴露于苯二氮䓬类药物可能增加先兆子痫、新生儿戒断症状、早产和低出生体重的风险，新生儿戒断症状可能在出生后几天到几周内出现，一些苯二氮䓬类药物已报道出现婴儿松弛综合征（也包括戒断症状）。

　　苯二氮䓬类药物起效快，治疗初期可以短期联合使用，以快速控制焦虑症状。考虑到苯二氮䓬类药物暴露是否会导致后代畸形尚存争议，且可导致新生儿出现戒断症状，长期使用易产生药物依赖，建议使用苯二氮䓬类不要超过 4 周。建议患者在药物治疗开始时可联合标准剂量的苯二氮䓬类药物，一旦抗抑郁药开始起效（焦虑症状有缓解或能较好地控制后），逐渐减量停用苯二氮䓬类药物，特别是临产前，以降低对胎儿或新生儿的不良影响。

 咨询案例 8（2021-1-21）

患者抑郁症焦虑症病史 6 年，近几年计划妊娠所以尝试药物减量，长期口服富马酸喹硫平缓释片（思瑞康）每天约 10mg，期间药物不能完全停用，否则出现反复失眠，但总体情绪控制佳，继续服用小剂量喹硫平睡眠质量可。咨询继续目前用药方案是否可考虑妊娠？

咨询药物： 喹硫平。

回复： 基于已有的循证证据，目前患者选择的药物品种及药物用量不增加后代先天畸形风险，不影响妊娠计划。建议患者放松心情、补充叶酸，暂时继续目前治疗，妇产专科随访，必要时于精神专科就诊、评估病情。

分析： 对于妊娠期合并精神疾病的妇女，若在妊娠前或妊娠后不久自行停止服用精神药物，可能会增加精神疾病加重或复发的风险。妊娠合并焦虑症、抑郁症的患者，若病情未控制或者因停药导致病情反复，不仅影响胎儿正常发育，还可导致早产、自然流产及产后相关并发症。喹硫平虽可以透过胎盘，但在现有的抗精神病药物中，喹硫平是目前安全数据最充分的抗精神病药之一。基于现有临床研究和系统评价结果，妊娠期妇女使用喹硫平不增加后代重大先天畸形风险。但可能增加妊娠糖尿病、早产、低出生体重等风险。患者服用极低剂量喹硫平，可正常备孕。但需请精神专科评估妊娠后疾病发作风险，考虑是否提前调整治疗药物。

 咨询案例9（2021-3-29）

　　患者27岁，末次月经为2月24日，既往月经规律约30天行经一次，3月18日至23日服用了曲唑酮、安神补脑片、参芪五味子，后因停经于医院查血HCG阳性发现怀孕，现咨询药物是否对胎儿有影响？

　　咨询药物：曲唑酮、安神补脑片、参芪五味子。

　　📧 **回复**：首先，根据您的末次月经和既往月经周期，推测服药时间处于胚胎发育的"全或无"时期。在这一时期使用药物一般不会导致畸形。要么药物通过影响胚胎分裂和着床过程而导致胚胎死亡（流产），要么胚胎未受到药物影响继续正常发育。其次，就您使用的具体药物来看，现有证据不能表明这些药物与畸形风险增加有确切关系，但仍不排除可能有流产风险。若选择继续妊娠，建议继续监测B超和HCG值以评估胚胎发育情况，规律补充叶酸，定期产检，若有明显腹痛、阴道流血等不适不建议刻意保胎。

　　分析：①曲唑酮：查询UpToDate数据库，该药的致畸及重大妊娠并发症风险似乎较低。现有资料未显示妊娠期暴露于该药有增加先天畸形的风险。一项前瞻性多中心观察性研究中，将在妊娠期使用曲唑酮或奈法唑酮（$n=147$）的女性与使用其他抗抑郁药（$n=147$）、非致畸药物（$n=147$）的女性进行比较。所有女性在妊娠早期暴露于以上药物，有35%在整个妊娠期间使用。研究组之间在重大畸形、出生时体重、胎龄、死胎、自然流产发生率无显著差异。一项研究分析发现妊娠中期和晚期使用曲唑酮（$n > 300$）与子痫前期无关；分娩时使用该药（$n > 100$）与产后出血无关。依据《妊娠哺乳期用药指南》：动物研究和有限的人类数据表明使用本药后胚胎出现重大畸形的风险很低。但缺乏其他胚胎 – 胎儿发育毒性方面的研究。2005 年的一篇纳入 7 项前瞻性队列研究涉及 1774 例患者的荟萃分析量化了七种较新的抗抑郁药与主要出生缺陷之间的关系，包括安非他酮、氟西汀、氟伏沙明、奈法唑酮、帕罗西汀、舍曲林和曲唑酮，个体研究或综合研究结果提示在一般人群中曲唑酮引起的主要出生缺陷风险并未显著增加。②安神补脑片和参芪五味子：均为中成药，其中安神补脑片的主要成分包括鹿茸、制何首乌、淫羊藿、干姜、甘草、大枣、维生素 B_1。参芪五味子的主要成分有南五味子、党参、黄芪、炒酸枣仁。目前尚无证据证明这些成分与明确的出生缺陷相关。

二、镇静催眠药物的安全性分析

苯二氮䓬类药物主要通过非选择性与 γ- 氨基丁酸 – 苯二氮䓬类受体结合而发挥作用，具有抗焦虑、镇静催眠、抗惊厥和放松肌肉的作用，该类药物能穿过胎盘，在胎儿体内的代谢很慢，可能会产生蓄积。关于妊娠早期服用苯二氮䓬类药物是否增加致畸风险还存在争议，原则上不主张在妊娠期使用苯二氮䓬类药物，若必须使用苯二氮䓬类药物应尽可能使用最低有效剂量并缩短疗程。《苯二氮䓬类药物临床使用专家共识》：妊娠期妇女使用苯二氮䓬类的安全性存在争议，使用时需要仔细权衡利弊。若妊娠期间需长期治疗，具有镇静作用的抗抑郁药更适合。若妊娠期妇女服用苯二氮䓬类药物至分娩，至少应该对新生儿进行 2 天戒断症状或适应性问题的观察。

新型非苯二氮䓬类镇静催眠药，如唑吡坦、佐匹克隆、右旋佐匹克隆、扎来普隆，主要通过选择性与 γ- 氨基丁酸 - 苯二氮䓬类受体复合物特异性结合发挥改善睡眠作用。因妊娠哺乳期使用证据有限，不推荐长期使用。现有有限证据未发现妊娠期使用上述药物后先天畸形风险增加，但可能增加早产、低出生体重、小于胎龄儿和剖宫产风险。

总体而言，妊娠合并睡眠障碍应首先考虑非药物治疗，必须使用催眠药物时，应尽量缩短治疗疗程，以控制症状为主；尽量采用单药治疗，避免联合用药；尽量采用小剂量给药；尽量选择安全性高的药物。原则上非苯二氮䓬类药较苯二氮䓬类药物安全。

 咨询案例 1（2020-8-26）

患者 33 岁，妊娠 13^{+2} 周，因月经不调于妊娠 27~35 天口服中药调理月经，妊娠 34 天时因焦虑口服艾司唑仑（舒乐安定）1mg 一次。患者诉妊娠早期孕酮一直偏低（具体不详），口服地屈孕酮（20mg/d）2~3 天自行停药，妊娠至今无阴道异常流血流液，咨询既往用药对胎儿是否有影响？

咨询药物：艾司唑仑、地屈孕酮。

回复：艾司唑仑属于苯二氮䓬类镇静催眠药，这类药物在早孕期服用是否有致畸性尚存争议。但考虑到您仅用药一次，用药疗程短、剂量小，不构成较大妊娠风险。地屈孕酮为妊娠期常用黄体支持药物，现有证据认为其不增加不良妊娠风险。一般调理月经的中药较少含有致畸成分，多具有活血化瘀等功效，会增加腹痛、阴道流血等风险而导致流产可能，患者既往使用中药具体成分不详，所以不便做进一步用药评价。告知患者可能风险，若选择继续妊娠，规律补充叶酸，定期产检随诊。

分析：①艾司唑仑作为苯二氮䓬类药物，可以透过胎盘屏障。在剂量水平高达人类推荐剂量的 30 倍时，大鼠雄性和雌性的生育研究显示阴性。该药的人类数据较少，对妊娠期使用过这类药物的妊娠期妇女研究发现，其与心脏畸形、唇腭裂及其他多发性畸形有一定的关系。结合《苯二氮䓬类药物临床使用专家共识》：原则上不主张在妊娠期使用苯二氮䓬类药物，若必须使用苯二氮䓬类药物尽可能缩短疗程，妊娠前 3 个月服用可能会增加致畸风险。查阅 UpToDate 循证医学数据库、《孕期与哺乳期用药指南》等资料：艾司唑仑可能会有致畸的风险，在妊娠早期有增加胎儿头面部、心脏畸形、肠道闭锁等风险，妊娠晚期使用可影响新生儿中枢神经活动，分娩前使用可导致新生儿肌张力减弱。妊娠期长期用药可使新生儿出现撤药症状。但短期意外暴露于苯二氮䓬类药物不应作为终止妊娠的理由。②地屈孕酮是妊娠期常用于黄体支持的孕激素类药物之一，其独特的"逆转"结构，使其对孕激素受体具有高度选择性，与其他受体结合少，临床不良反应小。中国医师协会生殖医学专业委员会《孕激素维持妊娠与黄体支持临床实践指南》指出：孕期使用孕激素进行黄体支持治疗是安全的，不增加妊娠期高血压疾病、产后出血、早产、新生儿先天性畸形、低出生体质量的发生率。故不必担心此药会对胎儿造成不良影响。

咨询案例 2（2020-7-13）

　　患者 26 岁，末次月经 5 月 25 日，周期规律约 30 天，6 月 22 日、6 月 25 日各使用了一次苯巴比妥东莨菪碱，6 月 24 日使用沉香化气片，现自测尿 HCG 发现妊娠，7 月 9 日 B 超结果显示：可见卵黄囊，胚芽长 4mm，可见原始心管搏动，卵巢区可探及囊泡状暗区。咨询既往用药对胎儿的影响，能否继续妊娠？

　咨询药物：苯巴比妥东莨菪碱、沉香化气片。

　　回复：患者末次月经 5 月 25 日，月经周期规律，根据"全或无"规律〔即要么药物通过影响胚胎分裂和着床过程而导致胚胎死亡（流产），要么胚胎未受到药物影响继续正常发育〕，6 月 24 日前为相对安全期，其在 6 月 22 日、6 月 25 日各使用了一次苯巴比妥东莨菪碱，6 月 24 日使用沉香化气片，考虑用药中的苯巴比妥、莪术成分可能存在一定风险，但使用剂量均不大，不是终止妊娠指征。从患者 B 超结果看胚胎发育符合孕周，未见明显异常。建议患者可继续妊娠，规律补充叶酸，于产科定期随访，谨慎观察胎儿颈项透明层的厚度（NT）、胎儿系统彩超（观察胎儿面部、心脏）等发育情况。同时，若出现明显阴道流血、腹痛等表现，不建议积极保胎。

　　分析：①苯巴比妥东莨菪碱中含有苯巴比妥和东莨菪碱两种成分，苯巴比妥可以透过胎盘，分布在胎儿组织，在胎儿的肝、脑组织最高，目前部分临床研究认为其与胎儿心脏、口面部和泌尿生殖结构发生畸形有关。《妊娠期女性抗癫痫药物应用中国专家共识》提及：妊娠早期服用苯巴比妥对胎儿影响最大。苯巴比妥可在胎儿体内蓄积，可能会增加胎儿发生各类先天畸形的风险，但若是短期或小剂量意外暴露苯巴比妥并不意味着需要终止妊娠。苯巴比妥在妊娠晚期服用可能引起新生儿呼吸抑制。东莨菪碱也可透过胎盘，根据《妊娠和哺乳用药指南》：东莨菪碱在用药剂量高于临床常用量时未见明显致畸或导致发育迟缓。②沉香化气片中含有莪术，具有行气破瘀的功效，容易造成流产，属于妊娠期间禁用中药。

 咨询案例 3（2020-12-1）

患者 27 岁，末次月经 10 月 26 至 31 日，既往月经周期 28~30 天，11 月 17 日单位体检行胸部 X 射线检查，11 月 20 日因感冒口服四季感冒药，罗红霉素一次，因入睡困难口服一片艾司唑仑，11 月 23 号再次口服一片艾司唑仑，11 月 30 号因月经推迟几天，用早孕试纸测试已妊娠，咨询药物对胎儿影响？

咨询药物：艾司唑仑、四季感冒药、罗红霉素。

回复：目前艾司唑仑是否增加胎儿畸形的风险尚有争议，根据患者月经情况推算，患者 10 月 20 日、10 月 23 日服用的艾司唑仑均在相对安全期内。考虑患者短期、小剂量使用，评估艾司唑仑对患者造成严重不良妊娠结局的风险相对较小。同时，胸部 X 射线检查和罗红霉素不显著增加畸形风险。告知患者可选择继续妊娠，规律产检，观察胎儿发育情况（心脏、面部等），补充叶酸。

分析：①艾司唑仑为苯二氮䓬类药物，给予雄性和雌性大鼠艾司唑仑（剂量最高达人类推荐剂量的 30 倍），未见影响生育力。目前尚无人类妊娠期使用艾司唑仑后致畸的报道，但推测其对胎儿的影响应和其他苯二氮䓬类药物类似。《苯二氮䓬类药物临床使用专家共识》指出：原则上不主张在妊娠期使用苯二氮䓬类药物，若必须使用苯二氮䓬类药物尽可能短疗程，妊娠前 3 个月服用可能会增加致畸风险。UpToDate 数据库提示患者如果在妊娠早期使用镇静催眠药，可能增加胎儿发生心脏畸形、面裂及其他多发性畸形的风险。但苯二氮䓬类药物是否具有致畸性目前尚存争议。综上，考虑到患者仅服用两片艾司唑仑，推测该药小剂量意外暴露造成严重不良妊娠结局的风险相对较小。②四季感冒片为清热解毒感冒药，主要成分为桔梗、紫苏叶、陈皮、荆芥、大青叶、连翘、炙甘草、香附（炒）、防风，不含有毒性和重金属成分等高致畸风险药物。③罗红霉素片为大环内酯类抗菌药物，可透过胎盘，动物实验表明无致畸或胎儿毒性作用，现有的人类研究中未观察到妊娠早期使用罗红霉素增加后代严重先天畸形风险。

　　从安全性角度来说，X 射线检查与 CT 的原理基本相同，均存在电离辐射，对胎儿存在致死及致畸性，但其对胎儿影响的大小主要与检查时的妊娠时期及辐射剂量相关。如果非常高的暴露（大于 1Gy）发生在胚胎发育的早期，其对胚胎是致命的。但是实际上，在诊断性成像中并不会使用如此高的剂量。结合《妊娠期应用辐射性影像学检查的专家建议》：目前认为妊娠期意外暴露辐射在 50~100mGy 以下认为是相对安全的。而对于妊娠早期，若因特殊原因反复暴露于放射检查时，可结合孕周及总暴露辐射量来推算胎儿畸形风险。此资料指出妊娠早期造成 2~8 周胎儿不良妊娠结局的辐射剂量一般是 200mGy，主要造成胎儿生长迟缓、骨、眼、生殖器的发育异常。而结合患者胸部 X 射线暴露量仅为 0.01mGy，远低于致畸量。

三、抗精神分裂症药物的安全性分析

精神分裂症是一种常见的病因未完全阐明的精神疾病，多起病于青壮年，常有知觉、思维、情感和行为等方面障碍。

抗精神病药可透过胎盘或乳汁使胎儿或新生儿出现不良反应，如过度镇静、锥体外系反应、中毒，严重时可能导致畸形或对神经行为产生远期影响。抗精神病药还可升高妊娠及新生儿预后的相关风险，包括早产、新生儿低体重或高体重、妊娠期糖尿病、新生儿戒断反应、异常肌肉运动等。但精神疾病若未进行有效控制，而导致妊娠期病情反复，不仅有潜在胎盘和胎儿发育不良风险，也会给患者自身带来危害，甚至导致患者自杀。所以，妊娠期患者科学合理使用抗精神病药十分重要。

此外，妊娠期间应给予患者心理支持，并常规随访评定所有生理健康和心理健康指标。如果患者继续抗精神病药物治疗，应予最低有效剂量和分次服药。妊娠前及妊娠期间应服用维生素和叶酸，以减少神经管缺陷风险。在妊娠期间，精神科医生应该与产科医生密切合作，确保患者规律有效治疗，并完成应有的监测。

 咨询案例 1（2020-7-25）

患者 20 岁起服用抗精神分裂症药物，目前病情稳定。近期发现意外妊娠，咨询：①服用的阿立哌唑口崩片和盐酸齐拉西酮片对胎儿有没有影响？②目前是否需要继续用药？③如果可以继续用药，哪一种药不良反应小一点？④患者丈夫因痛风间断予以非布司他、秋水仙碱治疗，询问是否妊娠风险增加？

咨询药物：阿立哌唑、齐拉西酮、非布司他、秋水仙碱。

回复：考虑目前病情稳定，突然停药，或更换药物可能带来的风险更高（流产、早产等风险），并导致母体病情反复或加重，且基于已有的循证证据，妊娠期使用阿立哌唑、齐拉西酮（第二代抗精神病药物）不会增加后代的主要畸形风险，建议尝试以最低有效剂量控制疾病。妊娠期间若病情控制不佳，可以在精神科医生指导下，酌情加用喹硫平、氯氮平。父方用药秋水仙碱对分裂细胞具有毒性，虽然有报道显示男性服用秋水仙碱后精液质量受到影响，影响精子运动和生成能力而诱发不育，但现已成功受孕，所以总体分析，男性使用秋水仙碱、非布司他对患者胎儿不构成影响，可继续妊娠。同时，建议注意规律补充叶酸，观察体重、血糖等变化，并定期行胎儿颈项透明层的厚度（NT）、排畸等检查，谨慎观察胎儿心脏、头面部发育情况。此外，分娩后重点观察新生儿是否有易激惹、呕吐、口唇青紫等药物戒断症状情况。

分析：2015 年世界生物精神病学会联合会相关指南指出：对于妊娠合并精神分裂症患者推荐的药物选择与风险仍缺乏良好的多中心临床试验等足够的证据支持。根据《中国精神分裂症防治指南》：齐拉西酮和阿立哌唑均为第二代抗精神病药物，美国 FDA 原妊娠安全分级均为 C 级。美国 FDA 原妊娠安全分级为 B 级的药物包括：氯氮平、丁螺环酮等。《妊娠和哺乳期间应用精神药物指南》指出目前证据较多，相对安全，致畸风险相对较小的第二代抗精神病药物是奥氮平、喹硫平、氯氮平。①阿立哌唑可透过胎盘，有研究显示妊娠期间暴露于阿立哌唑会增加胎儿心脏间隔缺损的风险。但也有研究显示排除干扰因素后，妊娠期间单独服用阿立哌唑、齐拉西酮或奥氮平，胎儿发生心脏间隔缺损和严重先天畸形的风险没有增加。另有研究报道妊娠期暴露于阿立哌唑不会增加畸形风险，但是自然流产、出生体重低和宫内生长受限发生率增加。②齐拉西酮是否能透过胎盘尚不明确，已有的观察性研究、出生登记数据及病例报道未表明妊娠期妇女使用抗精神病药与严重出生缺陷明确相关，但也有新生儿出现腭裂的个案报道。妊娠晚期暴露于抗精神病药物的新生儿可能出现锥体外系反应或戒断症状，包括躁动不安、肌张力亢进、肌无力、嗜睡、呼吸窘迫和喂食障碍。《2020年BAP共识指南：妊娠和产后应用精神病药物》：由于缺少阿立哌唑、齐拉西酮在妊娠期妇女患者中的使用经验与可靠的研究数据，以目前的研究来看妊娠期使用阿立哌唑、齐拉西酮（第二代抗精神病药物）不会增加后代的主要畸形风险。

妊娠期父方与胎儿未产生血液联系，其血液中药物或化学物质到达不了发育的胎儿体内。虽不排除部分药物可能少量进入到精液中，但因其剂量不足以影响后代胎儿发育，故大多数父方药物的暴露被认为不会增加胎儿出生缺陷风险。其中，秋水仙碱对分裂细胞具有毒性，虽然有报道显示男性服用秋水仙碱后精液质量受到影响，影响精子运动和生成能力而诱发不育，但患者已成功受孕，所以总体分析，男性使用秋水仙碱、非布司他对患者胎儿不构成影响，可继续妊娠。

咨询案例 2（2020-9-16）

患者32岁，末次月经为2020年6月7日；既往史：偏执型精神分裂症。咨询精神科医生意见：患者病史较长，既往常间歇性于精神科住院治疗，现病情稳定，系后天情感原因发病，若停药很容易复发。长期予以氯氮平 75mg，每日 1 次，阿立哌唑 10mg，每晚 1 次，苯海索 2mg，每晚 1 次进行治疗，具体开始使用上述药品时间不详。夫妻均未接触过有害物质。2017、2018 年住院病历记载曾使用过喹硫平和利培酮。患者现发现已怀孕，目前精神科医生建议可以暂停苯海索。询问下一步的药物治疗方案？

咨询药物：阿立哌唑、苯海索、氯氮平。

回复：考虑患者保留胎儿意愿较强，权衡抗精神病药物治疗的必要性、停药风险、用药对胎儿可能的风险后，不建议完全停用抗精神病药物，建议遵循精神科医生意见停用苯海索，继续以最低有效剂量使用氯氮平、阿立哌唑。同时，注意规律补充叶酸，观察患者体重、血糖等变化，并定期行胎儿颈项透明层的厚度（NT）、胎儿系统彩超、胎儿心脏彩超等检查，谨慎观察胎儿心脏、头面部发育情况。此外，分娩后重点观察新生儿是否有易激惹、呕吐、口唇青紫等药物戒断症状情况。

分析：在妊娠过程中精神分裂症若控制不佳可能出现因自我管理差而导致的一系列风险，也会由于疾病而导致胎儿生长受限、流产、早产等。

阿立哌唑可透过胎盘，有研究显示妊娠期间暴露于阿立哌唑会增加胎儿心脏间隔缺损的风险。但也有研究显示排除干扰因素后，妊娠期间单独服用阿立哌唑、齐拉西酮或奥氮平，胎儿发生心脏间隔缺损和严重先天畸形的风险没有增加。同时另有研究显示妊娠期暴露于阿立哌唑不会增加畸形风险，但是自然流产、出生体重低和宫内生长受限发生率增加。妊娠晚期暴露于抗精神病药物的新生儿可能出现锥体外系反应或戒断症状，包括躁动不安、肌张力亢进、肌无力、嗜睡、呼吸窘迫和喂食障碍。近期美国一项大型队列研究评价了妊娠期使用抗精神病药物与先天畸形风险，研究纳入了10000余名暴露于非典型抗精神病药物的妊娠早期妇女，结果提示除利培酮外，使用阿立哌唑、奥氮平、齐拉西酮的风险并未显著增加。《妊娠和哺乳期精神药物使用指南》指出：目前证据比较多、相对安全、致畸风险相对较小的第二代抗精神病药物是奥氮平、喹硫平、氯氮平等。2018年的一篇综述文章收集了2764篇有关于妊娠早期的奥氮平使用情况的公开报道，计算出主要畸形发生率为3.6%。该致畸率与正常妊娠人群的畸形率没有明显区别。依据UpToDate循证医学数据库，第二代抗精神病药物（尤其是奥氮平）可能导致与母亲和胎儿风险有关的代谢并发症，如高血糖和肥胖。而苯海索的临床研究资料较少，查阅相关资料，目前已有的研究表明孕早期接触苯海索的女性胎儿轻微畸形及无脑畸形、先天性心脏病和其他畸形等风险会增加。

四、抗癫痫药物的安全性分析

癫痫是妊娠期常见的神经系统慢性疾病之一，发生率为0.5%~1%。虽然90%以上的癫痫女性可正常妊娠，但癫痫患者出现母胎并发症的风险，如自然流产、阴道出血、子痫前期、早产、胎儿宫内生长受限、产后出血和死产等较正常健康妊娠期妇女有所增加，严重者甚至可出现孕产妇死亡。癫痫患者在妊娠前需充分评估，若不能停药，则应在妊娠期间继续服用抗癫痫药物（antiepileptic drugs，AEDs），以避免因癫痫发作给妊娠期妇女及胎儿带来的不良影响。

目前临床所使用的抗癫痫药物几乎都能透过胎盘屏障，并可能增加先天性畸形和不良神经发育结局，抗癫痫药物的多药联合治疗会导致其致畸率显著增加，原则上，在单药能有效控制癫痫时，建议妊娠合并癫痫患者采用单药最低有效剂量维持治疗。如何指导女性患者在妊娠前、妊娠中以及分娩前后合理使用抗癫痫药物，包括孕前和整个妊娠期 AEDs 种类和剂量的选择、药学监护均具有重要意义，是保障癫痫患者获得良好妊娠结局的关键。同时，考虑药物妊娠仍存在部分致畸风险，务必告知患者规律、谨慎的产检筛查对优生优育的关键作用。第一，血清甲胎蛋白升高与神经管缺陷和其他胎儿异常（如腹壁缺陷、先天性肾病）有关。应在妊娠第 14~16 周之间测定血清甲胎蛋白浓度或通过羊膜穿刺术测定甲胎蛋白，特别是对于使用丙戊酸盐和卡马西平治疗的女性。羊膜穿刺术导致流产的风险为 0.5%。第二，应在妊娠第 18~20 周进行实时超声检查，以评估是否出现神经管缺陷、唇腭裂、心脏异常，以及进行总体的胎儿解剖结构检查。患者应在产科医生指导下对胎儿进行超声检查，及时发现心脏、颅面骨、神经管等可能存在的先天畸形。

咨询案例 1（2020-8-6）

患者既往因癫痫每日服用丙戊酸钠 750mg，2019 年 11 月 1 日发现妊娠后停药至今，现新生儿 1 月龄，处于全母乳喂养时期，2020 年 8 月 6 日患者出现癫痫发作，咨询再次开始服用丙戊酸钠治疗期间能否母乳喂养？

咨询药物：丙戊酸钠。

回复：从用药安全角度出发，母亲服用丙戊酸钠不影响母体催乳素水平，该药分泌入乳汁的量极少，母乳和婴儿血清中丙戊酸的含量均较低。在母亲服用丙戊酸钠并行母乳喂养的婴儿中，没有观察到短期或长期对生长或认知发育的不良影响，同时有研究提示母乳喂养可能会让婴儿在智力及语言能力方面获益。美国儿科学会对丙戊酸钠的界定为"通常在哺乳期适用的药物"，WHO 对其的界定为"哺乳期适用"。因此若采用该药单药治疗，理论上风险较低，可在监测乳儿肝功能、血小板计数以及观察是否有嗜睡等中枢系统反应的基础上，继续母乳喂养。但若患者癫痫控制不佳，需大剂量或多药联合治疗，建议综合考虑母亲母乳喂养辛劳是否不利于疾病控制、抗癫痫药物种类和剂量对乳儿的可能风险、新生儿年龄等，酌情暂停母乳喂养，改行人工喂养并在专科医生指导下积极抗癫痫治疗。

分析：根据《药物与母乳喂养》，丙戊酸钠相对婴儿剂量（用婴儿从乳汁获取的药物剂量除以母亲剂量计算而得）仅为 0.99%~5.6%。尽管大多数研究者均认为丙戊酸钠分泌入乳汁的量很低，母乳喂养似乎是安全的，但一项 1997 年的研究曾报道，一名母亲服用丙戊酸盐的乳儿出现了血小板减少型紫癜和贫血，当母亲停药后，该症状得以恢复。但不能排除由病毒感染导致的特发性血小板减少型紫癜的可能。因此目前的观点是，如果哺乳期妇女使用丙戊酸钠后哺乳，需监测婴儿肝功能和血小板变化。

2013 年发表的一项挪威研究评估了通过乳汁摄入抗癫痫药物对乳儿的不良影响，这些婴儿在宫内时同样暴露于抗癫痫药物。研究表明与对照组相比，宫内曾暴露于抗癫痫药物的婴儿在 6 月龄时精细运动受损的风险显著升高；暴露于多种抗癫痫药物的婴儿出现精细运动和社交障碍的风险也更高。但值得注意的是，在出生后 6 个月内接受持续母乳喂养的婴儿在所有发育领域呈改善趋势。与未母乳喂养或者母乳喂养时间少于 6 个月的宫内暴露于抗癫痫药的婴儿相比，接受持续母乳喂养 6 个月以上的婴儿在 6 月龄和 18 月龄时发育障碍减轻。在 18 月龄时，与对照组相比宫内曾暴露于抗癫痫药物的儿童发育障碍风险增加，其中早期停止母乳喂养的儿童风险最高。在药物暴露组中，在自闭症的发病率上差异具有统计学意义，早期停止母乳喂养组儿童发病率为 22.4%，而接受持续母乳喂养的儿童发病率为 8.7%。这些婴儿 36 月龄时，无论出生后第一年是否进行母乳喂养，产前暴露于抗癫痫药物均会导致发育受损，如自闭症、语句完整性降低以及攻击性症状。该研究作者得出结论为：无论母亲服用何种抗癫痫药物，均应鼓励其进行母乳喂养。但作者也提到，不建议哺乳期妇女选用丙戊酸钠，建议换用其他安全性更高的抗癫痫药物。

2014 年的一项前瞻性研究观察了曾于宫内及哺乳期暴露于抗癫痫药物婴儿的长期神经发育情况。该研究纳入了母亲服用卡马西平、拉莫三嗪、苯妥英或丙戊酸钠作为抗癫痫单药治疗的儿童。研究中 42.9% 的婴儿平均接受母乳喂养 7.2 个月。结果显示宫内暴露于丙戊酸钠的儿童在 6 岁时 IQ 显著降低（IQ 降低 7~13 分）。较高的药物剂量（主要是丙戊酸钠）与较低的 IQ 分值相关。若母亲 IQ 较高，且母亲在受孕时服用叶酸，并且行母乳喂养，儿童的 IQ 得分会更高（高 4 分）。此外母乳喂养儿童的语言能力也显著提高。尽管这项研究尚存很多局限（如样本量小、患者随访困难），但其所提供的儿童 6 岁前发育的数据表明母乳喂养的益处并未被母乳中药物带来的风险所抵消。

咨询案例 2（2020-9-28）

患者现孕 8 周，昨日经查血 HCG、产科 B 超确诊宫内妊娠（经 B 超核对孕周无误）。因癫痫于口服左乙拉西坦片 0.5g 一天 2 次、吡拉西坦片 0.8g 一天 3 次、丙戊酸钠片 0.3g 一天 2 次，咨询上述药物对胎儿的影响？

咨询药物： 左乙拉西坦、吡拉西坦、丙戊酸钠。

回复： 丙戊酸盐有一定的致畸性和神经发育不良结局，吡拉西坦尚未有关于妊娠期妇女使用的安全性数据，该药可穿过胎盘屏障，不能排除其可能风险。左乙拉西坦相关导致先天性畸形的风险较低，是妊娠合并癫痫的一线方案，但是，与其他抗癫痫药物联合使用时畸形发生率增高。综合患者用药方案及用药剂量，告知患者可能风险。应结合详尽的 B 超等检查，进行遗传生殖评估。同时，与神经内科门诊，结合脑电图等评估制定下一步抗癫痫方案。若选择继续妊娠，谨慎观察胎儿生长发育情况。此外，结合抗癫痫治疗方案，每日补充 1mg 叶酸，至少到妊娠满 3 个月。

分析： ①癫痫不是妊娠的禁忌证，90% 以上的癫痫女性患者可正常妊娠。由于妊娠期间癫痫发作会对母体和胎儿产生不良影响，妊娠期妇女患者除了常规的产前检查，还应定期就诊癫痫专科。妊娠第 5 周起，胚胎器官开始分化、发育，胚胎对药物高度敏感易致畸。有研究表明，与其他抗癫痫药相比，丙戊酸盐具有更高的致畸性和神经发育不良结局，如造成神经系统发育延迟或缺陷、颅面缺损、四肢畸形、心血管畸形和多发异常，应检测母体血液中的 α 胎儿球蛋白，妊娠中期要进行详细的 B 超筛查，以排除干扰组织生长的因素，特别是神经缺陷，尽量更换其他药物以降低可能的致畸风险。如果没有可用的丙戊酸盐替代品（如拉莫三嗪等），则首选单药治疗，同时每日剂量应低于 1000mg，并每日 3~4 次给药，定期监测血浆水平，如果可能的话，血浆水平不应超过 70μg/ml。妊娠期产检谨慎评估胎儿发育情况。②从现有的左乙拉西坦数据来看，妊娠期单用左乙拉西坦发生严重先天性畸形的风险较低。英国与爱尔兰癫痫与妊娠登记报道，左乙拉西坦单药治疗的 304 次妊娠中严重先天性畸形风险为 0.7%，低于北美抗癫痫药物妊娠登记中 450 次妊娠的风险（2.4%），与未暴露的非癫痫人群中的发生率相近。有限的数据表明，与丙戊酸盐等药物相比，宫内暴露于左乙拉西坦单药治疗不会对早期发育结局造成不利影响。左乙拉西坦的暴露不是终止妊娠的理由，妊娠期可考虑继续使用该药物控制病情。但含左乙拉西坦的多药联合治疗畸形发生率更高，应注意避免与丙戊酸钠联合使用。③吡拉西坦：尚未有关于妊娠期妇女使用吡拉西坦的安全性数据，该药可穿过胎盘屏障，不能排除其风险。

根据《约翰霍普金斯妇产科手册》：目前对于接受抗癫痫药治疗的女性，应在妊娠的最后一个月预防性给予维生素 K_1（10~20mg/d），以防新生儿因维生素 K 依赖性凝血因子缺乏而出现严重产后出血。这一推荐意见是基于多项病例报道和小型病例系列研究的有限数据，这些研究表明，如果母亲使用抗癫痫药，其新生儿发生出血的风险增加。《中国临床合理补充叶酸多学科专家共识》《2022 年加拿大妇产科医生协会（SOGC）实践指南》：服用丙戊酸盐等抗癫痫药患者从可能妊娠或孕前至少 3 个月开始，增补叶酸 0.8~1.0mg/d，直至妊娠满 3 个月，可在一定程度上降低胎儿发生先天畸形的风险。

咨询案例 3（2020-9-29）

患者 2020 年 8 月 25 日同房，9 月 7 日左右吃过三黄片、连花清瘟颗粒，2020 年 9 月 1 日去医院进行牙科手术并采取局部麻醉药物处理，2020 年 9 月 20 日发现妊娠。既往患者长期口服奥卡西平（三年），一天 2 次，一次 300mg。咨询药物是否对胎儿有影响，能否继续妊娠。

咨询药物：奥卡西平、连花清瘟胶囊、三黄片、口腔麻醉剂。

回复：根据患者同房日期推算，局麻药物、三黄片、连花清瘟颗粒的服用时间在"全或无"时期，这一时期要么胚胎因为受药物的影响而死亡（流产），要么胎儿未受到药物的影响，不易导致畸形。患者当前无明显阴道流血、腹痛等不适，考虑局麻药物、三黄片、连花清瘟颗粒尚未构成较大风险。基于病情及相关循证医学证据，奥卡西平可继续使用，由于妊娠期生理状态改变，奥卡西平的体内药物代谢可能有变化，需定期检测奥卡西平血药浓度，观察癫痫控制情况。妊娠期间积极补充叶酸，应定期在产科、神经内科门诊随诊监测，规律产检并谨慎观察胎儿发育情况。

分析：①奥卡西平的动物实验显示当使用与人类相同剂量的奥卡西平处理大鼠时，其后代先天畸形（如骨骼、心血管和颅面畸形）的风险会增加。国内部分奥卡西平药品说明书提示：目前有限的妊娠期数据显示给予奥卡西平可能造成严重的出生缺陷，尤其是妊娠的头 3 个月，如果必须使用该药物应给予最小有效剂量，并尽可能单药治疗。《妊娠期女性抗癫痫药物应用中国专家共识》提示：女性癫痫患者妊娠期间，绝大多数都需要继续服用抗癫痫药物，以避免因癫痫发作给妊娠及胎儿带来不良影响。部分抗癫痫药物可能增加流产、胎儿先天畸形、胎儿宫内生长受限、分娩出血等不良事件的潜在风险，尤其在妊娠早期。由于抗癫痫药物的多药联合治疗其致畸率会显著增加，所以原则上癫痫在单药能控制时建议使用单药最小有效剂量。而奥卡西平作为新一代抗癫痫药物较传统抗癫痫药物对胎儿的致畸风险可能更小。丹麦一项注册研究发现，暴露于奥卡西平的 393 例婴儿中有 11 例出现了重大出生缺陷，重大出生缺陷率并没有显著高于未暴露药物的婴儿。在另一项大型妊娠注册研究发现妊娠期使用奥卡西平单药治疗增加了癫痫发作的风险，提示这可能与妊娠期奥卡西平的药动学变化相关，所以需要频繁的监测血药浓度。另外有报道发现妊娠期接受监测的 12 例女性中，奥卡西平的活性代谢产物 10- 单羟基代谢物（MHD）浓度在妊娠期显著降低，而在分娩后会增加。考虑妊娠期妇女会出现药物代谢方面的许多变化，包括肝脏代谢增加、肾脏清除增加、分布容积增加、胃肠道吸收减慢和血浆蛋白结合率降低。所以权衡治疗的必要性及可能风险，妊娠期间应对使用奥卡西平的女性进行密切临床监测，调整用药剂量，寻找治疗与风险的平衡点。

《中国临床合理补充叶酸多学科专家共识》《2022 年加拿大妇产科医生协会（SOGC）实践指南》：服用丙戊酸盐等抗癫痫药物的患者从可能妊娠或孕前至少 3 个月开始，增补叶酸 0.8~1.0mg/d，直至妊娠满 3 个月，可在一定程度上降低胎儿发生先天畸形的风险。由于酶诱导性抗癫痫药（如苯巴比妥、苯妥英和卡马西平）会穿过胎盘，可能增加胎儿体内维生素 K 的氧化降解率，通过给予大剂量维生素 K 可克服这一影响，所以在妊娠的最后一个月预防性给予维生素 K_1（10~20mg/d），以防新生儿因维生素 K 依赖性凝血因子缺乏而出现新生儿出血及产后出血。此外，为了减少胎儿和婴儿中的凝血障碍，可以在婴儿出生时为其注射 1mg 的维生素 K（最好是肌内注射），再在出生后的头两周每隔 3 天口服 1mg 维生素 K。

②口腔局部麻醉药物常用利多卡因、阿替卡因等，有时为延长局部麻醉效果会添加肾上腺素等血管收缩剂，根据《孕期与哺乳期用药指南》提及：局部麻醉药虽然可以透过胎盘，但在妊娠早期意外暴露与胎儿畸形并无显著相关，所以认为妊娠早期意外暴露不是终止妊娠指征。

③三黄片主要成分为大黄、盐酸小檗碱、黄芩浸膏。小檗碱，有刺激子宫平滑肌的作用，妊娠期使用有流产的风险，并且有一定的肝毒性、胎儿体重下降可能，但并没有增加先天畸形的发生率，妊娠期间应避免使用。

④连花清瘟颗粒主要成分为连翘、金银花、炙麻黄、炒苦杏仁、石膏、板蓝根、绵马贯众、鱼腥草、广藿香、大黄、红景天、薄荷脑、甘草，炒苦杏仁有微毒，大黄、石膏性寒。妊娠早期使用连花清瘟颗粒和三黄片有致流产的风险。

参考文献

［1］ Larsen ER, Damkier P, Pedersen LH, et al.Use of psychotropic drugs during pregnancy and breast–feeding［J］. Acta Psychiatr Scand Suppl, 2016，133（5）：429–430.

［2］ Howes OD, Rogdaki M, Findon JL, et al. Autism spectrum disorder: Consensus guidelines on assessment, treatment and research from the British Association for Psychopharmacology［J］. J Psychopharmacol, 2018, 32

（1）：3–29.

［3］ Florence Thibaut, Abdeslam Chagraoui, Leslie Buckley,et al. WFSBP and IAWMH Guidelines for the treatment of alcohol use disorders in pregnant women［J］. World J Biol Psychiatry，2019，20（1）：1–35.

［4］ Carl P. Weiner, Catalin Buhimschi. 妊娠哺乳期用药指南［M］. 孙璐璐，译. 2版. 北京：人民军医出版社，2014.

［5］ 赫里什托夫·舍费尔，保罗·彼得斯，理查德·K·米勒. 孕期与哺乳期用药指南［M］. 山丹，译. 原书第2版. 北京：科学出版社，2009.

［6］ Royal College of Obstetricians and Gynaecologists. Epilepsy in Pregnancy（Green–top Guideline No. 68）.［EB/OL］ https://www.rcog.org.uk/guidance/browse–all–guidance/ green–top–guidelines/epilepsy–in–pregnancy–green–top– guideline–no–68/

［7］ American College of Obstetricians and Gynecologists. ACOG Practice Bulletin No. 212: Pregnancy and Heart Disease［J］. Obstet Gynecol，2019，133（5）： e320–e356.

［8］ Barnes TR, Drake R, Paton C, et al. Evidence– based guidelines for the pharmacological treatment of schizophrenia: Updated recommendations from the British Association for Psychopharmacology［J］. J Psychopharmacol，2020，34（1）：3–78.

［9］ 刘铁桥，赵敏. 苯二氮䓬类药物临床使用专家共识［M］. 北京：人民卫生出版社，2016.

［10］中华医学会生殖医学分会．黄体支持与孕激素补充共识（2015）［J］．生殖与避孕，2015，35（1）：1-8.

［11］中国医师协会神经内科分会癫痫专委会．妊娠期女性抗癫痫药物应用中国专家共识［J］．中国医师杂志，2015，17（7）：969-971.

［12］中国医师协会妇产科医师分会，母胎医师专业委员会，中华医学会妇产科学分会产科学组，等．妊娠期应用辐射性影像学检查的专家建议［J］．中华围产医学杂志，2020（3）：145-149.

［13］赵靖平，施慎逊．中国精神分裂症防治指南［M］．第二版．北京：中华医学电子音像出版社，2005.

［14］K. Joseph Hurt, Matthew W. Guile, et al. 约翰霍普金斯妇产科手册［M］. 3 版．张岩，高雪莲，杨慧霞，译．北京：人民卫生出版社，2009.

［15］中国医药教育协会临床合理用药专业委员会，中国医疗保健国际交流促进会高血压分会，中国妇幼保健协会围产营养与代谢专业委员会，等．中国临床合理补充叶酸多学科专家共识［J］．医药导报，2021，40（1）：1-19.

［16］R. Douglas Wilson, MD, MSc, et al. Guideline No. 427: Folic Acid and Multivitamin Supplementation for Prevention of Folic Acid–Sensitive Congenital Anomalies［J］. J Obstet Gynaecol Can，2022，44（6）：707-719.

第五章

风湿免疫系统用药咨询

一、免疫妊娠相关治疗药物的安全性分析

免疫相关性妊娠患者，即合并风湿免疫的基础疾病，或者因为免疫异常等因素而存在复发性流产的患者，在妊娠期存在治疗矛盾：一方面，疾病本身会对妊娠结局造成不良影响，需要进行药物治疗；另一方面，以保胎为目的的药物滥用，同样会对发育中的胚胎或胎儿造成伤害。同时，患者对药物治疗的不理解也可加剧这一矛盾：一方面，患者出于对孕期用药的紧张担心，可能拒绝使用循证证据充分、可改善妊娠结局的治疗性药物；另一方面，部分患者极度迫切的生育意愿，促使她们主动寻求循证证据尚不充分的过度治疗。而超药品说明书、孕期用药循证证据缺乏的问题，使得这类患者的用药更加复杂棘手。

针对这类特殊患者，如何能够在有效治疗、减少流产等不良妊娠结局的同时，避免药物对母体和胎儿的不良影响，是其药物治疗的重点和难点。特别对于风湿免疫病患者，在备孕及妊娠时期，需谨慎选择免疫抑制剂及免疫调节剂，使用过程中密切监测可能的药物不良反应。对于孕前使用妊娠期安全数据有限或可能存在致畸风险药物的患者，应在妊娠前更换为风险较低、安全性更高的治疗药物。

 咨询案例 1（2020-9-4）

患者既往有两次不良妊娠史，2018 年妊娠 6 月时，产科 B 超和磁共振显示胎儿头部透明隔腔偏大，后行胎儿引产，未做基因检测。2019 年 6 月备孕，妊娠第 30~40 天时胚胎停育，

行人工流产，染色体检测显示 9 号染色体异位。患者夫妻双方染色体及基因筛查正常。今年备孕时检查示抗核抗体阳性。自然受孕后医生诊断早孕、抗核抗体阳性、先兆流产，予服用地屈孕酮 10mg tid，阿司匹林肠溶片 75mg qd，醋酸泼尼松片 10mg qd，硫酸羟氯喹片 100mg bid，杜仲颗粒 5g bid。咨询所用药物是否存在风险？

咨询药物：羟氯喹、泼尼松、小剂量阿司匹林、地屈孕酮、杜仲颗粒。

回复：不知除抗核抗体外，您是否做了其他免疫相关抗体筛查，如抗心磷脂抗体等，若医生考虑风湿免疫性疾病的诊断，那么您目前所用药物及剂量对妊娠不构成风险，相反，继续遵医嘱行药物治疗对降低不良妊娠结局有益。但若是仅有抗核抗体异常，未达到风湿免疫性疾病的诊断标准，则现有权威指南不推荐使用除地屈孕酮外的其他药物。建议继续妊娠，于风湿免疫科和产科随诊，明确诊断后评估药物治疗获益风险进行药物调整，规律补充叶酸，定期产检。

分析：患者既往有过一次大孕周（10 周以上）引产和一次胎停史，与胚胎发育异常及染色体异常相关。现患者查到抗核抗体指标阳性，不排除有结缔组织病的风险。若医生诊断患者患有结缔组织病，妊娠可能会增加疾病进展风险，甚至转化为系统性红斑狼疮、炎症性肌病等，常累及心肌、肺、肝脏、胎盘及胎儿，导致微血栓、反复流产、结缔组织疾病控制不佳等不良结局，这种情况下，可予以羟氯喹、泼尼松调节免疫，阿司匹林抗栓等处理。

①根据《复发性流产诊治专家共识》《复发性流产合并风

湿免疫病免疫抑制剂应用中国专家共识》《妊娠哺乳合理用药指南》及相关循证医学证据：小剂量阿司匹林（≤150mg/d）、泼尼松（小剂量不含氟的糖皮质激素）及羟氯喹并不会致畸及增加流产风险，相反，经过早期药物干预能够改善不良妊娠结局。②地屈孕酮：属于黄体酮类似物，对孕酮受体有较高选择性。荟萃分析显示，妊娠期补充黄体酮（地屈孕酮）是安全的，不增加妊娠期高血压疾病、产后出血、早产、新生儿先天性畸形、低出生体重的发生率。③杜仲颗粒可补肝肾，强筋骨，安胎，降血压。用于肾虚腰痛，腰膝无力，胎动不安，先兆流产，高血压症，无明显妊娠期禁用成分，不增加畸形风险，妊娠期可安全使用。

 咨询案例2

患者既往两次不良妊娠史，2016年孕42天自然流产一次，2019年单绒双羊孕20周胎停一次。患者末次月经2020年6月22日，此次为第三次妊娠，现孕13^{+5}周。自述血常规、凝血、甲状腺功能、肝肾功能、血糖、血脂、免疫相关抗体筛查均为正常，外院医生开具阿司匹林25mg，口服，每日3次，要求一直吃到生产为止。问：①阿司匹林对妊娠有何作用？②阿司匹林有无不良反应？③是否有必要一直吃到生产前？需不需要中途复查某种检查后，再决定是否继续吃？④有无用药注意事项和禁忌？

咨询药物：阿司匹林。

　　📧 **回复**：合并产科抗磷脂综合征的复发性流产患者使用阿司匹林，可改善子宫胎盘部位血流状态、预防微血栓形成以保障胚胎和胎儿的血氧供应。小剂量阿司匹林（≤150mg/d）在妊娠期使用较安全，不增加产前并发症或新生儿死亡风险，未观察到胎儿或新生儿毒性，可使系统性红斑狼疮与抗磷脂抗体阳性的患者、妊娠期高血压和先兆子痫风险的妊娠期妇女，以及宫内生长受限的胎儿获益。阿司匹林停药时间应遵医嘱，医生会根据病情评估。阿司匹林的禁忌主要包括活动性出血、严重肝肾功能不全等，通常医生会在开药之前排除用药禁忌，不用过度担心。用药注意事项：因为患者使用的是阿司匹林肠溶片，建议可以把3片（75mg）一起在早餐前30分钟完整吞服，不要掰开、碾碎或咀嚼，用药期间不要同时服用其他含有阿司匹林成分的解热镇痛药（如复方感冒药）。

分析：①患者既往有过两次流产或胎停，其中有一次大孕周（孕20周）胎停，可以诊断复发性流产。虽然患者自述自身免疫相关检查正常，因为未见结果所以还不明确，是患者自己判断正常，还是医生告知正常（待明确），从用药安全角度出发，不能仅通过患者解读报道上面的正常值范围自行判断。目前复发性流产的病因，很多认为和血栓前状态相关，而目前对于合并抗磷脂抗体综合征的复发性流产患者，国内外指南均建议阿司匹林联合或不联合（依患者具体情况而定）低分子肝素保胎，以改善子宫胎盘部位血流状态、预防微血栓形成，保障胚胎和胎儿的血氧供应。所以对于这类特定患者而言，阿司匹林是保胎药。②小剂量阿司匹林最常见的不良反应是出血，比如牙龈出血等，还有过敏（如皮疹），但是发生率并不高。现有证据表明小剂量阿司匹林（≤150mg/d）在妊娠期使用较安全，不增加产前并发症或新生儿死亡风险，未观察到胎儿或新生儿毒性，可使系统性红斑狼疮与抗磷脂抗体阳性、妊娠期高血压和先兆子痛风险的妊娠期妇女，以及宫内生长受限的胎儿获益。所以不良反应与其能让妊娠期妇女得到的获益（包括保胎）比起来，这些风险被认为是很小的。③阿司匹林用药时间：部分患者可能要求在预计分娩前 1 周左右停药。该患者的服用持续时间应在产科医生个体化评估下制定，建议遵医嘱用药。④阿司匹林的禁忌主要包括活动性出血，严重肝肾功不全等，通常医生会在排除禁忌才给患者开药，不用过度担心。

 咨询案例 3

患者既往 2 次胎停，于我院风湿免疫科诊断未分化结缔组织病，抗磷脂综合征，医生开具羟氯喹 200mg，每日 2 次，泼尼松 10mg，每日 1 次，阿司匹林 75mg，每日 1 次。患者诉已服药两月，月经均推迟十天左右，咨询是否为服用泼尼松所致？能否停药？

咨询药物：泼尼松。

回复：泼尼松服药剂量为每日 1 次 10mg，属小剂量用药，推测不会对人体本身的内分泌生物轴产生显著干扰。考虑到您未分化结缔组织病、抗磷脂综合征诊断明确，且既往已有两次胎停病史，建议应遵医嘱继续用药，经医生指导同房备孕，并在妊娠后需持续口服以上药物，定期于风湿免疫科及产科复诊，不可随意自行停药。

分析：①女性体内性激素和肾上腺激素的分泌调控都是通过下丘脑和垂体控制调节的，这两者之间可以相互影响。女性的月经受下丘脑 – 垂体 – 卵巢轴调控。下丘脑担任司令部的角色，主要分泌促性腺激素释放激素（GnRH），此激素由下丘脑脉冲性的分泌到垂体，促进垂体分泌促性腺激素。促性腺激素分为两个部分：促卵泡生成素（FSH）和促黄体生成素（LH）。这两个激素再作用于卵巢，调节卵泡发育、黄体生成和雌孕激素分泌。已有一些研究报道认为泼尼松这样的糖皮质激素类药物，可能会对下丘脑-垂体-卵巢轴产生一定影响，特别是长期大剂量使用糖皮质激素的时候，可能会抑制这条轴，影响促性腺激素高峰，抑制排卵，从而影响月经周期。同时还有报道认为其可以通过影响肾上腺以及中枢神经系统而导致月经失调。但是这些研究大多都是集中在长期大剂量使用糖皮质激素的病例上。本例患者泼尼松剂量为每日1次10mg，属小剂量用药，不会对人体本身的内分泌生物轴产生显著干扰。②此患者既往两次胎停，未分化结缔组织病和抗磷脂抗体综合征诊断明确，目前备孕需求，考虑到疾病本身会引起不良妊娠，医生开具的三个药物：羟氯喹、泼尼松、阿司匹林均为指南推荐［《欧洲抗风湿病联盟循证建议：系统性红斑狼疮和（或）抗磷脂综合征女性患者计划生育，辅助生殖，妊娠和更年期管理及健康》《英国风湿病学学会和英国风湿病学卫生专业人员协会有关妊娠期和哺乳期处方用药指南：风湿病相关用药、糖皮质激素与镇痛药》《欧洲抗风湿病联盟建议：成人抗磷脂综合征的管理》《美国风湿病学会风湿病和肌肉骨骼疾病生殖健康管理指南》］可以在孕前即开始使用且在妊娠期可以持续使用的药物，可以在妊娠期有效控制病情，同时减少不良妊娠发生风险。③目前备孕有多种方法可用于监测排卵指导同房，包括LH试纸，测基础体温，B超监测等。

咨询案例4

患者因妊娠合并系统性红斑狼疮，自孕前开始服用阿司匹林肠溶片 75mg，每日 1 次，骨化三醇软胶囊 0.25μg，每日 1 次，硫酸羟氯喹片 200mg，每日 2 次，醋酸泼尼松片 7.5mg，每日 1 次，碳酸钙 D₃ 片 0.6g，每日 1 次。现妊娠 13 周，查到肝脏谷草转氨酶 AST 104U/L，谷丙转氨酶 ALT 283U/L，谷酰转肽酶 GGT 286U/L，咨询是否药物所致，应如何进行药物调整。

咨询药物： 阿司匹林、骨化三醇、羟氯喹、泼尼松、碳酸钙。

回复： 建议可将泼尼松换成甲强龙 6mg，每日 1 次（不经肝脏代谢后发挥作用）；羟氯喹减量至 100mg，每日 2 次；骨化三醇因为本来就是活性维生素 D 可以直接发挥作用，是经肝肾双通道排泄所以暂时可以不调整；阿司匹林可以考虑减量到 50mg，每日 1 次。同时加用保护肝细胞膜的药物多烯磷脂酰胆碱，需注意多烯磷脂酰胆碱说明书上注明不推荐妊娠期妇女服用，故需跟患者充分沟通，做好知情同意，继续动态观察肝功能变化情况。

分析： ①首先应明确患者既往肝功能情况，是否有乙肝、自身免疫性肝炎等基础疾病。如果患者既往无基础肝脏疾病，目前肝酶升高应警惕药物引起的肝损害。②因妊娠期患者体内雌孕激素水平上升，而性激素在系统性红斑狼疮（SLE）发病中起重要作用。疾病本身会显著增加胎儿丢失、子痫前期／子痫、胎儿宫内发育迟缓、早产等不良妊娠结局，部分患者在妊娠期间会出现病情复发或加重，危及胎儿及妊娠期妇女安全，故妊娠期用药控制 SLE 病情至关重要，不可贸然停药。③多烯磷脂酰胆碱：因为其化学结构与内源性磷脂一致，目前妊娠期安全性较高，但需注意口服易善复胶囊的说明书上注明不推荐妊娠期妇女服用，故需要跟患者充分沟通，做好知情同意。④目前患者使用的上述口服药物都要经肝脏代谢或排泄，建议可以先把泼尼松换成甲强龙 6mg，每日 1 次（不经肝脏代谢后发挥作用），羟氯喹减量至 100mg，每日 2 次，骨化三醇因为本来就是活性维生素 D 可以直接发挥作用，是经肝肾双通道排泄所以暂时可以不调整，阿司匹林可以考虑减量到 50mg，每日 1 次，再继续动态观察患者肝功能情况。

咨询案例 5

　　患者为系统性红斑狼疮合并妊娠患者，现剖宫产术后第三天，宝宝为足月婴儿（正常体重），无肝肾功能不全或其他合并症。现患者口服羟氯喹 200mg，每日 1 次，泼尼松 10mg，每日 1 次，咨询能否母乳喂养？

咨询药物：羟氯喹、泼尼松。

　　回复：患者所服药物在哺乳期使用均较安全，为减少药物对乳儿影响，可于服药前哺乳一次，尽量延长服药与下次哺乳之间的间隔时间以降低乳汁中药物剂量。哺乳期间应监测婴儿生长发育并观察乳儿是否出现如下不良反应：失眠、嗜睡、烦躁易怒、呕吐、腹泻、皮疹等。

　　分析：①羟氯喹、泼尼松在美国 Hale 博士的《药物与母乳喂养》中的哺乳期安全分级均为 L2 级，羟氯喹仅少量分泌入乳汁，哺乳期妇女使用此药尚未观察到乳儿不良事件，国内外权威指南均认为哺乳期使用此药后可正常哺乳。一项观察口服羟氯喹母亲进行母乳喂养至 1 周岁乳儿的研究显示，乳儿没有在生长发育、视力和听力方面观察到不良影响。②泼尼松分泌入乳汁的量极低，目前尚无婴儿经乳汁摄入药物导致不良反应的报道。《英国风湿病学会和英国风湿卫生专业人员协会：妊娠期和哺乳期处方用药指南》中指出对妊娠及哺乳期暴露于糖皮质激素的婴儿随访 12 个月后未发现免疫功能异常。通常认为母亲服用剂量 < 20mg/d 的泼尼松在哺乳期较安全，可以正常哺乳。若母亲服用剂量 ≥ 20mg/d，建议弃去服药后 4 小时内的乳汁，于服药 4 小时后再行哺乳。

 咨询案例6

患者妊娠 15$^+$ 周，反复腰骶背部疼痛 5$^+$ 月，加重 1$^+$ 月，医生考虑脊柱关节炎可能，但诊断尚不明确，患者既往使用布洛芬有腹泻表现，咨询能否使用非甾体抗炎药治疗，并咨询药物选择，能否使用塞来昔布？

咨询药物： 非甾体抗炎药、塞来昔布。

回复： 患者目前腰骶背部疼痛尚未明确是否为脊柱关节炎，建议进一步完善相关检查。待患者明确诊断后选择相对安全性高的对乙酰氨基酚，若控制不佳，在妊娠中期时可选择布洛芬等非甾体抗炎药物，勿随意自行使用塞来昔布。患者既往使用布洛芬有腹泻表现，但自诉未服药时也偶有腹泻，嘱患者可于用药期间观察肠道耐受情况，排除药物相关性不适。

分析：《美国风湿病协会风湿病和肌肉骨骼疾病生殖健康管理指南》中指出：孕中期必要时可使用非甾体抗炎药（不首选 COX-2 抑制剂）。塞来昔布属于 COX-2 抑制剂，因而不建议首选，必要时可考虑使用其他短效非甾体抗炎药如布洛芬、洛索洛芬等。由于既往有报道，妊娠期暴露于 NSAIDs 类药物有使羊水减少、低出生体重、婴儿哮喘、胎儿导管收缩、新生儿急性肾衰竭等风险，妊娠晚期禁用。而美国的《妊娠期和哺乳期合理用药》指出：在短期内使用治疗剂量的对乙酰氨基酚安全性较高。患者目前孕 15^+ 周，必要时可首选对乙酰氨基酚（一次 500mg，每 4~6 小时吃 1 次，一天最大剂量 2g）对症止痛处理，这个药物被认为是妊娠期最安全的解热镇痛药物，临床上被推荐用于妊娠期任何阶段。若其抗炎效果不佳，则选用其他非甾体抗炎药也可以接受，用药前需对患者进行相关风险告知，用药期间需密切监测超声等产科检查，定期复诊，并于孕晚期适时停用该类药物，以免导致严重不良反应发生，威胁胎儿安全。

 咨询案例 7（2021-1-18）

患者 32 岁，目前停经 40 天，查血 HCG 阳性（具体数值不详）。5 年前诊断系统性红斑狼疮，长期口服泼尼松、羟氯喹、双嘧达莫、硫唑嘌呤，现病情控制稳定，咨询用药对妊娠的影响？

咨询药物：泼尼松、羟氯喹、双嘧达莫、硫唑嘌呤。

回复：结合现有的循证证据，因系统性红斑狼疮而口服常规维持剂量的泼尼松、羟氯喹、双嘧达莫、硫唑嘌呤不但不增加胎儿畸形风险，相反合理的治疗可降低妊娠合并系统性红斑狼疮患者如流产、胎停等不良妊娠结局。建议继续目前药物治疗，在风湿免疫科、产科医生评估下定期复诊产检、评估疾病控制情况和胚胎或胎儿发育情况。

分析：《美国风湿病协会风湿病和肌肉骨骼疾病生殖健

康管理指南》中将小剂量泼尼松（＜20mg/d）、羟氯喹和硫唑嘌呤均归类为孕前、妊娠期、哺乳期可安全使用的治疗药物。《复发性流产合并风湿免疫病免疫抑制剂应用中国专家共识》《产科抗磷脂综合征诊断与处理专家共识》《中国系统性红斑狼疮患者围产期管理建议》等均对妊娠期使用泼尼松、羟氯喹、硫唑嘌呤做了推荐和指导，指出了这些药物在免疫相关疾病合并妊娠中的安全性及所带来的获益。①糖皮质激素：既往曾有研究提示妊娠早期糖皮质激素使用与出生缺陷，特别是唇腭裂风险增加相关，但药物影响呈剂量依赖性。建议妊娠期使用不含氟的糖皮质激素控制系统性红斑狼疮（SLE）患者病情，使用剂量应视患者的病情轻重程度而定；尽量使用最低有效剂量，建议维持剂量不超过每日相当于泼尼松15mg。②硫唑嘌呤：现有人类数据显示妊娠期使用硫唑嘌呤似乎不增加先天性畸形的发生率。但是有一些小型研究曾报道母亲妊娠期使用硫唑嘌呤后胎儿出现没有特定类型的畸形（心房和心室隔缺损、多指、肺动脉狭窄）、早产和低出生体重等。另外，有病例报道显示妊娠期使用硫唑嘌呤后新生儿出现了免疫抑制。但依据《孕期与哺乳期用药指南》，在大约1000个使用硫唑嘌呤的病例中，还没有发现硫唑嘌呤会增加胎儿畸形发生率，用药不是终止妊娠指征，若妊娠早期服用该药，建议妊娠期进行详细的超声检查，以确保胎儿正常的形态发育。③羟氯喹：妊娠期使用正常剂量的羟氯喹不增加后代畸形风险。多项研究未发现在妊娠期暴露于氯喹或羟氯喹后代产生眼部毒性的证据。根据《欧洲抗风湿病联盟循证建议：系统性红斑狼疮和（或）抗磷脂综合征女性患者计划生育，辅助生殖，妊娠和更年期管理及健康》及《英国风湿病学学会和英国风湿病学卫生专业人员协会：妊娠期和哺乳期处方药指南第一部分：生物疾病风湿性关节炎药物和糖皮质激素规范》《英国风湿病学会和英国风湿病卫生专业人员协会：妊娠期和哺乳期处方用药指南》等指南：妊娠期间若有系统性红斑狼疮复发或者合并有抗磷脂综合征时，可使用羟氯喹（400mg/d），未发现存在明显致畸、流产，且用药可降低不良妊娠结局。对于抗磷脂抗体阳性的患者，在妊娠后应该使用羟氯喹，以减少血栓形成的危险；对于抗干燥综合征 A 抗体（SSA）或抗干燥综合征 B 抗体（SSB）阳性的系统性红斑狼疮患者，建议服用羟氯喹，以降低胎儿心脏传导阻滞的发生率。推荐剂量为一次100~200mg，每日 2 次。④双嘧达莫：双嘧达莫为抗血小板药物，目前未观察到妊娠期使用双嘧达莫与先天畸形相关。但有妊娠早期使用该药和阿司匹林后出现流产的报道。一项使用双嘧达莫治疗子痫前期的随机对照试验显示，与对照组相比，双嘧达莫组胎儿结局有所改善。

二、慢性肾脏疾病治疗药物的安全性分析

育龄期妇女是慢性肾脏疾病的好发人群，约 3% 的妊娠期妇女可能罹患慢性肾脏疾病。该类患者妊娠期的主要母胎风险包括疾病活动或进展而导致肾功能恶化，高血压新发或加重而引起尿蛋白，早产，胎儿生长受限，小于胎龄儿等；特定疾病（如狼疮性肾炎、糖尿病肾病等）会增加围产期死亡风险；糖尿病肾病患者的胎儿畸形风险增加。慢性肾脏疾病患者的用药涉及降压药（血管紧张素转化酶抑制剂、血管紧张素Ⅱ受体拮抗剂等）、免疫抑制剂、纠正贫血等多类药物。妊娠期与哺乳

期用药需基于孕产妇获益、能否透过胎盘、有无胎儿致畸性、能否在母乳中排泄等指标，应在权衡利弊的情况下谨慎选用。

咨询案例1

患者 41 岁，诊断慢性肾炎多年，长期服用贝那普利 10mg qd，现妊娠近一个月，咨询能不能保留胎儿？

咨询药物：贝那普利。

回复：贝那普利属于血管紧张素转换酶抑制剂（ACEI），在早孕期使用是否会导致胎儿畸形存在一定争议，部分研究认为妊娠早期暴露于 ACEI 会增加严重先天畸形（如心血管系统畸形、中枢神经系统畸形）风险，但亦有其他研究认为妊娠早期使用 ACEI 未见致畸风险增加，用药风险更多集中在孕中期和孕晚期。美国妇产科学会建议妊娠早期意外暴露于 ACEI 类药物后无需终止妊娠，但应在密切监测胎儿的情况下换用其他药物。因此，若您在充分理解风险的情况下，选择继续妊娠，建议规律补充叶酸，停用贝那普利，经专科医生评估后，若有必要，可换用小剂量糖皮质激素和（或）妊娠期安全性较高的免疫抑制剂控制蛋白尿，拉贝洛尔或硝苯地平控制血压，慎重观察胎儿器官（心脏等）发育情况，定期于产科、肾内科就诊评估肾功能及尿蛋白排出量情况。同时，告知患者在妊娠的特殊状态下随着孕周增加可能会加重肾脏疾病，若肾脏疾病进展亦会导致妊娠的风险显著增加，威胁母胎安全，故遵医嘱定期复诊随访非常重要。

分析：贝那普利属于血管紧张素转换酶抑制剂（ACEI），为经典降压药物之一。妊娠早期使用 ACEI 可能增加胎儿畸形的风险，但母体疾病对胎儿发育可能亦有影响。一项妊娠早期使用 ACEI 的流行病学调查报道中，分析了 209 位母亲出生及医疗记录，发现其子女出现心血管和中枢神经系统畸形的风险增加，包括心血管缺陷 7 例，脊柱裂 1 例，小头畸形、眼部发育异常 1 例，眼缺损 1 例等 18 例不良结局。而使用美国医保数据进行的一项队列研究未发现妊娠早期使用 ACEI 增加先天畸形风险。该研究收集了 2000~2010 年间的数据，评估了暴露于 ACEI 的 4107 例妊娠（19.2% 患者使用贝那普利）和未暴露的 1329517 例妊娠，结果发现暴露组和未暴露组严重畸形的发生率无统计学差异。

胎儿的肾素 - 血管紧张素 - 醛固酮系统（RASS）和肾小管功能约在妊娠 9~12 周时才开始发育，故妊娠中晚期使用作用于 RASS 系统的药物，可引起胎儿肾功能下降，增加胎儿 / 新生儿的发病率和死亡率。胎儿肾功能下降可引起羊水过少，进而导致胎儿肢体痉挛、颅面变形、骨骼畸形、肺发育不良、宫内生长受限、早产、动脉导管未闭。潜在的新生儿不良反应包括无尿、低血压、肾衰竭、颅骨发育不全以及死亡。现有资料表明在妊娠中晚期（孕 13 周以上）服药发生畸形的可能性大于妊娠早期用药。

美国妇产科医生协会（ACOG）建议妊娠期妇女避免使用 ACEI，但妊娠早期意外暴露于 ACEI 后无需终止妊娠，应在密切监测胎儿的情况下换用其他药物。《孕期与哺乳期用药指南》中指出：如果在妊娠早期已经使用了这类药物，建议进行详细的超声诊断。但使用 ACEI 并不需要侵入性诊断或终止妊娠。

咨询案例 2（2021-1-4）

患者末次月经 10 月 10 日，既往月经规律约 28 天，因患有慢性肾炎，服用来氟米特（爱若华）一个月，每日 20mg，肾炎控制稳定，10 月 2 日停药，11 月初发现妊娠，咨询药物是否对胎儿有影响？

咨询药物：来氟米特。

回复：来氟米特因有明确的致畸作用，通常建议应至少停药 2 年或借助螯合剂（消胆胺或考来烯胺）降低来氟米特血药浓度至 < 0.02mg/L，再考虑受孕。基于已有的循证证据，结合患者的末次月经及既往月经周期综合分析，患者停用来氟米特时间大概在受精前 22 天，停药至妊娠的时间较短，体内药物未完全清除，药物致畸风险较高。因此，来氟米特对胎儿造成不良影响的风险较大，需充分告知患者若继续妊娠胎儿可能的畸形风险。若选择继续妊娠，建议补充叶酸，谨慎产检，观察胎儿发育情况。

分析：来氟米特是一种嘧啶生物合成的免疫抑制剂，常用于慢性肾脏疾病相关免疫治疗。根据相关说明书，来氟米特在胃肠黏膜与肝中迅速转变为活性代谢产物，口服生物利用度约 80%，口服 6~12 小时活性代谢产物的血药浓度达峰值，吸收不受高脂肪饮食影响。活性代谢产物血浆浓度较低，血浆蛋白结合率 > 99%，主要分布于肝、肾和皮肤组织，而脑组织分布较少。活性代谢产物在体内进一步代谢，并从肾脏与胆汁排泄，其半衰期约 10 天。来氟米特在体内迅速转变为活性代谢产物，而活性代谢产物可进一步代谢，其从体内清除非常缓慢，血浆中活性代谢物要达到不可检测水平（< 0.02mg/L）可能需要 ≤ 2 年的时间，所以使用来氟米特治疗的妇女应避免妊娠，直至血清浓度 < 0.02mg/L 方可怀孕。

来氟米特是一种动物致畸剂，资料显示来氟米特在小鼠微核试验及中国仓鼠（在体）骨髓细胞试验中均未出现致染色体畸变作用，但来氟米特的次要代谢物4–三氟甲基苯胺（TFMA）在基因突变试验和中国仓鼠细胞（体外）染色体畸变试验中均出现致染色体畸变作用。妊娠大鼠在器官形成期经口给予来氟米特15mg/kg出现致畸作用，主要表现为无眼或微眼、梗阻性脑积水。在此暴露量下，来氟米特还引起孕鼠体重下降、胎鼠死亡增加及体重下降。妊娠家兔在器官形成期给予来氟米特10mg/kg导致胸骨融合和发育不良。大鼠和家兔在来氟米特1mg/kg剂量下未出现致畸作用。雌性大鼠在交配前14天至哺乳期末给予来氟米特1.25mg/kg，仔鼠的生存率出现明显（＞90%）的降低。

虽然动物实验中观察到该药在低于人类药物暴露水平时存在致畸性和胚胎致死性，但现有的部分人类研究提示受孕前或妊娠期使用来氟米特未见增加重大先天畸形风险。美国畸胎信息专家协作研究组于1999年至2009年，进行了一项前瞻性的病例对照研究，纳入妊娠期服用来氟米特的64例类风湿性关节炎患者；匹配妊娠期未服用来氟米特的类风湿性关节炎患者108例；健康妊娠期妇女78例，以观察妊娠头三个月暴露于来氟米特后对胎儿安全性的影响。结果表明来氟米特暴露组胎儿重要出生缺陷的总体发生率与未暴露组及健康人群组无显著差异，与总体人群的3%~4%的胎儿出生缺陷率相似。与健康妊娠期妇女比较，类风湿性关节炎患病组（包括服用和未服用来氟米特的患者）新生儿体重轻，早产率高，但与是否暴露于来氟米特无关。该研究认为，妊娠早期（3个月）暴露于来氟米特后，应用考来烯胺清除体内药物成分并不会增加妊娠不良结局的发生，但对儿童生长发育的远期影响有待进一步评估。

加拿大 CHU Sainte–Justine 研究中心的 Bérard 等人对人类妊娠期来氟米特暴露相关的重大先天畸形、早产、低出生体重和自发流产的风险进行了量化。研究显示，母亲在妊娠期间的来氟米特暴露与重大先天畸形、早产、自发流产的风险均不存在有统计学意义的显著相关性。

 咨询案例 3（2021-4-9）

患者 40 岁，慢性肾炎病史 8 年，肾功能、泌尿系统 B 超正常，尿常规示少量红细胞，间断有尿蛋白阳性情况。近 4 年患者长期服用培哚普利叔丁胺片（雅施达），目前已妊娠 8 周，期间未停用药物，妊娠 6 周前因感冒口服小柴胡颗粒，咨询这两种药对胎儿是否有影响？降压药已停药 10 天，现在血压波动于 120~132mmHg/85~92mmHg，问若选择继续妊娠可选择什么降压药物？

咨询药物：培哚普利叔丁胺片、小柴胡颗粒。

回复：患者用药时间部分进入药物致畸高风险时期，培哚普利叔丁胺片可能增加出生缺陷风险，但美国妇产科医师学会认为妊娠早期意外暴露无需终止妊娠，应在密切监测胎儿的情况下换用其他药物。患者现已停用该药，告知患者药物可能带来的风险，若患者选择继续妊娠，则血压控制不佳可考虑使用拉贝洛尔或硝苯地平降压治疗。但上述降压药物并无降低母体尿蛋白等肾脏保护作用，患者需在肾内科、产科专家处按时随诊，密切监测、评估肾病控制情况及胚胎或胎儿发育情况，特别应密切观察胎儿心脏、肾脏、脑等重要器官发育情况。

　　分析：①培哚普利叔丁胺片属于血管紧张素转换酶抑制剂（ACEI），由于该药在妊娠期使用可能会导致胎儿的结构畸形，包括头颅畸形、无尿症、可逆或不可逆的肾功能受损等。在早孕期使用该药是否会导致胎儿畸形存在一定争议，部分研究认为妊娠早期暴露于 ACEI 会增加严重先天畸形（如心血管系统畸形、中枢神经系统畸形）风险，但亦有其他研究认为妊娠早期使用 ACEI 未见致畸风险增加，用药风险更多集中在孕中期和孕晚期。美国妇产科医师学会建议妊娠早期意外暴露于 ACEI 类药物后无需终止妊娠，但应在密切监测胎儿的情况下换用其他药物。在妊娠中期和妊娠晚期使用 ACEI 类药物，可引起胎儿肾功能下降，增加胎儿/新生儿的发病率和死亡率。胎儿肾功能下降可引起羊水过少，进而导致胎儿肢体痉挛、颅面变形、骨骼畸形、肺发育不良、宫内生长受限、早产、动脉导管未闭。潜在的新生儿不良反应包括无尿、低血压、肾衰竭、颅骨发育不全以及死亡。现有资料表明在妊娠中晚期（孕 13 周以上）服药发生畸形的可能性大于妊娠早期用药。因此，《妊娠期高血压疾病诊治指南》《英国国家卫生与临床优化研究所指南：妊娠期高血压的诊断和管理》《欧洲心脏病学会妊娠期心血管疾病管理指南》《昆士兰临床指南：妊娠期高血压疾病》均指出妊娠期禁止使用该类药物。《加拿大高血压指南：成人和儿童高血压的诊断，风险评估，预防和治疗》认为：妊娠前和妊娠期间应避免使用 ACEI 和血管紧张素Ⅱ受体拮抗剂（ARB）治疗，除非有使用指征（即蛋白尿肾病）。一些妊娠早期使用 ACEI 类药物的资料显示：在患有慢性肾脏疾病和蛋白尿的女性中，在确认妊娠前服用 ACEI 或 ARB 可能是可以的，但确认妊娠后应尽快停用。②小柴胡颗粒主要成分为柴胡，姜半夏，黄芩，甘草，生姜，大枣，蒲公英，以清热解毒类成分为主，无明显的毒性和重金属成分，意外暴露不增加胎儿畸形风险。

参考文献

［1］ 张建平. 复发性流产诊治的专家共识［J］. 中华妇产科杂志，2016，51（1）：3-9.

［2］ 复发性流产合并风湿免疫病免疫抑制剂应用中国专家共识编写组. 复发性流产合并风湿免疫病免疫抑制剂应用中国专家共识［J］. 中华生殖与避孕杂志，2020，40（7）：527-534.

［3］ Carl P. Weiner, CatalinBuhimschi. 妊娠哺乳期用药指南［M］. 孙璐璐，译. 2版. 北京：人民军医出版社，2014.

［4］ Andreoli L, Bertsias GK, Agmon-Levin N, et al. EULAR recommendations for women's health and the management of family planning, assisted reproduction, pregnancy and menopause in patients with systemic lupus erythematosus and/or antiphospholipid syndrome［J］. Ann Rheum Dis，2017，76（3）：476-485.

［5］ Flint J, Panchal S, Hurrell A, et al. BSR and BHPR guideline on prescribing drugs in pregnancy and breastfeeding- Part I: standard and biologic disease modifying anti-rheumatic drugs and corticosteroids［J］. Rheumatology（Oxford），2016，55（9）：1693-1697.

［6］ Tektonidou MG, Andreoli L, Limper M, et al. EULAR recommendations for the management of antiphospholipid syndrome in adults［J］. Ann Rheum Dis，2019，78（10）：1296-1304.

［7］ Sammaritano LR, Bermas BL, Chakravarty EE, et al. 2020 American College of Rheumatology Guideline for the Management of Reproductive Health in Rheumatic and Musculoskeletal Diseases［J］. Arthritis Rheumatol，2020，72（4）：529–556.

［8］ 托马斯·W·黑尔，希拉里·E·罗. 药物与母乳喂养［M］. 第17版. 辛华雯，杨勇，译. 上海：世界图书出版公司，2019.

［9］ Flint J, Panchal S, Hurrell A, et al. BSR and BHPR guideline on prescribing drugs in pregnancy and breastfeeding–Part Ⅱ: analgesics and other drugs used in rheumatology practice［J］. Rheumatology（Oxford），2016，55（9）：1693–1697.

［10］ Sammaritano LR, Bermas BL, Chakravarty EE, et al. 2020 American College of Rheumatology Guideline for the Management of Reproductive Health in Rheumatic and Musculoskeletal Diseases［J］. Arthritis Rheumatol，2020，72（4）：529–556.

［11］ 赫里什托夫·舍费尔，保罗·彼得斯，理查德·K·米勒. 孕期与哺乳期用药指南［M］. 山丹，译. 原书第2版. 北京：科学出版社，2009.

［12］ 中华医学会围产医学分会, 产科抗磷脂综合征诊断与处理专家共识［J］. 中华围产医学杂志，2020，23（8）：517–522.

［13］ 中国系统性红斑狼疮研究协作组专家组，国家风湿病数据中心. 中国系统性红斑狼疮患者围产期管理建议［J］. 中华医学杂志，2015，95（14）：1056–1060.

［14］ Castellinos, Gernone G, et al. A best practice position statement on pregnancy in hronic kidney disease the Italian study Groupon kidney and pregnancy［J］. J Nephrol，2016，29（3）：277-303.

［15］阮洁，冯韵霖，刘兴会. 2019 年英国肾脏病协会妊娠及肾脏疾病临床实践指南解读［J］，实用妇产科杂志，2020，36（12）：903-907.

［16］中华医学会妇产科学分会妊娠期高血压疾病学组. 妊娠期高血压疾病诊治指南（2020）［J］. 中华妇产科杂志，2020（4）：227-238.

［17］Pak KJ, Hu T, Fee C, et. al. Acute hypertension: a systematic review and appraisal of guidelines［J］. Ochsner J，2014，14（4）：655-663.

［18］Doreen M Rabi, Kerry A McBrien, Ruth Sapir-Pichhadze, et al. Hypertension Canada's 2020 Comprehensive Guidelines for the Prevention, Diagnosis, Risk Assessment，and Treatment of Hypertension in Adults and Children［J］. Can J Cardiol，2020，36（5）：596-624.

第六章

抗肿瘤药物
用药咨询

妊娠期的癌症发生率为 0.02%~0.1%，常见的癌症为乳腺癌、宫颈癌、甲状腺癌、霍奇金淋巴瘤和非霍奇金淋巴瘤。妊娠期间细胞毒性化疗药物的暴露令人担忧，抗肿瘤药旨在通过不同的机制阻止细胞分裂和细胞生长，因此对发育中的胚胎可能造成直接风险。若孕产妇需要进行化疗，应权衡利弊再决定是否立即化疗。当然，出现自然流产、重大畸形和死胎的风险与化疗药物的种类以及孕周有关。因此，需要平衡孕产妇和胎儿的双重利益来决定是否治疗和继续妊娠。一般认为，若在妊娠前 4 周暴露于细胞毒性药物符合"全或无"现象，要么胚胎死亡，要么无明显影响。若细胞毒性药物暴露于器官形成期，药物会增加胎儿畸形的风险，而在妊娠晚期造成胎儿畸形风险相对较低，但可能导致胎儿生长受限和低出生体重。

 咨询案例 1（2020-7-28）

患者诉末次月经 6 月 11 日，每次月经推迟 7 天，7 月 21 日查 HCG 发现怀孕。6 月 24 日由于工作原因在戴着一层橡胶手套的前提下接触到化疗患者的排泄物，化疗患者使用的药物是 5- 氟尿嘧啶，当日下午自感体温升高，无其他不适，第二日恢复正常。咨询曾经接触过化疗患者的排泄物是否对胎儿有影响。

咨询药物：5- 氟尿嘧啶。

回复：结合末次月经 6 月 11 日，每次月经推迟 7 天，推算该患者排卵期大约在 7 月 4 日左右。受精后 2 周内，孕卵着床前后，药物对胚胎的影响符合"全或无"规律。"全"指药物对胎儿有致畸导致早期流产，"无"指药物对胎儿无影响可继续妊娠。患者 6 月 24 日通过手套接触过化疗患者排泄物，一方面患者处于"全或无"时期内，另一方面患者避免了直接接触皮肤，药物经皮肤吸收的可能性很小，且氟尿嘧啶的清除半衰期为 20 小时左右，经过约 5 个半衰期（即 5 天）药物已从体内绝大部分清除，因而药物在体内的高峰期时受精卵尚未着床发育。综上分析，抗肿瘤药物对该孕妇的意外暴露对胎儿不构成较大风险，可继续妊娠。建议定期行胎儿后颈部透明层的厚度（NT）、排畸等检查，观察阴道流血等情况变化，规律补充叶酸。

分析：在妊娠期使用抗肿瘤药物可能会对胎儿产生不良结局，包括畸形、流产、死亡、贫血及白细胞下降等，但主要取决于化疗药物的种类、给药时间和累积给药剂量。氟尿嘧啶属于抗代谢类肿瘤药物，主要经肝脏代谢，大部分分解为二氧化碳经呼吸道排出体外，约 15%~20% 的氟尿嘧啶在给药 1 小时内经肾以原型药排出体外。5- 氟尿嘧啶通过取代尿嘧啶，干扰 DNA 和 RNA 的合成。氟尿嘧啶在妊娠早期属于禁用，有妊娠早期同时使用氟尿嘧啶和其他药物治疗后出现孕妇流产和胎儿复杂畸形的案例。2014 年国外一篇有关 81 例妊娠乳腺癌患者在妊娠中期和妊娠晚期使用环磷酰胺 + 多柔比星 + 氟尿嘧啶的联合化疗方案治疗的研究，随访发现分娩的婴儿成长到平均 7 岁时，大部分都未发生和药物暴露相关的严重并发症或健康问题，三名儿童出生时患有先天性异常，但与全国胎儿畸形的平均水平相似，因此未发现化疗药物有明显增加致畸的风险。然而，对这部分儿童和其他类似在胎儿时期曾暴露于化疗药物的人群，未来可继续随访他们的生育率是否下降，肿瘤的发病风险是否增加等。由于缺乏大规模严格对照试验研究，结合目前大部分循证医学证据，妊娠期妇女尤其在妊娠早期使用氟尿嘧啶时，无法排除可能导致畸形、流产等不良妊娠结局。

参考文献

［1］ Koren G, Carey N, Gagnon R, et al.Cancer chemotherapy and pregnancy［J］. J Obstet Gynaecol Can，2013，35(3)：263-280.

［2］ 陈明明，译. 加拿大妇产科医师协会（SOGC）化疗与妊娠指南［J］. 中国实用妇科与产科杂志，2015，31(9)：836-841.

［3］ 赫里什托夫·舍费尔，保罗·彼得斯，理查德·K·米勒. 孕期与哺乳期用药指南［M］. 山丹，译. 原书第2版. 北京：科学出版社，2009.

［4］ Gerald G. Briggs, Roger K. Freeman. Drugs in Pregnancy and Lactation［M］. 11th Ed. USA: Wolters Kluwer Health，2017，1059-1061.

［5］ Stephens JD, Golbus MS, Miller TR, et al. Multiple congenital anomalies in a fetus exposed to 5-fluorouracil during the first trimester［J］. Am J Obstet Gynecol，1980，137（6）：747-749.

［6］ Murthy RK, Theriault RL, Barnett CM, et al. Outcomes of children exposed in utero to chemotherapy for breast cancer［J］. Breast Cancer Res，2014，16（6）：500.

第七章

内分泌系统用药咨询

一、甲状腺疾病治疗药物的安全性分析

甲状腺功能正常对胎儿发育至关重要，妊娠期甲状腺功能状态与妊娠结局直接相关。依据美国妇产科医师学会《妊娠期甲状腺疾病管理指南》，妊娠期间甲状腺的生理变化相当大，可能与母体甲状腺异常相混淆。由于妊娠期细胞外液和血容量增加，妊娠晚期母体甲状腺体积增加 10%~30%。此外，妊娠期间甲状腺激素水平和甲状腺功能也会发生变化。首先，母体总甲状腺激素或结合甲状腺激素水平随着血清甲状腺结合球蛋白浓度的增加而增加。第二，促甲状腺激素（TSH）在许多甲状腺疾病的筛查和诊断中起着核心作用，妊娠早期（怀孕前 12 周），由于大量人绒毛膜促性腺激素（HCG）对 TSH 受体的刺激，使游离甲状腺素（FT_4）水平升高，从而抑制下丘脑促甲状腺素释放激素，进而限制垂体 TSH 分泌。妊娠早期后，TSH 水平恢复到基线值，并在妊娠晚期逐渐升高，这与胎盘生长和胎盘脱碘酶的产生有关。妊娠期母体和胎儿对甲状腺激素的需求增加。健康妊娠期妇女通过下丘脑 – 垂体 – 甲状腺轴的自身调节，可增加内源性甲状腺激素的产生和分泌。妊娠期间发生的甲状腺相关病理生理变化，以及显性和亚临床母体甲状腺疾病对母体和胎儿结局的都将产生明显影响。

咨询案例 1（2020-7-9）

患者 28 岁女性，妊娠 32 周，合并甲状腺功能减退、高血压，完善肝肾功能正常，血压控制欠佳（最高 168/100mmHg），入院拟行剖宫产，目前已使用地塞米松促胎肺成熟。患者体重较轻（约 37.5kg），咨询下一步使用左甲状腺素钠片、注射用头孢唑林、缩宫素注射液、拉贝洛尔注射液的剂量如何调整？

咨询药物：左甲状腺素钠、头孢唑林、缩宫素、拉贝洛尔。

回复：①左甲状腺素钠：分娩前若甲状腺功能情况控制可（血清 TSH 在 2.5mU/L 以下），左甲状腺素钠不需调整剂量。同时，若患者既往诊断为甲状腺功能减退，产后需将左甲状腺素钠剂量减至孕前剂量（减去胎儿生理需求剂量 20%~30%），并需要在产后 6 周复查甲状腺功能，据此调整用药剂量。但患者妊娠期诊断的甲状腺功能减退，产后可考虑停用左甲状腺素钠，并于产后 6 周评估血清 TSH 水平。②缩宫素：该患者可考虑术中局部予以 10U 缩宫素于子宫肌壁注射，减少全身不良反应。考虑患者体重偏低，建议 500ml 0.9% 氯化钠注射液中加入 10U 缩宫素静脉滴注（0.02U/ml），以 0.02U/min 速度持续静脉滴注，滴注时需监测血压和心率，同时通过观察患者血压、心率、阴道流血等情况变化，调整输注速度。③拉贝洛尔：100mg 加 5% 葡萄糖注射液或 0.9% 氯化钠注射液稀释至 250ml，滴速 1~4mg/min，根据血压调整用药。手术时，应在麻醉情况下监测血压情况（尤其在围术期使用缩宫素情况下）。根据血压调整滴速，10 分钟后如未有效降压则剂量加倍，最大单次剂量 80mg，直至血压被控制，每日最大总剂量 220mg。若患者术后停用缩宫素并血压稳定后改口服拉贝洛尔，200~2400mg，分 2~3 次口服。期间监测血压情况良好可酌情减量或停药处理。④头孢唑林：结合患者体重，剖宫产手术可术前预防使用头孢唑林 1g，静脉滴注，单剂量一次。

分析：①妊娠期临床甲状腺功能减退损害后代的神经智力

发育，增加早产、流产、低出生体重儿、死胎和妊娠期高血压等危险，必须给予治疗。结合《妊娠和产后甲状腺疾病诊治指南（第 2 版）》：母体对甲状腺激素需要量的增加发生在妊娠 4~6 周，之后逐渐升高，直至妊娠 20 周达到稳定状态，持续至分娩。妊娠期间左甲状腺素钠替代剂量需要增加 20%~30% 以满足胎儿生理需求剂量。非妊娠期临床甲状腺功能减退的完全替代剂量是 1.6~1.8μg/（kg·d），妊娠期临床甲状腺功能减退的完全替代剂量可以达到 2.0~2.4μg/（kg·d）。根据血清 TSH 治疗目标及时调整左甲状腺素钠剂量，妊娠期临床甲状腺功能减退的治疗目标是将 TSH 控制在妊娠期特异性参考范围的下 1/2。若无法获得妊娠特异性参考范围，则可控制血清 TSH 在 2.5mU/L 以下。若患者既往诊断为甲状腺功能减退，妊娠期对甲状腺素需求量增加是妊娠本身所致。所以，产后需将左甲状腺素钠剂量减至孕前剂量（减去胎儿生理需求剂量 20%~30%），并需要在产后 6 周复查甲状腺功能，据此调整用药剂量。但若患者是妊娠期诊断的甲状腺功能减退，产后可考虑停用左甲状腺素钠，并于产后 6 周评估血清 TSH 水平。② WHO 有关指南建议：无论阴道分娩或剖宫产分娩者，所有产妇在第三产程均可使用有效的子宫收缩剂来预防产后出血。缩宫素作为一线用药，其主要作用于缩宫素受体，半衰期短，静脉输注起效快，但静脉推注过程中不易控制缩宫素全身不良反应，易导致血流动力学明显波动。结合《剖宫产手术的专家共识》《产后出血预防与处理指南》，为有效促进子宫收缩和减少产后出血，胎儿娩出后予以缩宫素 10~20U 子宫肌壁注射和（或）缩宫素 10U 加入 500ml 0.9% 氯化钠注射液中静脉滴注（0.02U/ml）。综上，考虑患者体重偏低，血压控制不佳，围术期可考虑术中局部予以子宫肌壁注射 10U 缩宫素，减少全身不良反应。同时，术后可予以缩宫素10U加入500ml液体中以100~150ml/h持续静脉滴注。持续滴注过程需监测患者血压、心率、阴道流血等情况变化，酌情调整缩宫素输注速度。③根据《妊娠期高血压疾病血压管理专家共识》：拉贝洛尔静脉滴注用法100mg加5%葡萄糖注射液或0.9%氯化钠注射液稀释至250ml，滴速1~4mg/min，根据血压调整用药。结合《妊娠期高血压疾病诊治指南》应在麻醉情况下监测血压情况（尤其在围术期使用缩宫素情况下）。根据血压调整滴速，10分钟后如未有效降压则剂量加倍，最大单次剂量80mg，直至血压被控制，每日最大总剂量220mg。同时，若患者术后停用缩宫素并血压稳定后改口服，口服剂量200~2400mg，分2~3次口服。期间监测血压情况良好可酌情减量或停药处理。④依据《ACOG妇产科临床处理指南——临产和分娩时预防性抗生素的使用》：体重≤80kg者可考虑在剖宫产分娩前预防性静脉注射头孢唑林1g，体重＞80kg者建议增加剂量至2g。

咨询案例2（2020-8-7）

患者妊娠一个月时检查甲状腺功能指标（2020-7-9）：FT$_3$ 4.06pg/ml（2.5~3.9pg/ml），FT$_4$ 1.15ng/dl（1.2~3.1ng/dl），促甲状腺激素（TSH）25.88mU/L，医生给予口服左甲状腺素钠早晚各口服100ug。一周后（2020-7-17）复查FT$_3$ 5.83pg/ml（2.5~3.9pg/ml），FT$_4$ 2.51ng/dl（1.2~3.1ng/dl），TSH 0.559mU/L。2020年8月5日复查FT$_3$ 8.20pmol/l（3.28~6.47 pmol/l），FT$_4$ 17.24 pmol/l（7.64~16.3pmol/l），TSH 0.13mU/L，医生告知优甲乐过量。患者咨询过量的左甲状腺素对胎儿是否有影响？

咨询药物：左甲状腺素钠。

回复：建议继续妊娠，考虑患者为药物性甲状腺功能亢进，一般停药后可自行缓解或下降。若无明显甲状腺功能亢进症状，可不用其他药物干预处理，以免干扰胎儿本身甲状腺正常功能。停药 1~2 周复查甲状腺功能指标，若 TSH 仍较高（大于 4.0mU/L），仍提示妊娠期临床甲状腺功能减退，在内分泌科医生指导下调整药物剂量（建议小剂量起始）。

分析：根据患者甲状腺素相关指标，考虑患者为妊娠期亚临床甲状腺功能减退症（即妊娠期妇女血清 TSH 水平高于妊娠期特异的参考范围上限，而 FT$_4$ 水平在妊娠期特异的参考值范围内）。《妊娠和产后甲状腺疾病诊治指南（第 2 版）》指出：许多研究发现妊娠期亚临床甲状腺功能减退症有增加不良妊娠结局发生的风险，但结果并不一致，这可能与不同研究采用的 TSH 上限切点值不同、是否考虑 TPOAb 状态等因素有关。妊娠期亚临床甲状腺功能减退症对胎儿神经智力发育的影响尚不明确。基于已有的研究数据，该指南推荐所有 TSH 升高的妊娠期妇女应该评估 TPOAb 水平，是否给予 FT$_4$ 干预应根据 TSH 升高程度和 TPOAb 水平而定。

对于 TSH 大于妊娠期特异性参考范围上限（或 4.0mU/L），无论 TPOAb 是否阳性的妊娠患者，均推荐口服左甲状腺素钠片治疗。根据中国一项妊娠期妇女的前瞻性研究，妊娠 8 周之前诊断的，TSH 在 2.5~5.0mU/L 之间，左甲状腺素钠的起始剂量为 50μg/d；TSH 在 5.0~8.0mU/L 之间，左甲状腺素钠的起始剂量为 75μg/d；TSH 8.0mU/L，左甲状腺素钠的起始剂量为 100μg/d。经过 4 周治疗，TSH 可以降至 1.0mU/L 左右。综合上述，故患者第一次检查发现 TSH 明显异常时应予以左甲状腺素钠治疗，但为避免剂量过量导致药物性甲状腺功能亢进风险，可予以 100μg/d，2~4 周检测一次甲状腺功能。血清 TSH 稳定后可以每 4~6 周检测一次。

该患者一周后就诊复查甲状腺功能指标血清 TSH 明显下降。第三次复查甲状腺功能指标提示甲状腺功能亢进。指南指出，左甲状腺素钠不易通过胎盘，在妊娠期使用安全性很高，对胎儿造成畸形风险很低。甲状腺素作为参与机体能量代谢的重要调节激素，其缺乏的风险比过量风险要大（甲状腺功能减退可导致胎儿早产、智力低下、发育畸形等），所以对于妊娠合并有甲状腺疾病的患者，可使血清 FT_4 接近或者轻度高于参考范围上限，以利于机体（胎儿）正常生长发育需要。考虑患者为药物性甲状腺功能亢进，经过 6~7 天的药物清除半衰期，一般停药后可自行缓解或下降。若无明显甲状腺功能亢进症状，可不用其他药物干预处理，以免干扰胎儿本身甲状腺正常功能。

 咨询案例 3（2020-9-13）

患者末次月经为 8 月 3 日，同房时间 8 月 26 日，于 9 月 11 日发现妊娠。患者于 6 月 23 日至 9 月 10 日服用甲巯咪唑（进口，每片 10mg），每日 2 片，分别于 7 月 14 日和 8 月 14 日接种乙肝疫苗。9 月 11 日复查甲状腺功能：FT_3 4.93pmol/L，FT_4 17.29pmol/L，TSH 0.008mU/L，9 月 12 日在医生指导下调整抗甲状腺药物为丙硫氧嘧啶早晚各 50mg。咨询药物对胎儿是否有影响？

咨询药物：甲巯咪唑、丙硫氧嘧啶、乙肝病毒疫苗。

回复：①妊娠合并甲状腺功能亢进患者使用抗甲状腺功能亢进（甲亢）药物并不是终止妊娠的理由。目前循证医学证据提示妊娠第6~10周是抗甲状腺药物导致出生缺陷的危险窗口期，丙硫氧嘧啶和甲巯咪唑均有影响。但甲巯咪唑在妊娠早期使用可能导致畸形的程度较丙硫氧嘧啶重，故推荐妊娠早期（前3个月）使用丙硫氧嘧啶。结合患者的末次月经为8月3日，同房在8月26日，分析甲巯咪唑的使用阶段胎儿还未完全进入高分化发育阶段（用药高风险），胎儿尚未大量暴露于甲巯咪唑，所以总体风险不大，并已调整为丙硫氧嘧啶，所以可以继续妊娠。建议患者定期监测肝功能、血常规、甲功3项等变化，内分泌专科医生评估并调整用药，并且规律补充叶酸，密切关注有无腹痛、流血等流产症状，定期产检观察胎儿发育情况。②目前循证医学证据提示妊娠期间可以按免疫程序完成乙肝疫苗的接种。

分析：根据《妊娠和产后甲状腺疾病诊治指南（第2版）》：目前治疗甲状腺功能亢进的药物是甲巯咪唑和丙硫氧嘧啶。在妊娠第6~10周是抗甲亢药物导致出生缺陷的窗口期。甲巯咪唑与丙硫氧嘧啶的致畸风险相当，但丙硫氧嘧啶的程度更轻。其中，甲巯咪唑可致胎儿发育畸形（鼻后孔闭锁、食道闭锁、颜面畸形等）。丙硫氧嘧致畸风险相对较小，但可能引起肝脏损害或者急性肝衰竭。所以，结合已有循证医学证据推荐：①妊娠前选择甲巯咪唑，若进入备孕期建议换成丙硫氧嘧啶。②妊娠12周之内，选择丙硫氧嘧啶以降低胚胎畸形发育风险。③妊娠中后期（胎儿器官已基本发育成熟）若考虑丙硫氧嘧啶长期使用的肝损害风险可换用甲巯咪唑，甲巯咪唑与丙硫氧嘧啶的等效剂量比为1:（10~20），丙硫氧嘧啶每天2~3次，分开服用。④在甲巯咪唑和丙硫氧嘧啶转换使用时应注意甲状腺功能变化及药物不良反应，尤其是检测血常规、肝功能等指标。

乙肝病毒疫苗是一种基因重组疫苗，不属于减毒活疫苗，对胎儿或新生儿无已知危害。目前循证医学证据提示妊娠期可以安全使用。对于妊娠前已开始免疫系列接种的女性，妊娠期间可以按免疫程序完成乙肝疫苗的接种。

咨询案例4（2020-9-28）

患者诊断为甲状腺功能亢进症，医生开具甲巯咪唑（进口），当时吃了一个月，到7月底停药。患者末次月经8月10日，既往月经周期规律，9月12日发现妊娠，内分泌科医生将原来的甲巯咪唑换成了丙硫氧嘧啶，咨询药物是否对胎儿有影响？

咨询药物：甲巯咪唑、丙硫氧嘧啶。

回复：基于已有循证医学证据，丙硫氧嘧啶或甲巯咪唑都可用于妊娠患者，但基于两种药物已知的不良反应，权衡治疗的风险与获益，建议丙硫氧嘧啶通常用于控制妊娠早期的甲状腺功能亢进。而甲巯咪唑或丙硫氧嘧啶均可用于治疗妊娠中晚期的甲状腺功能亢进症患者。建议患者可在内分泌科医生评估下是否转化甲巯咪唑或丙硫氧嘧啶，并定期监测甲状腺功能指标、肝功能、血常规等指标监测，口服叶酸，规律产检。

分析：甲亢控制不良与流产、妊娠期高血压、早产、低出生体重儿、胎儿官内生长受限、死产（胎儿在分娩时死亡）、甲状腺危象及妊娠期妇女充血性心力衰竭相关。根据美国妇产科医师学会《妊娠期甲状腺疾病管理指南》：患有明显甲状腺功能亢进症的妊娠患者应服用抗甲状腺药物。甲巯咪唑通常在妊娠早期避免使用，因其与一种罕见的胚胎病有关，其特征是食管或后鼻孔闭锁以及皮肤发育不全（先天性皮肤缺损）。从 2012 年对 5967 例已知患者毒性弥漫性甲状腺肿病妇女的活产回顾分析研究发现，与接触丙硫氧嘧啶的妇女相比，接触甲巯咪唑的妇女发生重大胎儿畸形的风险增加了两倍。因此，丙硫氧嘧啶通常用于控制妊娠早期的甲状腺功能亢进。对于妊娠中晚期患者，甲巯咪唑或丙硫氧嘧啶均可用于治疗甲状腺功能亢进症。丙硫氧嘧啶可能会导致临床上显著的肝毒性。然而，从丙硫氧嘧啶过渡到甲巯咪唑可能导致甲亢控制不佳。此外，丙硫氧嘧啶降低 T_4 到 T_3 的转化率，优先用于 T_3 为主的甲状腺毒症。所以，药物的选择取决于妊娠的三个月、既往药物治疗的反应以及甲状腺毒症主要是 T_4 还是 T_3 来共同决策制定适当的治疗计划。基于两种药物都有已知的不良反应，权衡治疗的风险与获益，整个妊娠期间是否转化甲巯咪唑或丙硫氧嘧啶应并与患者做好沟通工作。

建议在妊娠早期每 1~2 周监测一次甲状腺功能，及时调整药物用量，避免药物的过度治疗，减少胎儿甲状腺肿及甲减的可能性。妊娠中晚期每 2~4 周监测一次，达到目标值后 4~6 周监测一次。一般控制目标是使妊娠期妇女 FT_4 接近或轻度高于正常值上限，TSH 在正常范围。同时，从妊娠中期开始密切观察胎儿情况，进行超声检查，监测胎心率、羊水量，观察胎儿是否有甲状腺肿的情况，并且要在出生后进行新生儿甲状腺功能检查。

咨询案例 5（2021-4-1）

患者诊断为 Graves（甲状腺功能亢进症）（TRAb 阳性），妊娠中晚期一直予以甲巯咪唑（进口）10mg，口服，一天 2 次治疗，目前产后两周，有哺乳需求。患者咨询药物对乳儿是否有影响？

咨询药物：甲巯咪唑。

回复：结合患者当前的用药剂量，应权衡用药利弊下使用。建议每次先哺乳再用药，用药后至少间隔 3~4 小时服用。用药期间仍应注意监测精神、饮食等变化，监测母亲及乳儿的甲状腺功能，必要时建议改为人工喂养。

分析：根据美国妇产科医师学会《妊娠期甲状腺疾病管理指南》，甲状腺功能亢进发生在 0.2%~0.7% 的妊娠中，Graves 病占这些病例的 95%。与 Graves 病相关的胎儿和新生儿风险要么与该病本身有关，要么与该病的药物（丙硫氧嘧啶或甲巯咪唑）治疗有关。由于母体抗体的持续存在，并且抗体可穿过胎盘，所有有 Graves 病史的妇女都应考虑胎儿甲状腺毒症的可能性。同时，患有 Graves 病的孕妇可分别具有可刺激或抑制胎儿甲状腺的促甲状腺免疫球蛋白和促甲状腺激素结合抑制性免疫球蛋白（也称为促甲状腺激素结合抑制性免疫球蛋白）。在某些情况下，母体 TSH 结合抑制性免疫球蛋白可能导致患有 Graves 病的女性新生儿出现暂时性甲状腺功能减退。所以，对于 Graves 甲状腺功能亢进症（TRAb 阳性）患者分娩的新生儿应密切监测其甲状腺功能，做好甲状腺相关评估工作。

研究证实，丙硫氧嘧啶只有非常少的量从母体血清进入乳汁，9例哺乳期妇女口服丙硫氧嘧啶200mg，测定服药后4小时的乳汁丙硫氧嘧啶浓度，仅为服用剂量的0.007%~0.077%。如此计算，服用丙硫氧嘧啶200mg的妇女，每天通过乳汁向婴儿喂服丙硫氧嘧啶149μg（0.149mg），这个剂量远低于治疗剂量，对母乳喂养的婴儿没有风险。但甲巯咪唑转移到母乳中的药物比例较丙硫氧嘧啶高4~7倍。几项研究单独调查了母亲服用低至中等剂量甲巯咪唑对母乳喂养婴儿甲状腺的影响，结果发现几乎所有参与研究的新生儿甲状腺功能均正常。《妊娠和产后甲状腺疾病诊治指南（第2版）》建议：服用低至中等剂量甲巯咪唑和丙硫氧嘧啶对母乳喂养儿是安全的。考虑到研究人群规模相对较小，建议最大剂量为甲巯咪唑20mg/d或丙硫氧嘧啶300mg/d。虽然在临床研究中都没有报道药物对儿童的影响，但丙硫氧嘧啶可能是哺乳期母亲的首选。

 咨询案例6（2020-11-7）

患者末次月经9月28日，既往月经规律，月经周期28~30天，近期发现意外妊娠。自述近期吃过螃蟹，目前有轻微恶心。①10月12日吃过感冒药（板蓝根颗粒）；②有高血压和甲状腺功能亢进症家族病史；③本人去年体检发现甲状腺功能指标不正常，到广州医院内分泌科咨询，可继续观察，未行药物处理；④多次出现高血压情况（140~150mmHg/90~95mmHg），目前未吃降压药物治疗。咨询目前情况是否可以妊娠，需要注意什么事项？

回复：目前患者未有明显不适，不必过分担心近期食物、中成药对胎儿影响，建议患者到内分泌科、心血管内科就诊，明确诊断，了解目前甲状腺功能及血压等情况，并进行适当干预措施，降低不良妊娠结局风险。

分析：①《妊娠和产后甲状腺疾病诊治指南（第 2 版）》有甲状腺疾病家族史的人群是妊娠期甲状腺疾病的高危患者，在高危妊娠人群中筛查，有 30%~80% 的（亚临床）甲状腺功能亢进或者甲状腺功能减退、妊娠期亚临床甲状腺功能减退症漏诊。妊娠期甲状腺功能状态异常与不良妊娠结局有直接相关。因此发现妊娠后，因完善甲状腺相关检查，于专科就诊评估是否治疗。②妊娠期血压控制不佳可能会导致胎儿生长受限、早产、死胎、胎盘早剥等风险，依据《妊娠期高血压疾病诊治指南》：对于有高血压遗传病家族史、妊娠早期已发现血压异常病史，存在明确妊娠高危因素的孕妇，需密切监测血压情况和肾功能情况等。根据血压情况及时启动降压治疗，可选择拉贝洛尔片、硝苯地平片、甲基多巴等降压药物，并且避免使用有致畸性的血管紧张素转化酶抑制剂（ACEI）、血管紧张素 Ⅱ 受体拮抗剂（ARB）药物。血压控制目标：当妊娠期妇女未并发器官功能损伤，酌情将收缩压控制在 130~155mmHg，舒张压控制在 80~105mmHg；妊娠期妇女并发器官功能损伤，则收缩压应控制在 130~139mmHg，舒张压应控制在 80~89mmHg；血压不可低于 130/80mmHg，以保证子宫胎盘血流灌注。③板蓝根颗粒不含有毒性和重金属物质，妊娠期少量使用不增加胎儿畸形风险。螃蟹属性寒凉，进食过多可因腹泻等肠道不耐受而导致子宫收缩加强等，建议妊娠期间尽量少食。

二、多囊卵巢综合征治疗药物的安全性分析

多囊卵巢综合征（PCOS）是以雄激素增多症、无排卵和多囊性卵巢形态为基本特征的综合征。《多囊卵巢综合征相关不孕治疗与生育保护共识》提及：PCOS患者存在性激素紊乱、代谢失调、肥胖等病理变化，其中高黄体生成素、高雄激素、高胰岛素/IR、肥胖、泌乳素轻度升高，导致黄体功能不全和绒毛间隙血栓形成倾向等，被认为是PCOS自然流产率增高的高危因素。PCOS容易合并月经紊乱、肥胖等症状，同时会伴有不孕、自然流产风险增加、不良分娩结局、胰岛素抵抗和代谢紊乱性疾病等，此外，心理特征和生活质量也容易受到影响。PCOS目前无有效的治愈方案，以对症治疗为主，且需长期的健康管理。由于PCOS患者不同的年龄和治疗需求，以及临床表现的高度异质性，因此，临床处理应根据患者主诉、治疗需求、代谢改变，采取个体化对症治疗措施。治疗包括生活方式干预、调整月经周期（激素治疗）、高雄激素的治疗（缓解高雄激素症状）、代谢调整（调整生活方式、减少体脂的治疗、口服降糖药）、促进生育（诱导排卵、体外受精-胚胎移植）等治疗手段来达到缓解临床症状、解决生育问题、维护健康和提高生命质量。

 咨询案例1（2020-12-19）

患者30岁，末次月经是10月23日，12月17日超声显示宫内早孕活胎52天左右。自然受孕。既往患者诊断多囊卵

巢综合征，合并高胰岛素血症（空腹血糖 11mmol/L、餐后 1 小时血糖 22mmol/L，空腹胰岛素 120pmol/L）。半年前患者予以二甲双胍 500mg，口服，每日 2 次，10 月 20 日开始吡格列酮二甲双胍（15mg:0.5g/ 片）1 片，口服，每日 2 次，12 月 14 日停药。咨询药物对胚胎有无影响，是否需要终止？

咨询药物：吡格列酮二甲双胍、二甲双胍。

回复：目前尚缺乏在妊娠早期暴露的吡格列酮、二甲双胍会增加引起胎儿造成畸形的直接依据，国外相关指南推荐两药可用于妊娠期患者，所以总体上来说妊娠早期意外暴露上述两种药物不是终止妊娠的理由。建议患者可继续妊娠，定期做好产检，谨慎观察胎儿发育情况，规律监测血糖、补充叶酸。

分析：《多囊卵巢综合征相关不孕治疗与生育保护共识》指出当肥胖型患者存在高胰岛素血症，通过影响下丘脑垂体卵巢轴的功能干扰促性腺激素的分泌并刺激卵巢和肾上腺产生雄激素，使肝脏合成分泌性激素结合球蛋白减少、血游离睾酮水平升高，影响卵泡发育及成熟障碍导致无排卵性不孕。二甲双胍被认为可使 PCOS 女性恢复排卵、提高妊娠率，还可以降低血清雄激素水平和血管内皮生长因子生成、减少卵巢刺激征（OHSS）发生的作用，因此目前临床普遍使用该药治疗 PCOS，也可以与氯米芬配合使用。此外，二甲双胍有改善代谢，协同促排卵药物改善妊娠结局的获益。《多囊卵巢综合征中国诊疗指南》提示：对于有代谢异常患者可使用包括二甲双胍、吡格列酮、阿卡波糖等。①二甲双胍：为胰岛素增敏剂，能抑制肠道葡萄糖的吸收、肝糖原异生和输出，增加组织对葡萄糖的摄取利用，提高胰岛素敏感性，有降低高血糖的作用，但不降低正常血糖。二甲双胍可用于包括 PCOS 伴胰岛素抵抗的患者；PCOS 不孕、枸橼酸氯米酚治疗抵抗患者促性腺激素促排卵前的预治疗。②吡格列酮：为噻唑烷二酮类胰岛素增敏剂，不仅能提高胰岛素敏感性，还具有改善血脂代谢、抗炎、保护血管内皮细胞功能等作用，联合二甲双胍具有协同治疗效果。吡格列酮常作为双胍类药物疗效不佳时的联合用药选择，常用于无生育要求的患者。

对于二甲双胍，国内的研究资料指出妊娠期妇女禁用，而国外的资料则认为妊娠期使用该药是较安全的。研究证据表明，孕早期二甲双胍暴露不会增加非遗传性先天畸形的总体风险。一项大鼠研究表明，二甲双胍可能不会增加出生缺陷的风险。美国妇产科医师学会、母胎医学会等国外的机构也推荐二甲双胍为妊娠期使用的一线口服降糖药。若病情稳定 PCOS 患者在不知妊娠的情况下服用二甲双胍，建议在妊娠第 6~8 周时治疗就应停止，改为胰岛素等治疗。查询优生智库数据库，基于对实验动物的研究，吡格列酮不太可能增加后代先天性畸形的风险。目前尚没有找到人类妊娠或哺乳期使用吡格列酮的其他已发表的研究。有关吡格列酮在妊娠期用药的安全性尚未确立，虽然说明书上提示禁用，基于动物实验研究该药不会增加后代先天畸形的风险。在给予高剂量使用时，显示实验动物出现产后发育延迟、胎儿体重减轻和胚胎／胎仔受损，但仍无法确定不利生育结局是否与母体代谢异常有关。

 咨询案例 2（2020-12-1）

患者 30 岁，因多囊卵巢综合征，于 2020 年 4 月开始规律口服屈螺酮炔雌醇片（优思明），每次月经周期第 5 天予以屈螺酮炔雌醇治疗，连服 21 天停药后出现撤退性出血（月经）。

患者于10月2日停服，10月8日来例假，11月28日检测妊娠，咨询此药对胎儿是否有影响？

咨询药物：屈螺酮炔雌醇片。

回复：综上所述，患者妊娠前使用的屈螺酮炔雌醇对此次妊娠及胎儿不造成显著风险，可继续妊娠，建议规律补充叶酸，定期产检评估。

分析：根据《多囊卵巢综合征中国诊疗指南》：复方短效口服避孕药（COC）不仅可调整月经周期、预防子宫内膜增生，还可使高雄激素症状减轻，可作为育龄期无生育要求的PCOS患者的首选。对于多囊卵巢综合征患者，短效复方口服避孕药用于调整月经周期，预防子宫内膜增生，减轻高雄激素症状，改善排卵异常导致月经紊乱。

屈螺酮炔雌醇为复方COC，每片含屈螺酮3mg和炔雌醇0.03mg。屈螺酮炔雌醇不仅可以抑制卵泡分泌，还可以改变宫颈黏液的黏稠度，不利于精子通过，阻止受精卵形成和结合，达到避孕作用。屈螺酮属于$17-\alpha$螺甾内酯类衍生物，是具有天然孕酮活性的人工合成孕激素，同时还具有抗雄激素和对抗盐皮质激素的活性。屈螺酮亦能反馈抑制促性腺激素的释放，降低LH水平，抑制卵巢及肾上腺释放雄激素。所以，屈螺酮除具有强效孕激素活性以外，还具有抗盐皮质激素和抗雄激素活性，临床常用于治疗PCOS患者（尤其伴有高雄激素血症及多毛、痤疮的患者）。

尽管屈螺酮炔雌醇说明书指出，若服用药物期间发生妊娠，必须停止继续用药，但流行病学研究和荟萃分析并没有发现在妊娠前或妊娠早期服用低剂量复方口服避孕药会增加胎

妊娠期与哺乳期用药咨询案例详解

儿生殖器或非生殖器出生缺陷（包括心脏异常和肢体短缩缺陷）的风险。根据《复方口服避孕药临床应用中国专家共识》：①COC对生育的影响是可逆的，停药后即可恢复。②COC本身无致畸作用，不增加胎儿先天性畸形的风险，对染色体无影响。③COC对生育力有保护作用。若坚持正确使用COC，用药期间可避免妊娠，停用后即可恢复生理周期和生育力，停药第一个月经周期就可以恢复排卵，恢复生育功能，同时停用COC后的妊娠无影响。④使用COC期间妊娠或妊娠期间误服了COC，并不增加胎儿先天性畸形的风险，不会导致新生儿致畸。因此，停药后即可妊娠，无需等待3~6个月。

参考文献

[1] American College of Obstetricians and Gynecologists. Thyroid Disease in Pregnancy:ACOG Practice Bulletin, Number 223 [J]. Obstet Gynecol, 2020, 135 (6): 261-274.

[2] 中华医学会内分泌学分会，中华医学会围产医学分会. 妊娠和产后甲状腺疾病诊治指南（第2版）[J]. 中华内分泌代谢杂志，2019，35（8）：636-665.

[3] Vogel JP, Williams M, Gallos I, et al. WHO recommendations on uterotonics for postpartum haemorrhage prevention: what works, and which one? [J]. BMJ Glob Health, 2019, 4 (2): 1-5.

[4] 中华医学会妇产科学分会产科学组. 剖宫产手术的专家共识 [J]. 中华妇产科杂志，2014，49（10）：721-724.

[5] 中华医学会妇产科学分会产科学组. 产后出血预防与处

理指南［J］. 中华妇产科杂志，2014，49（9）：641-646.

［6］ 中华医学会心血管病学分会女性心脏健康学组，中华医学会心血管病学分会高血压学组. 妊娠期高血压疾病血压管理专家共识［J］. 中国心血管病杂志，2020，48（3）：195-204.

［7］ 中华医学会妇产科学分会，妊娠期高血压疾病学组. 妊娠期高血压疾病诊治指南［J］. 中华妇产科杂志，2020，55（4）：227-238.

［8］ American College of Obstetricians and Gynecologists. ACOG Practice Bulletin No.199 Summary: Use of Prophylactic Antibiotics in Labor and Delivery［J］. Obstet Gynecol，2018，132（3）：798-800.

［9］ Yu X, Chen Y, Shan Z, et al.The pattern of thyroid function ofsubclinical hypothyroid women with levothyroxine treatment during pregnancy［J］. Endocrine，2013，44（3）：710-715.

［10］ Dosiou C, Medici M. Management of endocrine disease:isolated maternal hypothyroxinemia during pregnancy:knowns and unknowns［J］. Eur Endocrinol，2017，176（1）：R21-38.

［11］ Kampmann JP, Johansen K, Hanse JM, et al. Propylthiouracil in human milk［J］. Lancet，1980，1（8171）：736-737.

［12］ Johansen K, Anderse AN, Kampmann JP, et al. Excretion of methimazole in human milk［J］. Eur J Clin Pharmacol，1982，23（4）：339-341.

［13］ Cooper DS, Bode HH, Nath B, et al. Methimazole

pharmacology in man: studies using a newly developed radioimmunosassay for methimazole [J]. J Clin Enddocrinol Metab, 1984, 58 (3): 473-479.

[14] Azizi F, Khoshniat M, Bahrainian M, et al. Thyroid function and intellectual development of Infants nursed by mother taking methimazole [J]. J Clin Enddocrinol Metab, 2000, 85 (9): 3233-3238.

[15] Lamberg BA, Ikonen E, Oseterlund K, et al. Antithyroid treatment of maternal hyperthyroidism during lactation [J]. Clin and Endocrinol (Oxf), 1984, 21 (1): 81-27.

[16] Azizi F. Effect of methimazole treatment of maternal thyrotoxicosis on thyroid function in breast-feeding infants [J]. Jpediatr, 1996, 128 (6): 855-858.

[17] 托马斯·W·黑尔, 希拉里·E·罗. 药物与母乳喂养 [M]. 第17版. 辛华雯, 杨勇, 译. 上海: 世界图书出版公司, 2019.

[18] 多囊卵巢综合征相关不孕治疗及生育保护共识专家组, 中华预防医学会生育力保护分会生殖内分泌生育保护学组. 多囊卵巢综合征相关不孕治疗及生育保护共识 [J]. 生殖医学杂志, 2020, 29 (7): 843-851.

[19] Teede HJ, Misso ML, Costello MF, et al. Recommendations from the international evidence-based guideline for the assessment and management of polycystic ovary syndrome [J]. Human Reproduction, 2018, 33 (9): 1602-1618.

[20] 中华医学会妇产科学分会, 内分泌学组及指南专家组. 多囊卵巢综合征中国诊疗指南 [J]. 中华妇产科杂志, 2018, 53 (1): 2-6.

［21］Guido M, Romualdi D, Giuliani M, et al. Drospirenone for the treatment of hirsute women with polycystic ovary syndrome:a clinical, endocrinological, metabolic pilot study［J］. J Clin Endocrinol Metab，2004，89（6）：2817-2823.

［22］复方口服避孕药临床应用中国专家共识专家组. 复方口服避孕药临床应用中国专家共识［J］. 中华妇产科杂志，2015，50（2）：81-91.

第八章

皮肤及外用药物
用药咨询

一、抗组胺药物的安全性分析

抗组胺药是皮肤科的常用药物，品种繁多，临床常用药物多达 20 多个。抗组胺药指通过与组胺受体结合而拮抗组胺病理作用的药物，即组胺受体拮抗剂，分为第一代抗组胺药和第二代抗组胺药，两者在用法、用量、不良反应、使用注意事项等多方面均有所不同。第一代抗组胺药多为亲脂性，易通过血 - 脑屏障，产生中枢抑制，称为镇静性抗组胺药，代表药物有氯苯那敏、苯海拉明、赛庚啶等。第二代抗组胺药不容易通过血 - 脑屏障，中枢抑制发生率低，又称为非镇静性或低镇静抗组胺药，代表药物有氯雷他定、西替利嗪、左西替利嗪等。《抗组胺药在皮肤科应用专家共识》指出妊娠期与哺乳期首选第二代抗组胺药。美国 FDA 将氯雷他定、西替利嗪、左西替利嗪、阿伐斯汀、苯海拉明及氯苯那敏归于 B 类，目前没有属于 A 类的抗组胺药。在权衡风险后妊娠期应首选氯雷他定及西替利嗪。非索非那定、氮䓬斯汀、奥洛他定和地氯雷他定则为 C 类，不推荐在妊娠期使用。哺乳期妇女可以酌情使用氯雷他定、西替利嗪、氯苯那敏。

咨询案例 1（2020-5-13）

患者 31 岁，末次月经 3 月 20 日，平素月经周期规律，约 29 天，此次因经期推后 5 天左右，自行使用早孕试纸测试提示怀孕，目前已经妊娠 7 周左右，4 月 4 日至 4 月 9 日由于左手臂长皮疹服用地氯雷他定 10mg qn、依巴斯汀 10mg qd，咨询药物是否对胎儿有影响？

咨询药物：地氯雷他定、依巴斯汀。

回复：通过患者的末次月经和月经周期推算，服药后胚胎发育相对安全期应在 4 月 18 日左右。由于受精卵尚未在子宫内完全着床，所以该段时期内用药应是"全或无"时期（完全受影响致流产或完全无影响继续妊娠）。根据患者的用药时间，患者服用的地氯雷他定、依巴斯汀均在胚胎发育相对安全期，故对于胎儿不构成较大风险，建议患者可以继续妊娠，定期产检，补充叶酸。

分析：《中国荨麻疹诊疗指南》、欧洲变应性反应与临床免疫学会《荨麻疹的定义、分类、诊断和管理》指出：根据氯雷他定的临床荟萃分析，尚无因妊娠期使用第二代抗组胺药而导致婴儿出生缺陷的报道，而患者所使用的氯雷他定和依巴斯汀都属于这一类药物，相对安全可靠。地氯雷他定为氯雷他定的代谢物，目前亦尚未得到可引起较大妊娠风险的结论。

 咨询案例 2（2020-9-2）

患者 27 岁，末次月经 7 月 27 日，平素月经周期规律，约 28 天，8 月 27 日前服用了复方甘草酸苷胶囊 1 粒 tid，外用康复新液 10ml tid，8 月 29 日服用了感冒灵颗粒 1 袋 tid，咨询药物对胚胎的影响？

咨询药物：复方甘草酸苷、康复新液、感冒灵。

回复：根据患者末次月经及月经周期推算，胚胎发育相对安全期在 8 月 24 日，8 月 25 日以后胚胎的器官开始进入高敏感分化期，药物对胚胎的影响较大。患者虽然在高度致畸敏感期有药物暴露，但综合循证医学证据上述药物尚不构成较大致畸风险，建议患者补充叶酸，规律产检，检测孕酮、HCG 翻倍情况，观察是否有明显腹痛、阴道流血等不适。

分析： ①复方甘草酸苷胶囊从药品说明书来看，妊娠期妇女在权衡治疗利大于弊后可慎重使用。另外，一项荟萃分析表明复方甘草酸苷注射液在改善妊娠期妇女肝功能的同时，对母婴并无明显不良反应，其仅在高剂量使用时可能有早产风险。②康复新液为美洲大蠊干燥虫体提取物，其药品说明书提及妊娠期妇女禁用，尚无对胎儿造成畸形的循证依据。③感冒灵颗粒主要成分为三叉苦、岗梅、金盏银盘、薄荷油、野菊花、马来酸氯苯那敏、咖啡因、对乙酰氨基酚。结合目前循证医学证据，中药成分功效以清热解毒为主，无明显的毒性，不含重金属成分，没有明显的胎儿致畸风险。对乙酰氨基酚、咖啡因、马来酸氯苯那敏以及抗组胺药物（氯苯那敏）在妊娠早期暴露不构成较大风险。

 咨询案例 3（2020-11-3）

患者处于哺乳期 45 天，由于接触性皮炎，医生开具盐酸奥洛他定片 5mg bid，糠酸莫米松乳膏外用，咨询药物对乳汁的影响？能不能哺乳？

咨询药物： 糠酸莫米松乳膏、奥洛他定片。

回复： 建议患者酌情调整口服抗组胺药物品种。在每次哺乳后立即口服及外用药物，同时 3~4 小时后再哺乳，最低程度的减少药物被乳儿吸收而造成药品不良反应。长期用药时，告知患者需谨慎观察乳儿是否有嗜睡、烦躁、易激惹等症状。

分析：奥洛他定为新型抗组胺药物，其说明书提示该药在动物实验中显示可抑制幼崽体重增加，尚无非眼用制剂药物在人类哺乳期的研究。奥洛他定口服半衰期为 8~12 小时，鉴于代谢物的清除情况及动物实验数据，对乳儿的影响尚不确定。《中国荨麻疹诊疗指南》指出哺乳期首选无镇静作用的第二代抗组胺药。欧洲变态性反应与临床免疫学会在《荨麻疹的定义、分类、诊断和管理》中指出对于哺乳期荨麻疹患者，建议使用第二代抗组胺药，治疗剂量可参考普通人群剂量。目前普遍循证医学证据认为母亲使用抗组胺药后乳儿可能出现轻微烦躁、镇静或吸吮乏力等症状，这种情况无需治疗。但无论何种抗组胺药物，长期使用时，都应考虑其兴奋和轻度镇静的不良反应，但无需因此而限制治疗或停止哺乳。如出现症状，应及时换药。基于已有的安全数据，氯雷他定、西替利嗪作为第二代抗组胺药物，其脂溶性相对较小，不易通过血 – 脑屏障，几乎没有镇静作用，乳汁中药物含量较低。建议哺乳期妇女应尽量避免口服奥洛他定，改用安全数据较多的氯雷他定或西替利嗪（抗组胺药）来替代。

糠酸莫米松乳膏属于软性糖皮质激素（局部使用全身吸收相对少、不良反应小），透皮吸收入血后再分泌入乳汁的量很小，在 8 小时内全身吸收量不到 0.7%，可用于妊娠期、哺乳期妇女及儿童。目前没有临床报道发现局部用糠酸莫米松会对乳儿产生显著影响。美国国立医学图书馆下属 LactMed 数据库建议：哺乳期患者最好在最小的皮肤区域上使用最小有效剂量的激素类药物。

咨询案例 4（2021-1-9）

患者 28 岁，末次月经为 2020 年 11 月 9 日，2021 年 1 月 9 日产科 B 超提示妊娠 50 天至 2 个月左右，可见 3.8cm×1.3cm 孕囊样，可见卵黄囊、胚芽（长径约 0.7cm），原始心管搏动可见，孕酮 20.74ng/ml，HCG 1662.7mIU/ml，近 2 个月吃了多种抗过敏药，具体如下：11 月 3 日至 11 月 20 日口服奥洛他定片 5mg bid、复方甘草酸苷胶囊 3 粒 tid；12 月 1 日至 12 月 7 日口服氯雷他定片 10mg qn、阿伐斯汀胶囊 8mg bid、复方甘草酸苷胶囊 3 粒 tid、肤痒颗粒 1 袋 tid；12 月 17 日至 12 月 21 日使用曲尼司特胶囊 1 粒 tid、复方甘草酸苷胶囊 3 粒 tid。咨询药物是否对胎儿有影响？

咨询药物：奥洛他定片、复方甘草酸苷胶囊、氯雷他定片、阿伐斯汀胶囊、肤痒颗粒、曲尼司特胶囊

回复：目前已有证据认为大部分抗组胺药与胎儿致畸关系不大，从患者已知检查结果分析目前胎儿发育情况尚可。但考虑曲尼司特妊娠期使用相关安全性资料较少，基于动物实验研究结果，无明确致畸风险，若患者选择继续妊娠，则应该定期产检，完善排畸筛查，规律补充叶酸，密切关注有无腹痛、流血等流产症状。

分析：①氯雷他定：同本章节咨询案例 1。②复方甘草酸苷：同本章节咨询案例 2。③奥洛他定：同本章节咨询案例 3。④阿伐斯汀：属于新一代抗组胺药物，其说明书提示单独使用阿伐斯汀对雌雄鼠的生殖没有影响，但是并未找到阿伐斯汀对人类生殖和妊娠期、哺乳期安全性的参考资料。目前尚无致畸

性的循证依据，如需用药应权衡利弊。⑤曲尼司特：主要通过稳定肥大细胞膜而减少组胺的释放，该药在妊娠期使用的资料较少，药品说明书表明妊娠期妇女禁用。动物实验提示在器官形成期，小鼠经口给予曲尼司特 600mg/kg（按体表面积折算，约相当于临床拟用剂量的 12.2 倍），可见母鼠体重增长减缓、摄食量下降。据文献报道，高剂量时，可见胎鼠肋骨畸形增加；家兔经口给予曲尼司特 750mg/kg（按体表面积折算，约相当于临床拟用剂量的 60.8 倍），可见母兔和胚胎的死亡率增加。孕妇使用曲尼司特的安全性尚未确立，因此孕妇（特别是孕期的前 3 个月）和可能怀孕的妇女不应服用曲尼司特。但尚无人类致畸的依据。⑥肤痒颗粒：成分为苍耳子（炒、去刺）、地肤子、川芎、红花、白英，没有重金属和毒性成分，红花有活血的作用，可能增加流产的风险。

患者末次月经为 11 月 9 日，在 11 月 3 日至 12 月 21 日期间暴露的上述药物，包括药物不敏感期和药物敏感期。基于目前已有证据认为大部分抗组胺药与致畸不相关，从患者已知检查结果分析目前胎儿发育情况尚可。若患者选择继续妊娠，应定期产检，完善胎儿系统彩超和胎儿心脏彩超，规律补充叶酸，密切关注有无腹痛、阴道流血等流产症状。

咨询案例 5（2021-3-27）

患者 29 岁，2020 年开始患慢性荨麻疹，一直口服依巴斯汀 10mg qd，打算生育二胎。咨询是否可以每天服药？药物对胎儿的影响？

咨询药物： 依巴斯汀。

回复： 患者若计划妊娠或妊娠成功后，权衡疾病治疗的风险与获益，结合已有的妊娠期循证医学数据，建议将依巴斯汀改为氯雷他定或西替利嗪继续治疗。

分析： 依据药品说明书，依巴斯汀在动物实验研究表明，在妊娠早、中、晚期对胚胎发育无直接或间接的有害作用，也未见有致畸作用。但妊娠期妇女用药的安全性尚不明确。《中国荨麻疹诊疗指南》提及尚无由于妊娠期间使用第二代抗组胺药而导致婴儿出生缺陷的报道，因此在病情确需用药的情况下在权衡利弊下可选择相对安全的第二代抗组胺药（首选氯雷他定和西替利嗪）进行治疗。

二、维 A 酸类药物的安全性分析

维 A 酸是维生素 A 在人体内的代谢中间产物，主要影响骨的生长和促进上皮细胞增生、分化、角质溶解等代谢作用，临床用于治疗寻常痤疮、银屑病、鱼鳞病、扁平苔藓、毛发红糠疹、毛囊角化病、鳞状细胞癌及黑色素瘤等疾病。维 A 酸类药物一共分为三代，常用药物主要有维 A 酸、异维 A 酸、维胺酯、阿维 A、阿维 A 酯等。根据《阿维 A 治疗银屑病专家共识》：阿维 A 的致畸性是最严重的不良反应，且无任何安全剂量。因此，对生育期妇女在服药期间及服药后 2 年应严格避孕。精液和乳汁中阿维 A 排泄量甚微，哺乳期妇女在权衡利弊情况下可以服用。文献显示异维 A 酸会导致严重的、危及生命的先天畸形和自然流产。与妊娠头三个月暴露相关的胚胎病包括颅面、心脏、胸腺和中枢神经系统畸形。皮肤局部外用维A酸对处于胚胎敏感期的小鼠、大鼠、地鼠、兔母体有明确的胚胎毒性及致畸性，并可引起母体系统毒性。但回顾性资料暂未发现人类皮肤局部用药后引起畸胎。人皮肤外用虽有刺激性但并没有上述严重反应，可能由于动物和人的皮肤蛋白差异及对维A酸刺激的敏感性不同所致。

 咨询案例1（2020-5-26）

咨询男性备孕期间银屑病用药对孩子的影响。小孩目前已经一岁十个多月，健康无异常。父方在备孕期间使用过治疗银屑病的药，包括口服和外用药，具体不详，母方回忆父方在备孕期间使用的药物有阿维A，因此咨询父方用药及自己在妊娠期给父方涂抹外用药膏是否会对孩子造成远期影响？

咨询药物：阿维A（外用）、外用治疗银屑病药物。

回复：考虑患者在妊娠期帮助先生涂抹了药膏，患者其后成功受孕，孩子已经一岁多，功能尚无异常，考虑阿维A对精子及妊娠没有产生明显的影响。此外，患者未提供其他具体外用药品名称，不能进一步进行药品风险评价。

分析：阿维A是维生素A的合成衍生物，主要用于严重痤疮、银屑病等皮肤科疾病。阿维A妊娠期药物分级为X级，有生殖毒性，妊娠期妇女以及备孕期的妇女禁用。但是，对于男性服用后对生殖健康的影响，并未有明确报道会导致畸形或其他不良事件的发生，对于男性使用阿维A是否造成先天畸形，尚未有进一步临床数据研究。根据《阿维A治疗银屑病专家共识》：精液和乳汁中阿维 A 排泄量甚微，对男性精子无明显的影响。另外查阅《药物对男性生育能力的影响》，其中三项动物实验显示：雄性大鼠使用阿维 A 后出现生精细胞凋亡增加；一项人类研究显示：男性服用阿维 A 后睾酮和黄体生成素减少。但是，多数研究显示：男性使用阿维 A 后对生殖激素没有影响。另有一项研究显示：10 名男性服用阿维 A 酸 25~50mg 三个月，未发现精子形成、精子形态、精子活性或激素浓度等方面异常。根据阿维 A 说明书提示其在耐受性的临床前期研究中，阿维 A 主要是致畸形，未发现其有致癌和致突变性。此外，皮肤局部外用维 A 酸类药物对动物有明确的胚胎毒性及致畸性，并可引起母体毒性。但回顾性资料暂未发现人皮肤局部用药后引起畸胎。人皮肤外用虽有刺激性但并没有上述严重反应，可能由于动物和人的皮肤蛋白差异及对维 A 酸刺激的敏感性不同所致。结合《银屑病中医治疗专家共识》，可能的治疗方剂以清热凉血、养血润燥、活血化瘀为主，没有导致明显不良后果的毒性成分。

咨询案例 2（2020-8-27）

患者 31 岁，24 岁发现多囊卵巢综合征，月经周期 40~50 天。末次月经 5 月 10 日。因为痤疮，于 2 月 28 日至 3 月 10 日服用异维 A 酸胶囊，每次 10mg，每日 2 次，妊娠期产检未发现异常。根据彩超妊娠囊大小推测受精时间为 5 月 22 日，患者自述同房时间为 5 月 28 日。咨询怀孕前服用的异维 A 酸胶囊对胎儿的影响？

咨询药物： 异维 A 酸。

📧 **回复**：结合患者情况，考虑目前胎儿发育情况良好，产检暂未发现胎儿结构畸形等明显异常，药物尚未构成明显妊娠风险，建议放松心情，继续妊娠，定期配合产检，补充叶酸。

分析：异维 A 酸半衰期是 10~20 小时，代谢产物（4- 氧代异维 A 酸）半衰期是 17~50 小时，这表明大部分药物和其转化产物会在最后一次服药 10 天内消失。异维 A 酸有致畸性，可导致自然流产和危及生命的严重先天畸形。妊娠早期异维 A 酸暴露相关的胚胎病包括颅面部、心脏、胸腺和中枢神经系统的畸形，可以导致流产、早产、死胎以及先天缺陷，在得以继续进行的妊娠中，20%~30% 的新生儿有胚胎病。2006 年美国 FDA 创建了一个基于计算机的风险评估和防范策略，提示治疗期间及治疗后 1 个月致畸风险较高，这个药在体内完全代谢需要 10 天左右，因此提前 2 个月用药相对来说致畸风险较小。所以，美国 FDA 建议给予 1 个月清除期（完全停用药物到准备受孕之间一个月），建议在准备妊娠前至少提前一个月停止使用异维 A 酸。结合异维 A 酸的药物动力学特点，易感个体可能会延长药物作用时间，所以国内说明书建议至少停用 3 个月后备孕相对安全。从优生优育角度出发，考虑治疗前后 1 个月都有致畸风险，建议进行适宜的药品洗脱期更好。

咨询案例 3（2021-1-8）

咨询维 A 酸对男性生育力的影响？

咨询药物：维 A 酸。

📧 **回复**：目前尚无确切证据证实男性服用维 A 酸可导致胎儿畸形，男性在备孕期间服用维 A 酸胶囊是不是安全的，这个目前暂无证据给出明确答案。但从优生优育角度出发，建议育龄妇女及配偶在服用本药前后3个月内应严格避孕。

分析：当妊娠期维A酸的暴露水平足够高时，会增加胎儿出生缺陷的风险，这些出生缺陷涉及中枢神经系统、四肢以及心血管系统的异常，因此妊娠期妇女通常是禁用的。关于维A酸对生育影响，有研究显示无论是在卵巢还是睾丸中，在生殖细胞进入减数分裂的调控过程中，维A酸似乎都起到了一定作用。《药物对男性生育能力的影响》中大多数人类数据研究表明维A酸对生殖激素没有影响；一项研究发现睾丸激素和黄体生成素减少。三项对大鼠的动物实验研究显示该药对内分泌没有影响；另一项研究检测了20名男性的精子（使用异维A酸治疗6个月），没有检测到有害影响。治疗后4个月发现精子密度一过性升高。受试者停止用药一年后，精子密度恢复到治疗前水平。还有一个病例报道，一名男性使用1mg/（kg·d）的异维A酸治疗囊肿性痤疮，3周后出现射精失败，停药后这种现象就发生了逆转。药品制造商报道了两例已发生的相似病例。但目前尚缺乏确切证据证实男性服用维A酸可导致胎儿畸形。尽管如此，从优生优育角度出发，仍建议育龄妇女及其配偶在服用本药前后3个月内应严格避孕。

三、阴道外用药物的安全性分析

女性阴道炎常由感染性因素所致，常见的感染包括细菌性阴道病、外阴阴道假丝酵母菌病和滴虫性阴道炎。由淋球菌、衣原体及支原体等性传播疾病导致的宫颈炎也可表现为非特异性阴道症状。细菌性阴道病是育龄期妇女（妊娠期妇女和非妊娠妇女）最常见的下生殖道疾病，也是阴道分泌物异常和异味的最常见原因。它与许多产科并发症有关，如早产、胎膜早破、自然流产、绒毛膜羊膜炎、产后子宫内膜炎、剖宫产后伤口感染等。2017 年加拿大妇产科医生协会实践指南《妊娠期细菌性阴道病的筛查和管理》建议有阴道炎症状的妊娠期妇女，应积极监测和治疗。推荐口服或阴道局部用抗生素治疗以缓解症状，降低对产科不良后果的风险。但我国《细菌性阴道病诊治指南（2021 修订版）》表明阴道局部用药可能存在胎膜早破等风险，建议口服用药。

 咨询案例 1（2020-9-22）

　　患者 31 岁，目前妊娠六周余，末次月经 8 月 10 日，8 月 14 日结束，平素月经规律，约 28 天，由于之前不知道已经妊娠，妇科诊断细菌性阴道炎使用了药物，用药情况如下：接种两针四价人乳头瘤病毒疫苗（HPV 疫苗）第一针 5 月 22 日，第二针 7 月 25 日，8 月 24 日做了宫颈刮片阴道镜检查，查白带常规提示细菌感染，吃了妇乐片 5 片 bid，用了聚维酮碘溶液阴道冲洗，还局部使用了硝呋太尔制霉素阴道软胶囊，至 8 月 28 日。9 月 13 日使用聚维酮碘溶液冲洗共 5 天，没有使用口服药物。咨询就以上这些情况，胎儿会不会受到影响，是否能继续妊娠？如果能继续妊娠，需要做哪些检查？

咨询药物： HPV 疫苗、妇乐片、硝呋太尔制霉素、聚维酮碘溶液。

　　📧 **回复：** 根据患者的月经周期及用药情况需要从用药安全期及用药敏感期两阶段分析。患者第一阶段用药：口服妇尔乐片、外用聚维酮碘溶液、阴道用硝呋太尔制霉素阴道软胶囊共 5 天以及 HPV 疫苗，第二阶段外用聚维酮碘溶液。第一阶段使用药物属于用药安全期，这个阶段药物对胎儿的影响是"全或无"，要么药物影响胚胎分裂和着床过程而导致胚胎死亡（流产），要么胚胎未受到药物影响继续正常发育，一般不会导致胎儿畸形，依据目前循证证据，患者使用的妇乐片、阴道用硝呋太尔制霉素阴道软胶囊及外用的聚维酮碘溶液对胎儿不构成较大威胁。第二阶段用药由于胎儿进入高度致畸敏感期，患者局部外用的聚维酮碘溶液存在一定胎儿甲状腺功能异常的风险。同时，患者细菌阴道炎反复控制不佳，其本身也是流产的高危因素，易导致早产、低体重儿、宫内感染等。告知患者上述风险，建议患者与家属充分沟通知晓继续妊娠的风险，若选择继续妊娠，密切关注有无腹痛、阴道流血等症状，规律补充叶酸，行胎儿颈项透明层厚度（NT）检查、排畸 B 超、甲状腺功能等相关检查，必要时行无创 DNA、羊水穿刺等检查。

分析：①硝呋太尔制霉素阴道软胶囊：其成分为硝呋太尔和制霉菌素，两者阴道局部使用不吸收，造成妊娠不良结局的风险较小。②聚维酮碘：在医疗上用作杀菌消毒剂，目前尚无文献记录聚维酮碘或碘伏对妊娠结局造成不良影响，除了碘成分，其含有的其他辅料尚对妊娠不构成较大威胁。我国指南明确表明妊娠期每天摄碘＞500μg 有导致胎儿甲减的危险。目前没有直接研究表明妊娠期妇女外用聚维酮碘会增加婴儿发生甲状腺功能减退的概率，但不建议妊娠期妇女持续使用聚维酮碘。理论上，由于聚维酮碘局部冲洗阴道可致碘吸收入血而使胎儿有碘暴露风险，进而可能影响母体和胎儿的甲状腺功能，并诱发胎儿大脑及骨骼等发育障碍。同时，患者细菌性阴道病反复控制不佳是流产的高危因素，易导致早产、低体重出生儿、宫内感染等，但使用聚维酮碘溶液进行阴道冲洗可能会造成阴道微生物菌群失调，增加盆腔炎发生的风险，所以权衡利弊，从用药安全性不确定而感染风险可能增加角度出发，不建议患者继续局部使用聚维酮碘。③妇乐片中含有大血藤、延胡索、忍冬藤、赤芍、牡丹皮、蒲公英、大青叶、川楝子、甘草、大黄，功能主治清热凉血、消肿止痛，其中大血藤、大黄在妊娠早期使用可能会增加流产的风险。④ HPV 疫苗是灭活病毒疫苗。基于目前已有关于 HPV 疫苗的循证医学证据（包括美国疾病控制与预防中心、美国 FDA 等机构）均认为在妊娠前、妊娠期间意外接种 HPV 疫苗不增加不良妊娠结局发生的风险，但考虑 HPV 疫苗作为预防性疫苗，妊娠期间非必须接种，所以不推荐在妊娠期间继续接种 HPV 疫苗。

咨询案例 2（2020-12-26）

患者28岁，2018 年 8 月曾顺产一名女婴，现在妊娠 7⁺ 周，2020 年 12 月 21 日产科 B 超提示胚芽 0.3cm，原本计划终止妊娠，查白带常规提示细菌性阴道病使用了硝呋太尔制霉素阴道软胶囊 1 粒 qn 和维妇康洗液 10ml tid，现计划有变打算留下胎儿，咨询药物是否对胎儿有影响？

咨询药物：硝呋太尔制霉素阴道软胶囊、维妇康洗液。

回复：患者为妊娠第 6⁺ 周用药，胚胎暴露于药物的时间段处于用药敏感期，即胚胎器官形成期，容易受到药物的影响。但患者为局部暴露药物，全身吸收量较少，胎儿先天畸形发生的风险较小。

分析：①硝呋太尔制霉素阴道软胶囊：成分为硝呋太尔和

制霉菌素，制霉菌素是一种抗真菌药，它可以有效地抵御皮肤或黏膜的念珠菌感染并且不被吸收。目前临床数据表明，阴道途径给予制霉菌素一般不会产生胚胎毒性或致畸作用。硝呋太尔在动物毒性实验中毒性反应很小，妊娠小鼠和兔子口服后没有发生致畸或出现生育变化。局部用抗真菌药物包括：制霉菌素、克霉唑和咪康唑，均是妊娠期患者的首选药物，几乎对胎儿不会产生影响。②维妇康洗液：无毒性或重金属成分，含有冰片等行气活血作用的成分，有导致流产的风险。但不显著增加胎儿畸形的风险。

 咨询案例3（2020-10-24）

患者25岁，末次月经2020年9月25日，平素月经周期规律，约27天。在9月10日左右患者因念珠菌性阴道炎服用过一次氟康唑150mg。由于阴道炎反复，10月14日至10月19日使用阴道用环吡酮胺阴道栓1粒 qn，10月24日通过验孕试纸发现妊娠，另外患者患有桥本甲状腺炎正在服用左甲状腺素钠50μg qd。咨询药物是否对胎儿有影响？

咨询药物：氟康唑、环吡酮胺、左甲状腺素钠。

📧 **回复**：根据患者的末次月经推算，该患者于妊娠前使用氟康唑，在相对安全期局部使用环吡酮胺（即"全或无"时期），目前患者无明显腹痛、阴道流血等不适症状，分析上述药物对患者胎儿不构成致畸风险。相反，告知患者若念珠菌性阴道炎反复控制不佳，仍需积极治疗以减少上行感染导致的流产、死胎等风险，可酌情阴道外用克霉唑等药物。其次，桥本甲状腺炎的部分患者会发展为甲状腺功能减退，患者应在监测甲状腺功能情况下经内分泌医师指导调整左甲状腺素钠的剂量以满足妊娠母体和胎儿的正常功能需要，建议规律补充叶酸，定期产检，并复查白带常规评估阴道炎控制情况。

分析：①环吡酮胺是一种局部抗真菌药物，用于人体皮肤真菌感染，局部外用全身只会吸收大约 1.3% 的剂量。优生智库数据库动物实验研究及日本一项关于小鼠和大鼠的致畸性研究结果表明该药不会增加后代先天畸形发生的风险。②依据患者的用药记录，患者在末次月经前 15 天左右服用过一次氟康唑 150mg。根据《孕期与哺乳期用药指南》提示在一项前瞻性对照队列研究中，226 位妊娠期妇女在妊娠初期使用低剂量氟康唑（150mg/d）治疗念珠菌性阴道炎，并未发现胎儿畸形增加。另外回顾 PubMed 数据库各国文献包括对动物数据和人类病例报道及研究：氟康唑穿过胎盘，在兔体内表现有胚胎毒性，在大鼠体内表现有胚胎毒性和致畸性，导致颅面和肋骨畸形；氟康唑对人类致畸性与剂量有关，氟康唑＞300mg 剂量可能会产生畸形，如胎儿头斜方畸形、面中部发育不全、软骨异常合并多发滑膜及骨骼骨折，仍然为妊娠禁忌。单一低剂量（＜300mg）氟康唑并不增加先天性疾病的风险。因此应注意在妊娠中避免大剂量和长期使用氟康唑。

 咨询案例 4（2021-3-13）

患者 29 岁，末次月经为 2021 年 2 月 2 日，平素月经周期规律，约 30 天。2 月 7 日至 2 月 28 日因人乳头瘤病毒感染使用重组人干扰素 α2a 栓 1 粒 qn 治疗。2021 年 3 月 13 日 B 超提示：宫体大小 6.4cm×6.2cm×5.1cm，肌壁回声均匀，未见确切团块回声，宫内偏左侧查见约 0.7cm×1.1cm×0.4cm 的似孕囊回声，似孕囊右侧查见约 1.1cm×0.5cm 弱回声带。子

宫前壁下段切口区域呈弱回声，距离似孕囊下方约 3.5cm，CDFI：未见明显异常血流信号。提示：宫内早孕？宫内弱回声带。询问药物对胎儿是否构成影响？

咨询药物：重组人干扰素 α2a 栓。

回复：患者药物最后暴露的时间处于药物相对安全期，药物对胚胎的影响是"全或无"，"全"即胚胎因为受药物的影响而死亡（流产），"无"即胎儿未受到药物的影响。但基于目前有限的循证医学证据分析，局部使用重组人干扰素 α2a 与胎儿畸形不存在直接关联，但孕期使用可能会引起胎盘功能不全，若仍选择继续妊娠，孕期不建议继续使用重组人干扰素 α2a，规律补充叶酸，积极产检。

分析：重组人干扰素 α2a 主要通过阻止病毒蛋白质的合成、抑制病毒核酸的复制和转录而实现抗病毒作用。患者经阴道给药，药物通过阴道黏膜上皮吸收，在局部发挥作用，尚缺乏明确体内残余的药物进入体循环影响胎儿的资料。动物实验表明：接触较高水平的干扰素可能导致实验动物发生不良妊娠结局。我国《慢性乙型肝炎防治指南》指出：若正在接受干扰素 α 治疗，建议向妊娠期妇女和家属充分告知风险，由其决定是否继续妊娠，若决定继续妊娠则换用替诺福韦治疗。在美国国立医学图书馆生物医学文献数据库（PubMed）和药物不良反应周刊数据库（Reactions Weekly）中检索有关女性在干扰素治疗期间怀孕的文献，一篇干扰素 α 对胎儿安全性的系统回顾性研究发现干扰素对胎儿的影响主要是流产、胎儿发育迟缓、低出生体重儿等，没有检索到一例引起胎儿畸形的报道。结合 2019 年发表在 *Science* 上的一篇文章表明：重组人干扰

素 α2a 可能导致胎盘的外层合胞滋养层形成异常，引起胎盘功能不全，阻碍胎儿发育。

四、外用糖皮质激素的安全性分析

外用糖皮质激素类药物是重要的皮肤科外用药，具有高效、安全的特点，是许多皮肤病的一线治疗药物，外用糖皮质激素的作用强度分为超强效、强效、中效和弱效 4 类。《规范外用糖皮质激素类药物专家共识》指出激素的结构是决定其作用强度的主要因素，但浓度、剂型对其影响也较大。外用糖皮质激素对人类胎儿发育影响尚不完全明确，妊娠期慎用。提高外用激素安全性的关键是在症状可控的前提下，尽可能选择效能最低的激素制剂，避免大面积或长期用药。必须应用时，在取得患者同意后可以使用弱效、中效或软性激素，妊娠早期勿用含氟激素，哺乳期勿在乳房周围应用。

 咨询案例 1（2020-12-22）

患者 27 岁，自述妊娠 17 周时因为妊娠期湿疹（腹背部均有），皮肤科开了外用药，使用了两周有好转，未完全痊愈，发作时可影响睡眠。现在妊娠 20 周了，医生开具地奈德乳膏和除湿止痒软膏，每天擦两次，考虑两种药物说明书都写的妊娠期妇女慎用，咨询药物是否对胎儿有影响？能不能较大面积使用？

咨询药物：地奈德乳膏、除湿止痒软膏。

回复：患者使用的这两种药物均为外用局部用药，经吸收入血再到达胚胎的剂量有限，地奈德乳膏为弱效糖皮质激素，不含氟；除湿止痒软膏无明显毒性与重金属成分，对患者妊娠不构成显著影响。

分析：①《孕期与哺乳期用药指南》提示：妊娠前三个月使用糖皮质激素会增加胎儿唇腭裂发生的风险。动物实验研究发现在大鼠的 200mg/kg 和兔子的 600mg/kg 剂量后代没有产生畸形，其剂量水平类似于人类的最大推荐剂量。但外用糖皮质激素对胎儿的影响仍未可知，研究显示，应用于破损皮肤时，外用糖皮质激素经皮吸收为 0.5%~7%，妊娠期妇女的皮肤水化作用和血流量的变化可能会改变糖皮质激素的系统生物利用度。从用药安全角度出发，妊娠期妇女常规不应大剂量、大面积、长期外用糖皮质激素。地奈德是一种外用的弱效糖皮质激素，不含氟，选药符合《规范外用糖皮质激素类药物专家共识》推荐。需要注意，当大面积使用或常规用药加上纱布密闭时，会导致机体全身吸收增加。建议权衡治疗的需要，短期使用糖皮质激素治疗控制疾病不进展，结合《中国特应性皮炎诊疗指南》注意常规基础治疗包括：洗浴温度在 32~37℃，洗浴时间 5~10 分钟。推荐使用低敏无刺激的洁肤用品，其 pH 值最好接近正常表皮 pH 值；外用保湿润肤剂以恢复和保持皮肤屏障功能；避免各种机械、化学物质刺激，避免辛辣食物；避免过度干燥和高温等刺激；避免接触易过敏的食物或环境等。

②除湿止痒软膏的主要成分是蛇床子、黄连、黄柏、白鲜皮、苦参、虎杖、紫花地丁、地肤子、萹蓄、茵陈、苍术、花椒、冰片，具有清热除湿、祛风止痒的功效，不含妊娠期妇女绝对禁止使用的成分。软膏中含有虎杖和冰片，略寒凉，可能增加流产风险。

咨询案例 2（2020-12-21）

患者处于哺乳期，由于大腿根部股癣，瘙痒明显，咨询是否可以外用曲安奈德益康唑乳膏？用药期间是否可以哺乳？

咨询药物：曲安奈德益康唑乳膏。

回复：患者的曲安奈德益康唑应用部位为大腿根部（不涉及乳房等部位），经吸收入血再到达乳汁的剂量有限，对乳儿不构成较大影响。建议适当控制涂抹面积及使用频率，避免纱布密闭，减少外用药物的过度吸收。病情控制后，酌情停药，避免长期使用。

分析：曲安奈德益康唑乳膏为一种复方制剂，其中每克含硝酸益康唑 10mg，醋酸曲安奈德 1.0mg。依据《孕期与哺乳期用药指南》：哺乳期可以局部应用制霉菌素、克霉唑和咪康唑抗真菌药物。动物实验显示，益康唑可以进到哺乳大鼠的乳汁中。目前还不知道益康唑是否会对后代产生不良影响，Hale 博士的《药物与母乳喂养》提及：局部应用益康唑的吸收几乎接近于零，在人的尿液和粪便中仅能发现不到 1% 的使用量，其乳汁的浓度可能远低于亚临床水平，除非药物直接外用到哺乳的乳房或乳头上。曲安奈德是一种皮质类固醇，尚无关于曲安奈德分泌到人乳中的数据。结合其他外用曲安奈德剂型在哺乳期的使用的安全性信息，《孕期与哺乳期用药指南》提及：当通过吸入或鼻内给予曲安奈德时，乳汁水平可能极低。在母乳喂养的母亲中使用鼻内或气雾剂产品后，婴儿几乎没有任何危险。

咨询案例3（2021-2-16）

患者哺乳期4个月，手部湿疹，咨询能否使用氯倍他索薄荷脑涂剂？

咨询药物： 氯倍他索薄荷脑涂剂。

回复： 总体分析，从给药途径上来看外用氯倍他索薄荷脑涂剂吸收入血到达全身后透过乳汁的量很少，尚不对乳儿构成较大影响。应避免较大面积涂抹使用，避免在乳头或乳晕上使用该药品。

分析： 氯倍他索薄荷脑中的主要成分是丙酸氯倍他索、薄荷脑、氮酮、乙醇、丙二醇，其中氯倍他索为糖皮质激素。依据《药物与母乳喂养》：丙酸氯倍他索是一种高效的局部皮质类固醇激素，可用于短期缓解中度至重度皮质类固醇反应性皮肤病（包括牛皮癣）的炎症。有报道称，全身给予该药时，会排泄到母乳中。当婴儿通过乳汁接触皮质类固醇激素时，可能有抑制乳儿生长、升高血压等风险，尤其在长时间、高剂量口服或静脉注射皮质类固醇激素时风险更大。氯倍他索薄荷脑涂剂为外用涂剂，经皮吸收0.5%~7%糖皮质激素剂量，并转移到母乳中，婴儿相对吸收剂量低并经过首过代谢，母乳喂养对婴儿不构成显著影响。而药物其他成分氮酮、乙醇、丙二醇均为辅料。氮酮是制剂中的渗透剂，促进皮肤对药物的吸收，尚缺乏哺乳期使用安全性资料。查询优生智库数据库，尚无外用该类药物对胎儿造成的不良影响的相关报道。但建议避免在哺乳母亲的乳头、乳晕上或在较大的皮肤表面上使用该药。若需使用，则需注意监测乳儿生长情况、血压、精神等变化。

五、其他

 咨询案例 1（2020-11-29）

患者 31 岁，现在妊娠 34 周，由于外耳道炎 2 周，使用莫匹罗星乳膏治疗 2 次，咨询药物对胎儿有影响吗？

咨询药物：莫匹罗星。

回复：患者妊娠 34 周，处于药物低度致畸敏感期，且患者仅外耳道涂抹少量莫匹罗星软膏，吸收入全身的剂量极少，分析该药物对胎儿不构成显著影响，可继续妊娠。

分析：莫匹罗星是一种局部抗菌药物，通过可选择性地使细菌异亮氨酰 –tRNA 合成酶失活使细菌蛋白质的生物合成被迫终止，从而抑制细菌生长。但由于莫匹罗星与哺乳动物的异亮氨酸 –tRNA 合成酶的亲和力很低，现有的证据表明莫匹罗星不会对大鼠和兔的生殖功能产生不利影响，但尚无人类相关的数据。在大鼠和兔生殖研究中，显示在局部使用人体 22~43 倍剂量不会产生不利影响，所以认为人体局部使用无明显胎儿毒性。

另外，从给药途径上来看，外用药物吸收入血到达全身的量很少，局部用药 24 小时后只有不到 0.3% 的药物被吸收至全身。结合患者孕周，该药不会造成不良妊娠结局发生的风险。

咨询案例 2（2020-12-10）

患者还有 15 天达到预产期，患疥疮 1 个月，想在产前治好疥疮，咨询妊娠期妇女可以用什么药？

咨询药物：硫软膏。

回复：目前患者临近预产期，胎儿器官发育已基本成形，可以局部使用硫软膏作为目前疥疮治疗的选择药物，对胎儿不会造成重大致畸、流产和早产发生的风险。

分析：疥疮是由疥螨在人体皮肤表皮层内引起的接触性传染性皮肤病。可在家庭及接触者之间传播流行。临床表现以皮肤柔嫩之处有丘疹、水疱及隧道，阴囊瘙痒性结节，夜间瘙痒加剧为主要特点。2017 年 6 月，欧洲皮肤病与性病学会（EADV）发布了疥疮的管理指南，提及苄氯菊酯、苯甲酸苄酯和硫制剂在妊娠期间是安全的。硫软膏是以升华硫为主要成分的外用制剂，用于治疗疥疮、头癣、痤疮、脂溢性皮炎等，局部涂抹外用药物进入体循环的量极少，可作为妊娠期疥疮治疗的可选药物。

参考文献

［1］ 中国中西医结合学会皮肤性病专业委员会. 抗组胺药在皮肤科应用专家共识［J］. 中华皮肤科杂志，2017，50（6）：393-396.

［2］ 中华医学会皮肤性病学分会. 中国荨麻疹诊疗指南（2018 版）［J］. 中华皮肤科杂志，2019，52（1）：1-5.

［3］ Zuberbier T, Aberer W, Asero R, et al. The EAACI/GA（2）
LEN/EDF/WAO Guideline for the definition, classification,
diagnosis, and management of urticaria: the 2013 revision
and update［J］. Allergy，2014，69（7）：868-887.

［4］ 张晟，秦刚，沈毅，等. 复方甘草酸苷治疗妊娠合并
慢性乙型肝炎 905 例 Meta 分析［J］. 中国病毒病杂志，
2017，7（5）：380-385.

［5］ 中华医学会皮肤性病学分会. 阿维 A 治疗银屑病专家共
识（2017 版）［J］. 中华皮肤科杂志，2017，50（6）：
397-399.

［6］ Lammer EJ, Chen DT, Hoar RM, et al. Retinoic acid
embryopathy［J］. N Engl J Med，1985，313（14）：
837-841.

［7］ Drobnis EZ, Nangia AK. Impacts of Medications on Male
Fertility［M］. USA: Springer Internatio，2018.

［8］ 中华中医药学会皮肤科专业委员会. 皮肤科分会银屑病
中医治疗专家共识（2017 年版）［J］. 中国中西医结合
皮肤性病学杂志，2018，17（3）：273-277.

［9］ Yudin MH, Money DM. No. 211-Screening and
Management of Bacterial Vaginosis in Pregnancy［J］. J
ObstetGynaecol Can，2017，39（8）：184-191.

［10］中华医学会妇产科学分会，感染性疾病协作组. 细菌性
阴道病诊治指南（2021 修订版）［J］. 中华妇产科杂志，
2021，56（1）：3-6.

［11］中华医学会内分泌学分会，中华医学会围产医学分会.
妊娠和产后甲状腺疾病诊治指南（第 2 版）［J］. 中华内
分泌代谢杂志，2019，35（8）：636-665.

［12］赫里什托夫·舍费尔，保罗·彼得斯，理查德·K·米勒. 孕期与哺乳期用药指南［M］. 山丹，译. 原书第 2 版. 北京：科学出版社，2009.

［13］Pilmis B, Jullien V, Sobel J, et al. Antifungal drugs during pregnancy: an updated review［J］. J Antimicrob Chemother，2015，70（1）：14-22.

［14］中华医学会感染病学会分会. 慢性乙型肝炎防治指南（2019 年版）［J］. 临床肝胆病杂志，2019，35（12）：2648-2669.

［15］Yazdani BP, Matok I, Garcia BF, et al. A systematic review of the fetal safety of interferon alpha［J］. Reprod Toxicol，2012，33（3）：265-268.

［16］李邻峰，顾恒，温海，等. 规范外用糖皮质激素类药物专家共识［J］. 中华皮肤科杂志，2015，48（2）：73-75.

［17］中华医学会皮肤性病学分会. 中国特应性皮炎诊疗指南（2020 版）［J］. 中华皮肤科杂志，2020，53（2）：81-88.

［18］托马斯·W·黑尔，希拉里·E·罗. 药物与母乳喂养［M］. 第 17 版. 辛华雯，杨勇，译. 上海：世界图书出版公司，2019.

［19］Salavastru CM, Chosidow O, Boffa MJ, et al.European guideline for the management of scabies［J］. JEADV，2017，31（8）：1248-1253.

第九章

消化系统用药咨询

一、抗幽门螺杆菌感染药物的 安全性分析

幽门螺杆菌（Hp）是一种革兰阴性杆菌，全世界约50%人口存在胃部幽门螺杆菌的定植，除非通过抗生素治疗根除，否则这种定植基本上是终生的。幽门螺杆菌定植是胃溃疡、胃腺癌以及胃黏膜相关淋巴组织淋巴瘤的主要危险因素。幽门螺杆菌定植诱导产生的慢性浅表性胃炎是当代年轻人常见疾病，妊娠早期孕吐症状与慢性浅表性胃炎临床表现相似，很多患者误以为慢性胃炎，开始治疗后才发现为早期妊娠症状，现讨论相关治疗药物对妊娠期的影响。

 咨询案例1（2020-12-28）

患者女，37岁，2016年4月第一胎顺产，计划2021年开始备孕生二胎。2020年9月底于医院体检发现幽门螺杆菌呼气试验呈阳性，行无痛胃镜检查后诊断为慢性非萎缩性胃炎。既往患者无明显消化道症状，消化内科医生建议予以克拉霉素＋阿莫西林＋胶体果胶铋＋雷贝拉唑治疗，咨询这些药物对计划妊娠是否有影响，停药多久后可考虑备孕？

咨询药物：克拉霉素、阿莫西林、胶体果胶铋、雷贝拉唑。

回复：根据药物的致畸风险及药代动力学特点，考虑胶体果胶铋相对风险较高，同时该药物在体内清除较慢，停药后需要两个月时间能基本清除（药物在体内需要经过至少5个

血浆半衰期的清除时间），所以建议患者在医生指导下规律治疗幽门螺杆菌 10~14 天，并停药至少 2 个月后进行备孕计划。

分析：妊娠期幽门螺杆菌感染与妊娠期母亲妊娠相关疾病、妊娠结局及子代的健康状况相关，目前专科医生根据胃镜相关检查，诊断患者为慢性非萎缩性胃炎，予以克拉霉素、阿莫西林、胶体果胶铋、雷贝拉唑治疗，一般需要治疗 10~14 天。考虑药物不排除对胎儿生长发育的影响，所以建议先治疗再备孕，具体分析如下：

①克拉霉素：动物研究表明妊娠期使用克拉霉素对胎儿有毒副作用。人类妊娠期暴露于该药的病例数量少，尚无大量病例报道或严格对照研究，但现有的人类妊娠经验表明，该药造成胎儿畸形的风险很低。克拉霉素给药后克拉霉素及其 14-OH 代谢物在体内代谢消除的半衰期分别为 4.5~4.8 小时和 6.9~8.7 小时。经过 5 个半衰期后基本可从体内完全清除。②《孕期与哺乳期用药指南》基于已有的临床研究数据，质子泵抑制剂类药物并不显著引起胎儿异常。目前认为意外暴露于雷贝拉唑导致胚胎－胎儿先天性缺陷的风险小。③胶体果胶铋中的铋成分属于重金属，对胎儿的神经系统有毒性，有致畸风险。其体内半衰期长达 5~11 天。该药会在胃中形成不溶性的胶体沉淀，很难被消化道吸收，仅有少量铋可被吸收。吸收入体内的铋约 4 周后达稳态血药浓度，不易代谢排出，建议在停药 5~6 个半衰期以后再备孕。④阿莫西林为青霉素类药物，人类妊娠期使用的安全数据相对较多，该类药物的暴露不增加胎儿异常风险。

 咨询案例 2（2020-10-19）

患者末次月经为 8 月 29 日，平时月经周期规律，一般 28

天左右。10月初发现怀孕。因为幽门螺杆菌阳性，9月2日开始服用阿莫西林、克拉霉素、枸橼酸铋钾、雷贝拉唑共14天，9月15日停药。咨询药物对胎儿是否有影响？

咨询药物：阿莫西林、克拉霉素、枸橼酸铋钾、雷贝拉唑。

回复：根据患者末次月经及受孕时间推算，患者暴露于四联抗幽门螺杆菌药物的时间处在用药安全期，在这个阶段胎儿并没有进入分化，药物对胎儿的影响符合"全或无"（"全"即要么胚胎因为受药物影响而流产，"无"即要么胚胎未受到药物的影响，一般不会导致胎儿畸形）。综上所述，从药物安全性及暴露药物的时间综合分析，上述药物对胎儿不构成明显致畸风险，但不排除流产风险。建议积极补充叶酸，定期产检，做好排畸等筛查，若有明显腹痛、阴道流血等先兆流产症状时，不建议刻意保胎。

分析：①雷贝拉唑：属于质子泵抑制剂，雷贝拉唑在妊娠期使用的数据很少，由于缺乏安全性证据，妊娠早期雷贝拉唑不是最安全的选择。鉴于其他三种质子泵抑制剂（奥美拉唑，兰索拉唑，泮托拉唑）在妊娠期未发现导致胎儿先天畸形，因此认为意外暴露于雷贝拉唑导致胚胎－胎儿先天性缺陷的风险小。②阿莫西林：属于青霉素类抗菌药物，该类药物在妊娠期使用安全性较高，对胎儿未见致畸性。③克拉霉素：动物研究表明妊娠期使用克拉霉素对胎儿有毒副作用。但现有的人类妊娠经验表明，对人类造成胎儿畸形的风险很低。④枸橼酸铋钾：本药在体内难以被消化道吸收，短期内口服经肠道吸收少，仅有少量铋可被吸收，半衰期为5~11日，吸收入体内的铋约4周后达稳态血药浓度。由于枸橼酸铋钾含有铋成分，属于重金属成分，长期或大剂量服用可在体内蓄积可能对胎儿神经系统造成致畸风险。

 咨询案例 3（2021-3-16）

患者于 2021 年 1 月 6 日开始口服抗幽门螺杆菌药物，包括枸橼酸铋钾片，每次 0.3g，每日早晚饭前服用；替硝唑片，每次 0.5g，每日早晚饭后服用；克拉霉素片，每次 0.25g，每日早晚饭后服用；艾司奥美拉唑肠溶胶囊，每次 20mg，每日早晚饭前服用。1 月 11 日同房后怀孕，1 月 11 日至 1 月 22 日未服药。1 月 23 日至 1 月 29 日继续服用上述药品。1 月 30 日查出怀孕后停用。咨询药物是否对胎儿有影响？

咨询药物：枸橼酸铋钾、替硝唑、克拉霉素、艾司奥美拉唑。

回复：根据患者的同房时间推算，患者暴露于药物的时间有 4 天处于用药敏感期，胎儿进入快速的分化发育阶段。除含有重金属铋的枸橼酸铋钾，在体内可能有蓄积风险，可能对胎儿产生毒性，其他口服药物尚无明确证据支持会增加畸形风险。故告知患者可能风险，若选择继续妊娠，补充叶酸，定期产检（胎儿颈项 NT 检查、四维彩超等），谨慎观察胎儿发育情况，若有明显阴道流血、腹痛等不适，不建议刻意保胎。

分析：①艾司奥美拉唑：属于质子泵抑制剂，动物实验未发现其损伤生育力或对胚胎造成伤害。但该药在人类妊娠期的数据非常有限，在缺乏足够人类数据情况下，尚不能充分评估艾司奥美拉唑在妊娠期使用的风险，但基于目前证据，意外暴露并不会显著增加对胚胎或胎儿的伤害。②替硝唑：在妊娠期使用的安全性数据有限，虽然在接近人类使用剂量时，大鼠的胎儿死亡率略有增加，但在动物研究中未发现其他发育毒性的证据。替硝唑与甲硝唑在化学结构上相关联，甲硝唑在妊娠期安全使用的证据较充分，且目前并没有证据表明这类抗感染药物会对人类胚胎或胎儿造成伤害。③克拉霉素：克拉霉素动物繁殖性研究数据表明妊娠期使用克拉霉素对胎儿有毒副作用，但现有的人类妊娠经验表明，对人类造成胎儿畸形的风险很低。④枸橼酸铋钾：枸橼酸铋钾中的金属铋，属于重金属，可能对胎儿有神经系统致畸风险，本药在胃中形成不溶性的胶体沉淀，难以被消化道吸收，仅有少量铋可被吸收，吸收入体内4周后达稳态，未被吸收部分随粪便排出，半衰期为5~11日，在体内代谢消除的时间较长，对胎儿可能的影响时间较长，有一定的风险。实验显示若连续口服枸橼酸铋钾（10天），需停药后30~45天血浆中的药物才可基本清除。

二、促胃动力药物的安全性分析

妊娠呕吐是妊娠早期常见症状，《妊娠剧吐的诊断及临床处理专家共识》指出约50%的妊娠期妇女会出现恶心呕吐，这些症状多始于孕4周，孕9周时最为严重，60%的妊娠期妇女孕12周后症状自行缓解，91%的妊娠期妇女孕20周后缓解，约10%的妊娠期妇女在整个妊娠期持续恶心呕吐。妊娠呕吐的妊娠期妇女通常有0.3%~1.0%发展为妊娠剧吐，这些妊娠期妇女会出现严重持续的恶心呕吐，引起脱水、酮症甚至酸中毒，需要住院治疗。妊娠剧吐往往因医患对早孕期用药安全性的顾虑而延误就诊或治疗不足，从而导致妊娠期妇女严重并发症甚至危及母亲生命，被迫终止妊娠。

咨询案例 1（2020-5-12）

患者末次月经 2 月 28 日，月经周期 30~35 天，3 月 14 日口服异丙嗪片 50mg 一次，3 月 16 至 3 月 27 日口服头孢克肟分散片 200mg 每日 2 次 + 甲硝唑片 200mg 每日 2 次。4 月 5 日左右口服奥美拉唑肠溶胶囊 20mg 一次 + 枸橼酸莫沙必利片 5mg 一次。4 月 6 日口服多潘立酮片 10mg 一次。4 月 9 日发现妊娠。咨询药物对胎儿是否构成影响？

咨询药物：头孢克肟、异丙嗪、甲硝唑、奥美拉唑、莫沙必利、多潘立酮。

回复：受精后 2 周内，孕卵着床前后，药物对胚胎的影响符合"全或无"规律。"全"指药物对胎儿有致畸导致早期流产，"无"指药物对胎儿无影响可继续妊娠。根据末次月经推算，该患者 3 月 14 日至 16 日所服用的头孢克肟、异丙嗪、甲硝唑均在相对安全期内使用，其对胎儿的发育不构成较大影响。而 4 月 5 日服用的奥美拉唑、莫沙必利以及 4 月 6 日服用的多潘立酮在胎儿分化发育的阶段使用，结合目前已有证据，考虑药物暴露剂量不大，仅服药一次，故不构成较大妊娠风险。总体建议，可继续妊娠，定期产检，观察胎儿发育情况，并补充叶酸。

分析：①甲硝唑：甲硝唑的说明书提示其可以透过胎盘，妊娠患者禁用。但是现有大量临床研究表明妊娠期暴露于本药并未增加胎儿畸形或机体细胞突变风险，且《2015 年美国疾病控制中心阴道感染诊断和治疗指南》明确提示，对于有症状的细菌性阴道病的妊娠期妇女可在妊娠任何时期口服或局部应用甲硝唑治疗，因此，目前认为正常剂量使用甲硝唑相对安全。②头孢克肟属于β-内酰胺类抗生素，妊娠期用药风险低。③根据《孕期与哺乳期用药指南》：奥美拉唑作为质子泵抑制剂，抑制胃酸分泌，是所有质子泵抑制剂中用药经验最多的药物，目前证据提示妊娠期暴露不会增加不良妊娠结局。④多潘立酮片用于妊娠期妇女的经验有限，动物实验提示，在对大鼠母体产生毒性的较高剂量下，多潘立酮显示了生殖毒性。但2021年发表的一项多潘立酮在孕早期用药后妊娠结局的观察队列研究显示，妊娠早期暴露于多潘立酮不会增加胎儿严重畸形的风险。⑤2015年中华医学会《妊娠剧吐的诊断及临床处理专家共识》、2018年ACOG《妊娠期恶心呕吐管理指南》中指出可使用异丙嗪缓解恶心、呕吐。异丙嗪在动物实验中未导致后代畸形，而根据目前人类使用异丙嗪的经验，妊娠早期暴露该药对胎儿的影响较小，认为妊娠期使用是相对安全的。⑥莫沙必利属于相对较新的促胃动力药物，在妊娠期使用的安全性未知，说明书建议当妊娠期妇女在治疗上受益大于风险时才可使用本品。

 咨询案例2（2020-12-11）

患者目前妊娠22^{+2}周，末次月经7月8日。8月21日意外口服泮托拉唑胶囊40mg qd连续4天，复方阿嗪米特肠溶片1片tid断断续续服用10片，枸橼酸莫沙必利片5mg tid 1天，停药一周后，再次服用泮托拉唑胶囊40mg qd 3天。咨询药物是否对胎儿有影响？（最担心的是泮托拉唑胶囊的影响）

咨询药物：泮托拉唑、复方阿嗪米特肠溶片、枸橼酸莫沙必利。

回复：患者末次月经7月8日，服药日期8月21日。用药时间处于高度致畸敏感期，但泮托拉唑对胎儿造成畸形风险的可能性小，且服药剂量小、时间短，总体风险低。莫沙必利和阿嗪米特尚无明确致畸报道，考虑目前妊娠22^{+2}周，目前产检没有明显异常，分析早期以上药物的暴露不是终止妊娠的理由，建议补充叶酸，定期产检，行排畸筛查等判断胎儿的发育情况。

分析：①泮托拉唑属于质子泵抑制剂，在动物繁殖性研究中，未见对生育力的影响以及对胎儿的伤害。泮托拉唑是否穿过人类胎盘尚不清楚，其分子量较低，理论上可以透过胎盘，但其消除半衰期很短和蛋白结合率很高的特性可能限制其透过胎盘，动物和有限的人类数据表明泮托拉唑在妊娠期使用风险较低。一项纳入7项观察性研究的荟萃分析发现，1530例妊娠期使用了质子泵抑制剂的女性与133410例妊娠期未使用质子泵抑制剂的女性相比，重大先天性出生缺陷、自然流产和早产风险没有增加。②莫沙必利：查询优生智库数据库，尚无关于人类妊娠期使用莫沙必利的研究，也无该药致畸的报道。《孕期与哺乳期用药指南》中提及妊娠期间意外使用该类药物，不需要终止妊娠。③复方阿嗪米特：成分含有胰酶100mg，阿嗪米特75mg，纤维素酶10mg，二甲硅油50mg。胰酶和二甲硅油可以在妊娠期安全使用。查询优生智库数据库，有关阿嗪米特的动物和人类妊娠风险相关研究报道不充分，且目前尚无明确致畸的报道。

三、妊娠期肝内胆汁淤积症治疗药物的安全性分析

妊娠期肝内胆汁淤积症（ICP）是一种以瘙痒和血清胆汁酸水平升高为特征的肝脏疾病。ICP 好发于妊娠中晚期，表现为瘙痒和血清胆汁酸水平升高。据估计，ICP 在不同人群中的发生率在 0.3%~15% 之间，大多数报道在 0.3%~0.5% 之间。在妊娠期间，胆汁淤积通常为自限性疾病，并在分娩后消退。虽然 ICP 对母亲几乎没有风险，但对胎儿有显著风险，可能导致早产、羊水胎粪污染和死产等并发症。正确的认识 ICP 并积极处理，对改善新生儿结局尤为重要。

 咨询案例 1（2020-10-7）

患者目前妊娠 29⁺³ 周，两次检查肝功能均异常，且第二次较第一次升高更明显，第一次检查是 9 月 17 日（TBIL 17.8μmol/L, DBIL 12.5μmol/L, TBA 19.9μmol/L, ALT 124U/L, AST 142U/L, ALP 183U/L），第二次复查是 9 月 30 日（TBIL 27.7μmol/L, DBIL 21.8μmol/L, TBA 22.3μmol/L, ALT 140U/L, AST 140U/L, ALP 192U/L），患者妊娠初期检查，无乙肝、丙肝等病毒性肝病、甲状腺功能正常，9 月 30 日产科医生开具丁二磺酸腺苷蛋氨酸肠溶片（口服，每天 2 次，每次 0.5g）+多烯磷脂酰胆碱胶囊（口服，每天 3 次，每次 2 粒），产科医生建议 10 月 12 日复查相关指标仍有异常可住院。咨询上述这两种药妊娠期妇女是否可以服用？对胎儿有无不良影响？

咨询药物：丁二磺酸腺苷蛋氨酸肠溶片、多烯磷脂酰胆碱胶囊。

回复：基于疾病治疗的获益与风险分析，上述两种药物对胎儿造成不良影响风险低，相反，积极治疗疾病能降低不良妊娠结局，并建议定期于产科门诊复查。同时，建议腺苷蛋氨酸肠溶片需整片吞服，勿嚼碎，多烯磷脂酰胆碱胶囊需随餐服用，用足够量的温开水整粒吞服，不要咀嚼。

分析：该患者考虑为妊娠合并肝内胆汁淤积症，该疾病常累及肝脏而引起肝功能损害或皮肤瘙痒等不适，目前认为其发生与体内胆汁利用过程有关，其发病诱因尚不清楚，《妊娠期肝内胆汁淤积症诊疗指南（2015版）》指出：①有慢性肝胆基础疾病，如丙型肝炎、非乙醇性肝硬化、胆结石或胆囊炎、非乙醇性胰腺炎，有口服避孕药诱导的肝内胆汁淤积症病史者；②有肝内胆汁淤积症家族史者；③既往妊娠有肝内胆汁淤积症病史；④双胎妊娠期妇女；⑤人工授精妊娠的妊娠期妇女，均为发病的高危人群。肝内胆汁淤积症的临床表现主要为：皮肤瘙痒、黄疸（常见皮肤黄染）、肝功能相关指标异常等，其平均发病孕周为30周，若不进行适当干预治疗则与死胎、早产等不良围产结局有直接关系，所以应进行必要的药物治疗与定期的随访监测肝功能等指标。

目前该病的治疗目标为：缓解瘙痒症状，降低血胆汁酸水平；改善肝功能，延长孕周，改善妊娠结局。《妊娠期肝内胆汁淤积症诊疗指南（2015版）》指出，腺苷蛋氨酸是妊娠期胆汁淤积治疗药物之一。药物特点方面，丁二磺酸腺苷蛋氨酸在体内通过转甲基作用促进肝细胞恢复功能和转硫基作用促使胆汁酸经硫酸化途径转化，改善胆汁酸代谢系统的解毒功能，促进肝内淤积胆汁的排泄，从而达到退黄、降酶作用。国内部分有关妊娠合并肝内胆汁淤积症疗效的荟萃分析显示，该药可以改善某些妊娠结局，如降低剖宫产率、延长孕周等，停药后存在反跳，建议作为 ICP 临床二线用药或联合治疗。多烯磷脂酰胆碱作为降酶护肝药物之一，每粒含多烯磷脂酰胆碱［天然多烯磷脂酰胆碱，带有大量的不饱和脂肪酸基，主要为亚油酸（约占 70%）、亚麻酸和油酸］228mg，在化学结构上与重要的内源性磷脂一致，它们主要进入肝细胞，并以完整的分子与肝细胞膜及细胞器膜相结合，补充外源性磷脂成分，修复肝细胞膜，而依据《多烯磷脂酰胆碱在肝病临床应用的专家共识》，有临床研究观察了多烯磷脂酰胆碱在治疗妊娠早期合并肝炎患者的疗效。总共有 140 例妊娠 12 周内合并肝炎（其中乙型肝炎 133 例，丙型肝炎 7 例；慢性肝炎轻度 34 例，慢性肝炎中度 106 例）的患者接受多烯磷脂酰胆碱注射液（465mg/d，静脉注射）治疗，疗程为 28 天。结果显示，85.7%（120/140）患者达到显效（临床症状、体征消失，ALT 和总胆红素复常，胎心、胎动无异常），12.1%（17/140）患者达到有效（临床症状、体征有改善，ALT 降至正常的 1.2~1.5 倍，总胆红素下降至治疗前的 50% 以下，胎心、胎动无异常）。139 例新生儿均未发现异常。目前的临床研究显示，多烯磷脂酰胆碱安全性好，法国等国家批准可用于治疗妊娠期肝功能损伤。因而，共识提出多烯磷脂酰胆碱可有效治疗妊娠期合并肝炎，在治疗妊娠期晚期胆汁淤积时，在常规药物治疗基础上加用多烯磷脂酰胆碱可改善肝脏生化指标，改善妊娠结局。

四、其他

 咨询案例 1（2020-7-21）

患者末次月经 5 月 19 日，平日月经规律，周期为 28 天，由于腹胀、恶心，7 月 9 日开始服用了庆大霉素、多酶片、维生素 B₁、阿莫西林、奥美拉唑、西咪替丁、元胡止痛片、复方氢氧化铝片、陈香露白露片、小檗碱多种药物连续 6 天，7 月 20 日行产科 B 超、抽血检查均无异常，咨询药物是否对胎儿有影响，能否继续妊娠？

咨询药物：奥美拉唑、多酶片、维生素 B₁、阿莫西林、庆大霉素、西咪替丁、元胡止痛片、复方氢氧化铝片、陈香露白露片、小檗碱。

回复：患者末次月经为 5 月 19 日，平日月经周期规律，6 月 17 日以前患者都处于相对用药安全期内。患者 7 月 9 日开始服用药物，连续服用 6 天，服用药物包括奥美拉唑、多酶片、维生素 B₁、阿莫西林、庆大霉素、西咪替丁、元胡止痛片、复方氢氧化铝片、陈香露白露片、小檗碱片，使用时间均处于用药敏感期，其中部分药物妊娠期安全性数据尚不足，但也无明确导致致畸风险的药物，综合循证医学证据分析该患者短期内暴露以上药物，不是终止妊娠的指征。建议规律服用叶酸，定期完善 B 超、胎儿颈项透明层厚度（NT）等检查，观察胎儿发育情况。

分析： ①奥美拉唑：属于质子泵抑制剂，在妊娠大鼠和家兔的实验中，未发现奥美拉唑具有潜在致畸作用，但观察到剂量依赖性地胚胎死亡率升高。在人类胎儿尚无足够证据，但基于目前已有的数据，质子泵抑制剂在临床合理使用剂量下未导致胎儿畸形风险明显增加，而且相较于其他的质子泵抑制剂，奥美拉唑在妊娠期使用的经验最为丰富，安全性数据相对最多。②多酶片：多酶片为复方制剂，主要含胰酶、胃蛋白酶，来源于猪的胰腺，没有关于动物或人类在妊娠期间使用这些药物的详细研究。迄今尚未观察到胚胎毒性损害，致畸的风险很小。③维生素 B_1、阿莫西林：可透过胎盘，但妊娠人群使用不会对胎儿造成毒性或致畸影响。④庆大霉素：有耳肾毒性，庆大霉素不常用于妊娠期妇女，但口服经消化道不能吸收，相对影响较小。⑤西咪替丁：根据药理作用其有抗雄激素作用，有一定胎盘透过率。但结合文献相关证据，妊娠患者临床试验结局未见致畸报道，考虑短期暴露不构成较大妊娠风险。⑥元胡止痛片主要成分延胡索、白芷，虽具有活血功效，但《中华人民共和国药典临床用药须知（2020 年版）》未将其列为妊娠期禁用或慎用。小檗碱片对细菌有微弱的抑菌作用，对痢疾、大肠杆菌引起的感染有效，属于清热药物，说明书提示妊娠早期慎用；目前观察显示妊娠期用药未见明显胎儿畸形或者流产高风险。综合考虑元胡止痛片和小檗碱片的相对风险较低。⑦复方氢氧化铝片：主要成分氢氧化铝 0.245g、三硅酸镁 0.105g、颠茄流浸膏 0.0026ml，其中三硅酸镁在妊娠前 3 个月慎用。氢氧化铝虽然不增加先天性畸形的风险，在妊娠人群使用风险较小，但如果铝吸收量过大，可导致铝蓄积引起神经功能障碍，但患者短时间正常剂量使用不会造成该影响。颠茄流浸膏对妊娠期妇女的影响尚不明确。⑧陈香露白露片：主要含有大黄、碱式硝酸铋和碳酸氢钠，大黄属于行气破滞类的中药，妊娠早期使用容易诱发流产；碱式硝酸铋，属于重金属成分药物，可能对胎儿神经系统存在致畸风险，但短期内口服经肠道吸收少，短期暴露不作为终止妊娠的理由。

 咨询案例2（2020-8-16）

患者目前孕9周，孕6周时在不知妊娠的情况下，由于头晕、呕吐服用了甲磺酸倍他司汀6mg tid 共10次、雷贝拉唑10mg bid 连续5天，曲美布汀0.1g tid 连续5天，舒必利50mg qn 连续5天，输注了西咪替丁0.4g qd，法莫替丁20mg qd，奥美拉唑20mg qd 连续9天，咨询药物对胎儿是否有影响？

咨询药物：甲磺酸倍他司汀、奥美拉唑、雷贝拉唑、曲美布汀、舒必利、西咪替丁、法莫替丁。

回复：在妊娠6周时服用包括甲磺酸倍他司汀、雷贝拉唑、舒必利、曲美布汀、西咪替丁、法莫替丁、奥美拉唑在内的七种药物，依据时间来推算，服药时间处于胚胎发育的敏感期，即胚胎器官形成期，容易受到药物的影响。在敏感期使用的药品中有部分药品缺少妊娠安全性数据，不能排除对胎儿产生一定风险，因而告知患者风险，建议与家人协商后再决定是否继续妊娠，若继续妊娠请做好定期产检，B超，排畸检查，谨慎观察胎儿发育情况，妊娠期间规律补充叶酸。

分析：①倍他司汀：为组织胺类似物，用于治疗梅尼埃病、眩晕症，血管性头痛、脑动脉硬化、缺血性脑血管病等。药品说明书中指出该药对动物有限的研究显示该药没有致畸作用。有文献报道评估了妊娠期使用甲磺酸倍他司汀的结局，研究者收集了 27 名女性信息，24 例妊娠结局已知，包括 21 例活产（包括 2 对双胞胎）、2 例流产、3 例选择性终止妊娠，在可获得畸形详细资料的 20 例活产儿中，有 17 例正常、1 例严重先天畸形、2 例轻微先天畸形。由于研究案例数有限，目前倍他司汀在妊娠期使用的证据尚不充分，同时也无法确定妊娠期用药安全性。②曲美布汀：作为一种胃肠动力调节药，目前没有关于人类这方面的数据，现有的证据不能确定该药对胎儿的影响风险。③舒必利：属于苯甲酰胺类抗精神病药，可阻断多巴胺受体，该药妊娠安全性数据也较少，动物实验表明其可透过胎盘进入脐血循环。2011 年，美国 FDA 更新了全部妊娠阶段的所有抗精神病药物的标签，突出强调在妊娠晚期暴露于该药引发新生儿出现锥体外系反应和戒断症状的风险增加，并导致高催乳素血症，未提及早期暴露与显著胎儿畸形有关。④奥美拉唑、法莫替丁、西咪替丁：大部分抗酸药都可在妊娠期安全使用。目前妊娠期间使用奥美拉唑的安全性数据较多，雷贝拉唑的数据相对较少，但有证据表明此类药物对胎儿的风险较小。西咪替丁、法莫替丁可选择性地拮抗 H_2 受体，从而抑制胃酸的分泌，这类物质可很好地被吸收并透过胎盘。理论上由于西咪替丁具有抗雄激素作用，不作为妊娠期妇女首选推荐使用，但动物实验研究和人体报道显示西咪替丁不会增加后代先天性畸形的风险。法莫替丁在大鼠和兔子的生殖毒性研究中未显示胚胎毒性和致畸性。目前人类实验未发现这些药物与后代出生缺陷风险增加有关。

 咨询案例 3（2020-10-27）

患者末次月经为 9 月 10 日，平日月经周期规律，周期为

28 天。9 月 26 日由于胃部不适，服用奥美拉唑、枸橼酸莫沙必利、胃苏颗粒，症状缓解，10 月 20 日再次服用以上三个药物，咨询药物是否对胎儿有影响？

咨询药物：奥美拉唑、枸橼酸莫沙必利、胃苏颗粒。

回复：根据末次月经推算，第一次的服药时间在用药的安全期，在这个时期药物对胚胎的影响是"全或无"："全"即药物对胎儿有致畸导致早期流产，"无"即药物对胎儿无影响可继续妊娠。第二次服药已经进入药物对胎儿高度致畸敏感期。由于部分药物尚无足够的妊娠期安全性数据，上述药物与致畸性没有明确的关联，所以分析尚不构成较大妊娠风险，但仍不排除有流产等可能，告知风险，若继续选择妊娠，则规律补充叶酸，若有明显腹痛、阴道流血的症状，不建议刻意保胎。

分析：①奥美拉唑：属于质子泵抑制剂，在妊娠大鼠和家兔的实验中，未发现奥美拉唑具有潜在致畸作用，但观察到剂量依赖性地胚胎或胎儿死亡率升高。在人类胎儿尚无足够证据，但基于目前已有的数据，质子泵抑制剂在临床合理使用剂量下未导致胎儿畸形风险增加，而且相较于其他的质子泵抑制剂，奥美拉唑在妊娠期使用的经验最为丰富，安全性数据相对最多。②胃苏颗粒：主要成分为紫苏梗、香附、陈皮、香橼、佛手、枳壳、槟榔、炒鸡内金，不含有明显毒性及重金属成分，虽香附和香橼具有理气活血的作用，妊娠期妇女食用有可能会造成流产的情况，但不含有致畸性的毒性成分。③莫沙必利：属于促胃动力药物，在动物实验中未发现本品有致畸作用。但妊娠期妇女服用本品的安全性还未得到确认，仅当妊娠期妇女在治疗上受益大于风险时才可使用本品。若不慎服用该药，不是终止妊娠的指征。

参考文献

［1］ Dennis L. Kasper. 哈里森感染病学［M］. 胡必杰，译. 上海：上海科学技术出版社，2019：1100.

［2］ 赫里什托夫·舍费尔，保罗·彼得斯，理查德·K·米勒. 孕期与哺乳期用药指南［M］. 山丹，译. 原书第2版. 北京：科学出版社，2009.

［3］ 中华医学会妇产科学分会产科学组. 妊娠剧吐的诊断及临床处理专家共识［J］. 中华妇产科杂志，2015，50（11）：801-804.

［4］ Society for Maternal-Fetal Medicine（SMFM）. Society for Maternal-Fetal Medicine Consult Series #53: Intrahepatic cholestasis of pregnancy: Replaces Consult #13, April 2011［J］. American J Obstetrics and Gynecology，2021，224（2）：B2-B9

［5］ American College of Obstetricians and Gynecologists（ACOG）: Practice bulletin-Nausea and vomiting of pregnancy［J］. Obstet Gynecol，2018，131（1）：15-30.

［6］ 中华医学会妇产科学分会产科学组. 妊娠期肝内胆汁淤积症诊疗指南［J］. 中华妇产科杂志，2015，50（7）：481-485.

［7］ 中国肝病科相关专家小组（统称）. 多烯磷脂酰胆碱在肝病临床应用的专家共识［J］. 中华实验和临床感染病杂志（电子版），2017，11（4）：313-319.

［8］ 药典委员会. 中华人民共和国药典临床用药须知（2020年版）［M］. 北京：中国医药科技出版社，2022.

［9］ Buharalioglu CK, Acar S, Erol-Coskun H, et al. Pregnancy outcomes after maternal betahistine exposure: A case series［J］. Reprod Toxicol，2018，79：79-83.

［10］Hishinuma Kayoko, Yamane Ritsuko, Yokoo Ikuko, et al. Pregnancy outcome after first trimester exposure to domperidone-An observational cohort study［J］. Journal of Obstetrics and Gynaecology Research，2021，47（5）：1704-1710.

［11］Gill SK, O'Brien L, Einarson TR, et al. The safety of proton pump inhibitors（PPIs）in pregnancy: a meta-analysis［J］. Am J Gastroenterol，2009，104（6）：1541-1545.

［12］Gerald G. Briggs, Roger K. Freeman. Drugs in Pregnancy and Lactation［M］. 11th Ed. USA: Wolters Kluwer Health，2017：1059-1061.

第十章

性激素相关用药咨询

一、避孕药物的安全性分析

紧急避孕药用于无保护或缺乏妥善保护措施的性生活后，以防止妊娠的可能性。《紧急避孕药给药和服务指南》推荐的避孕药物方案：一种为孕激素药物的左炔诺孕酮方案，另一种为孕激素受体调节剂药物的米非司酮。左炔诺孕酮的主要作用机制是干扰排卵。若在排卵前黄体生成素分泌高峰之前用药，左炔诺孕酮可抑制黄体生成素分泌峰，继而抑制卵泡发育成熟和（或）抑制排卵。米非司酮主要通过影响子宫内膜着床期的正常生理变化，干扰孕卵着床过程，降低着床率，避免妊娠。如果女性在服药期间又发生性行为，且在没有采取避孕措施情况下体内射精，在服药当月仍然有妊娠的可能，而大部分妊娠期妇女由于担心避孕药物可能造成胎儿畸形或其他异常状况而选择终止妊娠。

 咨询案例 1（2020-7-6）

患者末次月经时间是 5 月 27 日到 6 月 1 日，同房无性保护措施时间为：6 月 5 日、6 月 6 日、6 月 12 日，7 月 6 日测试显示妊娠 3 周。期间用药：6 月 1 日至 13 日硫酸羟氯喹片，6 月 13 日左炔诺孕酮片，6 月 28 日至 7 月 3 日头孢丙烯分散片、盐酸氨溴索口服液、清热散结胶囊、治肺热的中药。6 月 28 日检测：①新型冠状病毒核酸检测、肺部 CT；②血常规、超敏 C 反应蛋白；③电解质；④ IgM+IgG 相关抗体。其他：6 月 26 日摔了一跤，尾椎受伤。目前患者合并上呼吸道细菌感染，咨询是否可以继续妊娠？是否需要抗感染治疗进行流产

处理？

咨询药物：左炔诺孕酮、羟氯喹、头孢丙烯分散片、盐酸氨溴索口服液、清热散结胶囊、治肺热的中药。

回复：综合分析，药物及相关检查，不构成较大妊娠风险，可继续妊娠。建议积极补充叶酸，定期产检。

分析：①根据《欧洲抗风湿病联盟循证建议：系统性红斑狼疮和（或）抗磷脂综合征女性患者计划生育，辅助生殖，妊娠和更年期管理及健康》《2016英国风湿病学会妊娠期和哺乳期处方用药指南解读－第一部分经典抗风湿药、生物制剂和糖皮质激素》等指南：妊娠期间若有系统性红斑狼疮复发或者合并有抗磷脂综合征时，可使用羟氯喹（400mg/d），未发现存在明显致畸、流产。同时，患者若有免疫相关疾病，使用羟氯喹能降低不良妊娠结局。②根据《紧急避孕药给药和服务指南》对于服用左炔诺孕酮紧急避孕药后妊娠或妊娠后无意中服用左炔诺孕酮的妇女，临床研究发现该药物对妊娠期妇女和胎儿均不会产生伤害，不会增加流产、低出生体重儿、小儿先天畸形以及妊娠并发症的风险。③根据末次月经推算，6月23日以后用药，都处药物致畸高度敏感期，此期胎儿快速发育，致畸风险高，期间虽有头孢丙烯分散片、盐酸氨溴索口服液、清热散结胶囊、治肺热的中药的暴露，但目前临床研究表明：头孢丙烯可在整个妊娠期安全的使用，氨溴索口服液未增加妊娠不良结局。清热散结胶囊成分为千里光，有引起流产的风险，而治疗肺热的中药一般也是清热解毒成分，致畸性不强，结合分析考虑整体药物对胎儿不构成较大致畸风险。④结合《妊娠期应用辐射性影像学检查的专家建议（2020版）》：妊娠期辐射暴露的潜在不良结局风险主要是胚胎死亡以及胎儿生长受限、小头畸形、肿瘤以及远期智力障碍等（既往研究资料显示，导致不良结局的风险大小和程度取决于胎儿暴露的孕周和暴露剂量）。该患者 6 月 28 日（妊娠第 5 周）行肺部 CT（未行增强），若该阶段受到超辐射量（大于 200mGy 辐射量）的影响可能导致先天畸形（骨骼、眼、生殖器）及生长受限，考虑患者肺部 CT 的辐射量远小于 200mGy，推测对胎儿影响不大。

咨询案例 2（2020-8-12）

患者产后 4 个月，服用紧急避孕药，咨询能否哺乳？

咨询药物：紧急避孕药。

回复：综合建议，哺乳期间服用的紧急避孕药若为左炔诺孕酮片，无论采用每片 0.75mg（共服用 2 次，每次服 1 片，间隔 12 小时）还是每片 1.5mg（服 1 片）的方法，均建议每次服药 3~4 小时后再恢复哺乳，但若服用的紧急避孕药为乌利斯他，则需要暂接受人工喂养，及时做好乳汁排空，暂停哺乳 36 小时后可继续哺乳。

分析：紧急避孕药一般有两种：左炔诺孕酮和米非司酮。①左炔诺孕酮为孕激素类药物，左炔诺孕酮口服剂量为 1.5mg（比用作日常避孕药的剂量高几倍），可广泛结合血浆蛋白，加拿大 E-lactancia 数据库显示 1.5mg 左炔诺孕酮在母乳中的排出量可忽略不计。一项研究估计母乳喂养婴儿接触最大剂量的炔诺孕酮为母体炔诺孕酮的 9%，但是新生儿可能无法有效吸收炔诺孕酮。目前尚无关于炔诺孕酮对婴儿生长和发育造成有害影响的报道。所以，炔诺孕酮被认为是哺乳期的安全避孕药，并且不减少产乳量。根据《紧急避孕药给药和服务指南》：左炔诺孕酮紧急避孕药可以在哺乳期使用，美国 Lactmed 数据库则建议服药 3~4 小时后再恢复哺乳。②米非司酮：目前认为其转运入乳汁的量比较低，查阅美国国家医学图书馆下属 Lactmed 数据库：单剂量米非司酮使用后不需要中断母乳喂养。

 咨询案例 3（2020-10-20）

患者服用帕罗西汀 9 年，每天半片，患者妻子服用紧急避孕药后仍然妊娠，咨询孩子能要吗？

咨询药物：帕罗西汀（父方）、左炔诺孕酮（母方）。

回复：父方使用的帕罗西汀和配偶使用的避孕药（左炔诺孕酮）对目前胎儿的发育不构成较大妊娠风险，可继续妊娠。同时，由于服用了紧急避孕药可能存在宫外孕的风险，建议配偶近期行产科 B 超检查确认是否是宫内妊娠，并规律补充叶酸，密切关注有无腹痛、阴道流血等症状，监测孕酮、HCG 值，定期产检。

分析：①根据《孕期与哺乳期用药指南》目前认为从优生优育角度，男方若意外暴露存在明显致畸性、细胞毒性成分、免疫抑制剂、杀精剂，并且有较长的体内蓄积的药物，可能不利于受孕。根据《药物对男性生育的影响》：帕罗西汀对男性生育的影响，包括射精潜伏期延长；泌乳素升高；睾酮降低；射精功能障碍加重；精子数量减少及活动力下降、形态正常；精子 DNA 片段增多，但未见对胚胎有致畸的文献或临床案例报道。患者在备孕期暴露了帕罗西汀，若精子本身受到药物影响，可能导致活力下降而不能正常生育，而患者目前配偶已经受孕，不存在精子活力等的影响，所以分析认为帕罗西汀（父方）对胎儿不构成显著影响。②左炔诺孕酮避孕原理包括：第一，能使宫颈黏液变稠阻碍精子穿透；第二，抑制排卵；第三，抑制受精卵着床。提示该药是通过阻止受精卵形成和着床而发挥避孕作用，其本身不会对着床成功的受精卵／胎儿的发育产生不良影响，可以继续正常妊娠。根据《紧急避孕药给药和服务指南》：对于服用左炔诺孕酮紧急避孕药后妊娠或妊娠后无意中服用左炔诺孕酮的妇女，临床研究发现该药物对妊娠期妇女和胎儿均不会产生伤害，不会增加流产、低出生体重儿、小儿先天畸形以及妊娠并发症的风险。但若患者妻子服用的紧急避孕药为孕激素受体拮抗剂（米非司酮），则存在显著流产或胚胎发育不良风险，不建议继续妊娠。

咨询案例 4（2020-11-23）

患者同房避孕失败，恰好是排卵期 24 小时内就会排卵，同房后两小时吃了一颗紧急避孕药左炔诺孕酮片（保仕婷），曾行剖宫产，不能马上妊娠，孩子还有一周就满 11 个月，目前在喂母乳，母乳量每天最多 100ml，打算服药后隔 3 天再喂奶，由于孩子生病不能断奶，服药已有约 18 个小时，咨询左炔诺孕酮对哺乳有什么影响？

咨询药物： 左炔诺孕酮片。

回复： 乳母服用了左炔诺孕酮后哺乳的乳儿中未观察到短期和长期的生长发育问题，但结合药物代谢特点，建议服药 3~4 小时后再恢复哺乳。

分析：左炔诺孕酮为速效、短效孕激素类避孕药，为孕酮的衍生物，该药半衰期为 5.5~10.4 小时,《药物与母乳喂养》指出：左炔诺孕酮的哺乳分级为：L3 级，乳汁通过率 RID 低于 1%。优生智库数据库：一项临床研究观察了 12 位使用 1.5mg 左炔诺孕酮的妇女，发现在 1~4 小时出现了血药浓度峰值，在 2~4 小时乳汁中出现了药物浓度峰值，所以认为用药患者可在 8 小时后恢复哺乳。而 2013 年，以色列研究人员随访了 71 位哺乳期使用紧急避孕药的妇女，大多数妇女在给药不到 8 小时恢复哺乳，他们并没有发现左炔诺孕酮会对泌乳或哺乳婴儿产生不良影响。Lactmed 数据库及加拿大 E-lactancia 哺乳期用药数据库、UpToDate 循证医学数据库提示：左炔诺孕酮在母乳中含量极低，婴儿摄入微不足道，哺乳期使用后哺乳不会对婴儿造成不利影响。

二、子宫内膜异位症治疗药物的安全性分析

子宫内膜异位症（内异症）是指子宫内膜组织（腺体和间质）在子宫腔被覆内膜及子宫以外的部位出现、生长、浸润，反复出血，继而引发疼痛、不孕及结节或包块等。内异症是生育年龄妇女的多发病、常见病。内异症病变广泛、形态多样、极具侵袭性和复发性，具有性激素依赖的特点。最典型的临床症状是盆腔疼痛，70%~80% 的患者有不同程度的盆腔疼痛，包括痛经、慢性盆腔痛（CPP）、性交痛、肛门坠痛等。常见治疗方法分为手术治疗、药物治疗、介入治疗、中药治疗及辅助治疗（如辅助生殖技术治疗）等。

妊娠期与哺乳期用药咨询案例详解

 咨询案例 1（2020-7-23）

患者既往诊断卵巢子宫内膜异位症，术后皮下予以醋酸戈舍瑞林缓释植入剂 3.6mg（支），3 个月，之后长期使用屈螺酮炔雌醇片 3mg∶0.03mg 至今，期间多次复查 B 超均无异常，咨询：①是否推荐使用地诺孕素 2mg？②如果服用地诺孕素，备孕需注意什么？③屈螺酮炔雌醇和地诺孕素哪个更安全？④备孕是否需要停药？

咨询药物： 地诺孕素、屈螺酮炔雌醇。

回复： 作为有生育要求的子宫内膜异位症术后患者，选择屈螺酮炔雌醇、地诺孕素均可，但是地诺孕素发生相关低雌激素症状的发生风险小，但该药作为我国新上市药物，价格相对较高，而治疗子宫内膜异位症是需要长期用药，所以可根据个人情况酌情选择。

分析： 根据《中国子宫内膜异位症的诊治指南》《子宫内膜异位症长期管理中国专家共识》建议治疗子宫内膜异位症的一线药物包括非甾体抗炎药（NSAID）、口服避孕药及高效孕激素。有证据显示，内异症术后长期口服避孕药（＞12 个月）不仅可以控制痛经，还可以减少疾病的复发。而 2018 年法国妇产科医师协会/法国国家卫生管理局有关《子宫内膜异位症管理指南》提示：对于内异症相关疼痛推荐的一线疗法为复方激素类避孕药或 52mg 左炔诺孕酮宫内节育系统。临床上应用口服避孕药时需告知患者血栓栓塞的风险。二线疗法为低剂量的孕激素类避孕药，如促性腺激素释放激素激动剂（GnRH-a）、地诺孕素。

屈螺酮炔雌醇属于口服避孕药，是含有低剂量雌激素和孕激素的复合甾体激素制剂，其常见的不良反应为不规则出血、恶心、乳房胀痛、情绪不稳、抑郁情绪、性欲减退及头痛等。屈螺酮炔雌醇通过抑制排卵以及改变宫颈黏液阻止精子穿入而发挥避孕作用，其停药第 1 个月经周期就可以恢复排卵，恢复生育功能。大量的流行病学研究已经显示，妊娠前服用复方口服避孕药的妇女所生婴儿的出生缺陷发生率没有增加，早孕期间无意服用了复方口服避孕药的妇女的致畸作用也没有上升。所以停药后即可妊娠，无需等待 3~6 个月。但是需注意，患者口服避孕药与静脉血栓栓塞、脑卒中和心肌梗死等心血管疾病风险增加相关，所以屈螺酮炔雌醇作为一线治疗药物之一，目前在临床应用时，应权衡利弊使用。

地诺孕素属于新型选择性孕激素受体激动剂，目前可用于子宫内膜异位症患者。研究表明地诺孕素片可能仅具有较弱的中枢作用，因此促黄体生成激素（LH）和卵泡刺激素（FSH）水平没有受到很大影响，其主要通过直接的外周作用抑制卵泡生成。因此地诺前列素片以每天 2mg 的剂量治疗子宫内膜异位症，仍然有卵泡活动（Hoogland 评分为活动卵泡状结构，潜在的卵泡活动）。这反映在卵泡早期雌激素水平仍持续维持在 30~50pg/ml 范围内。这种雌激素水平不会导致子宫内膜异位病变的再激活，缓解子宫内膜异位症相关的盆腔疼痛，但它们的水平尚不足以引起潮热和骨质流失，认为其不良反应远远小于 GnRH–a（低雌激素症状）。地诺孕素具有抗雌激素及雄激素作用的同时，几乎不存在雄激素效应和皮质激素效应，对脏器功能及新陈代谢影响较小，但仍有可能出现孕激素相关的不良反应，发生率约为 15%。大多患者出现在服药前几个月，主要包括异常子宫出血、头痛、便秘、恶心、潮热和体重增长等。屈螺酮炔雌醇是一种雌孕激素联合制剂，有明显"雌激素的空窗期"，同时可导致肝功能异常、造成血栓等不良反应，而地诺前列素不良反应小，半衰期短，停药后很快恢复排卵，不显著影响生育，因此若患者具备生育条件可及时停药。不排除长期用药可能会出现低雌激素症状，所以部分患者可能需要补充少量雌激素以降低地诺孕素的不良反应。

三、人工流产术后性激素类药物的安全性分析

人工流产后避孕（PAC）服务是旨在预防人工流产妇女再次非意愿妊娠、避免重复流产所提供的一系列标准服务流程。流产后两周的妇女即可恢复排卵，在首次月经之前即可能再次妊娠，而短期内再次妊娠会对女性造成更大的伤害。为了避免重复流产，流产后应立即实施高效长期的避孕措施，必须坚持和正确使用。此外还应考虑流产时发生的各种情况，如孕早期、孕中期、感染性流产等问题，以提供合理的避孕方法。人工流产作为避孕失败的补救措施在我国合法并广泛应用，解决了非意愿妊娠给妇女、配偶及家庭带来的后顾之忧。总体而言，目前常规采用的人工流产的方法安全、有效，但无论是手术流产还是药物流产，都会因为对妇女生殖器官自身防护屏障的破坏和对子宫内膜的损伤，产生潜在的对生殖系统及其功能的损害。现有的证据表明，这些危害随人工流产次数的增加而加重，因此应特别重视避免重复流产的发生。

咨询案例 1（2020-8-19）

　　患者由于人工流产后医生开具屈螺酮炔雌醇片（Ⅱ）（优思悦）口服 2 个月，咨询是否可以服用？

咨询药物：屈螺酮炔雌醇片（Ⅱ）。

　　回复：患者人工流产术后可服用屈螺酮炔雌醇片（Ⅱ）等复方口服避孕药，加快子宫恢复，减少阴道细菌上行性感染，并达到短期避孕的目的。

　　分析：①结合《女性避孕方法临床应用的中国专家共识》：因为人工流产术对子宫内膜可造成不同程度的机械性损伤，同时子宫壁内膜会发生剥落，这时需要 6~8 周的子宫内膜修补期。②屈螺酮炔雌醇片（Ⅱ）含有 0.02mg 炔雌醇和 3mg 屈螺酮，通过抑制排卵而达到避孕的作用。同时，屈螺酮炔雌醇中的炔雌醇为雌激素，可以促使子宫内膜的修复和增生，增加子宫肌层的血液供应，促进子宫平滑肌细胞增生，使肌层增厚。同时，通过促进子宫内膜修复，可形成宫颈黏液栓，减少阴道细菌上行性感染，减少盆腔充血，增加子宫平滑肌敏感性，加快子宫恢复，缩短不规则出血时间，预防人工流产术后并发症的发生。另外，屈螺酮炔雌醇作为短效口服避孕药，还能调节体内激素水平，使月经周期规律，用药期间可以降低短期内再次妊娠的概率。

四、其他

　　早产可能会对家庭产生巨大的心理和情感影响，而且卫生服务成本高昂。预防和治疗早产很重要，它是改善儿童结局的一种手段。在妊娠期，当胎儿出现流产或者早产迹象时，医生会通过药物来人为干预，让胎儿可以继续在母体子宫内妊娠。保胎药物目的是延长胎儿在母体的时间，并不能改善胎儿的基础条件。随着我国三孩生育政治的出台，高龄产妇进一步增加，保胎药物的使用也相对增加，药物对胎儿的影响需要尤为关注。

 咨询案例 1（2020-11-2）

　　患者 31 岁，目前妊娠 51 天，保胎时错将 HCG（绒毛膜促性腺激素）打成 HMG（尿促性素注射剂）了，说明书提示可能造成胎儿畸形，咨询需要继续保胎吗？

　　咨询药物：绒毛膜促性腺激素、尿促性素注射剂。

　　回复：妊娠期患者意外暴露尿促性素的安全性仍不能明确，结合目前仅有数据，可能对胎儿造成一定风险，继续妊娠存在风险，建议慎重选择。

　　分析：尿促性素为绝经妇女尿中提取的促性腺激素，主要含卵泡刺激素与黄体生成素，卵泡刺激素与黄体生成素作用于卵巢，常用于辅助生殖中进行控制性卵巢刺激，纠正黄体功能不足或刺激生成较厚的子宫内膜，有利于受精卵更好的着床。

基于目前该药物在妊娠患者中使用的风险可能超过益处，妊娠期的数据相对较少。依据《孕期与哺乳期用药指南》：有 2 篇文献报道了关于妊娠期使用促性腺激素产生的问题，包括 1 例罕见、复杂的多重畸形和 4 例 1 岁以下婴儿患神经母细胞瘤。这些结果还没有被其他研究所证实，也没有其他证据表明使用这些药物诱导排卵与妊娠风险或婴儿在幼年和青春期出现异常有关。依据该药说明书显示美国 FDA 在禁忌证中修订：妊娠期妇女使用会导致胎儿损伤，禁用于妊娠期妇女。

 咨询案例 2（2021-1-5）

患者体外受精 - 胚胎移植（IVF-ET）术后，中孕已达 5 个月，在家躺着保胎，咨询用什么保胎药？

回复：患者目前妊娠 5 月余，如果没有明显阴道出血、腹痛、不规则宫缩等不适，则不建议盲目使用保胎药物，而应通过劳逸结合、均衡营养、适度运动等方式安胎、继续妊娠。若有以上症状，建议到产科进一步检查，查找原因，明确诊断，进行针对性治疗。

分析：导致先兆流产的原因很多，如胚胎、母体、环境等因素。一般情况下，体外受精 - 胚胎移植的妊娠期妇女在妊娠 12 周之前由于内源性的雌孕激素不足，极易导致流产，尤其是孕激素。根据《孕激素维持早期妊娠及防治流产的中国专家共识》：妊娠早期，通过额外补充孕激素，增加子宫内膜容受性、采取适当的黄体支持来降低流产风险。妊娠早中期以后，胎盘逐渐取代黄体，分泌适当的孕酮，增加子宫的血供，进一步为胎儿供给营养。此外，部分患者因为胚胎或其他因素诱发的宫缩情况需要保胎治疗时应及时入院就诊，在产科医生评估下，适当予以抑制宫缩药物等处理。若因环境、情绪等情况诱发宫缩，则不建议盲目使用保胎药物。而应通过劳逸结合、均衡营养、适度运动等方式安胎、继续妊娠。您若没有出现腹痛、阴道流血流液等异常症状，不需要额外使用其他保胎药物。

参考文献

［1］ 朱昊天（译），程利南（审）. 紧急避孕药给药和服务指南［J］. 中华全科医师杂志，2014，13（6）：425-429.

［2］ Andreoli L, Bertsias GK, Agmon-Levin N, et al. EULAR recommendations for women's health and the management of family planning, assisted reproduction, pregnancy and menopause in patients with systemic lupus erythematosus and/or antiphospholipid syndrome［J］. Ann Rheum Dis，2017，76（3）：476-485.

［3］ Flint J, Panchal S, Hurrell A, et al. BSR and BHPR guideline on prescribing drugs in pregnancy and breastfeeding—Part I: standard and biologic disease modifying anti-rheumatic drugs and corticosteroids［J］. Rheumatology，2016，55（9）：1693-1697.

［4］ 中国医师协会妇产科医师分会. 妊娠期应用辐射性影像学检查的专家建议（2020版）［J］. 中华围产医学杂志，2020，23（3）：145-149.

［5］ Christof Schaefer, Paul Peters, Richard K.Drugs during pregnancy and lactation［M］. 3ed edition. Salt Lake City: Elsevier B.V.，2015：29.

［6］ Drobnis EZ, Nangic AlC. Impacts of Medications on Male

Fertility［M］. USA: Springer Internatio，2018.

［7］ 托马斯·W·黑尔，希拉里·E·罗. 药物与母乳喂养［M］. 第 17 版. 辛华雯，杨勇，译. 上海：世界图书出版公司，2019.

［8］ 中华医学会妇产科学分会子宫内膜异位症协作组. 子宫内膜异位症的诊治指南［J］. 中华妇产科杂志，2015，50（3）：161-169.

［9］ 中国医师协会妇产科医师分会. 子宫内膜异位症长期管理中国专家共识［J］. 中华妇产科杂志，2018，53（12）：836-841.

［10］ 程利南. 女性避孕方法临床应用的中国专家共识［J］. 中华妇产科杂志，2018，7：433-447.

［11］ 妇产科相关专家组（统称）. 孕激素维持早期妊娠及防治流产的中国专家共识［J］. 中华妇产科志，2016，51（7）：481-483.

［12］ 李谦华，戴冽. 2016 年英国风湿病学会和英国风湿病卫生专业人员协会妊娠期和哺乳期处方用药指南解读——第一部分经典抗风湿药、生物制剂和糖皮质激素［J］. 中国实用妇科与产科杂志，2016，32（10）：924-928.

第十一章

疫苗接种相关用药咨询

疫苗主要包括类毒素、灭活病毒疫苗、免疫球蛋白制剂以及活病毒和细菌疫苗，疫苗可以增强个体的免疫状态。通常认为除了活疫苗以外的其他疫苗对于妊娠期妇女来说都是安全的，因为其仅具有抗原性，无感染力，尚无证据证明它们对妊娠期妇女或胎儿有害。由于未免疫的妊娠期妇女、胎儿或新生儿存在特殊风险，可在任何孕龄使用医学上需要的类毒素、灭活病毒疫苗和免疫球蛋白制剂，即使是处于妊娠早期的患者。

　　活疫苗可能增加胎儿感染的风险。已有报道证实活疫苗可能会导致亚临床感染。由于不能明确排除胎儿受到损害的风险，若妊娠期妇女没有暴露于导致严重并发症或死亡的自然感染巨大风险，则强烈反对妊娠期使用活疫苗。应与感染病专家会诊，个体化衡量此类患者接种活疫苗的风险 – 获益比。如果妊娠期妇女意外接种了活病毒疫苗，或者在疫苗接种后 4 周内受孕，鉴于没有已证实的危害，应告知其疫苗对胎儿的潜在影响，充分衡量后决定是否继续妊娠。

一、狂犬病疫苗的安全性分析

　　依据《狂犬病预防控制技术指南》，狂犬病是由狂犬病病毒感染引起的一种动物源性传染病。近年来，其报道死亡数一直位居我国法定报道传染病前列。狂犬病疫苗为灭活疫苗，如果狂犬病毒暴露风险很高，妊娠期可在暴露前预防性接种狂犬灭活疫苗。依据 UpToDate 循证医学数据库，妊娠期间狂犬病暴露后，也可接种狂犬病疫苗，联用或不联用狂犬病免疫球蛋白作为暴露后预防。目前，没有证据显示接种狂犬病疫苗与任何类型的胎儿发育异常或其他不良妊娠结局相关。依据技术指南，妊娠期妇女几乎均能对狂犬病疫苗产生正常的免疫应答，且不会对胎儿造成不良影响。而对于使用免疫抑制剂药物的患者，狂犬病疫苗接种后应监测患者是否具有适当的病毒中和抗体应答。总体来说，明显暴露后的狂犬病致病风险远远超过免疫接种带来的理论风险，若发生狂犬病暴露，建议及时接种灭活的狂犬病疫苗。

我国批准上市的狂犬病疫苗的暴露后免疫程序包括"5 针法"和"2-1-1"两种程序，经过初次免疫 14 天后中和抗体阳转率可达 100%，其中 2-1-1 程序于 0 天在左右上臂三角肌各接种 1 剂，7、21 天再分别接种 1 剂的免疫程序所产生的中和抗体时间较早，其抗体水平也较高。

 咨询案例 1（2020-7-30）

患者 29 岁，末次月经是 6 月 7 日到 6 月 12 日，平素月经周期不规律，周期为 25~35 天，6 月 19 日因"感冒"自行服用一次阿莫西林胶囊 0.5g q8h，6 月 19 日至 21 日都有同房，6 月 29 日被狗抓伤轻微破皮，分别于 6 月 29 日、7 月 6 日和 7 月 20 日接种狂犬病疫苗，询问若有妊娠，上述药物、疫苗是否对胎儿有影响？

咨询药物：狂犬病疫苗、阿莫西林。

回复：目前患者注射的狂犬病疫苗、口服的阿莫西林对此次妊娠不构成较大风险，可继续妊娠。建议积极补充叶酸，规律产检，合理膳食。

分析：①根据 WHO《狂犬病疫苗立场性文件》提示：狂犬病疫苗是灭活病毒疫苗，是大分子物质，不能透过胎盘屏障，因此不会导致胎儿畸形。接种合格的狂犬病疫苗的妊娠期妇女发生妊娠期并发症及婴儿出生缺陷的几率均与没有接种疫苗的妊娠期妇女相似，且并不增加流产、早产或低出生体重儿的风险。同时，《狂犬病预防控制技术指南》也指出：妊娠期妇女接种狂犬病疫苗是安全的，并不会对胎儿造成致畸的风险。因此，考虑一旦狂犬病毒感染会导致严重的不良后果，若妊娠期有狂犬病毒暴露的风险，建议患者按期完成狂犬病疫苗的接种。②阿莫西林作为 β- 内酰胺类抗生素，在整个妊娠期使用都是安全的。

 咨询案例 2（2020-9-3）

患者 29 岁，妊娠第 16 周，9 月 2 日被猫抓伤脚破皮，已经用肥皂水清洗，咨询是否必须接种狂犬病疫苗，是否对胎儿有影响？

咨询药物：狂犬病疫苗。

回复：狂犬病疫苗为灭活疫苗，目前未有妊娠期妇女使用狂犬病疫苗造成胎儿畸形的报道，明显暴露后的狂犬病风险远远超过免疫接种带来的理论风险，若发生狂犬病暴露，妊娠并不是暴露后预防接种的禁忌证。综合分析，妊娠期被猫抓伤后应重视，尽早接种疫苗减少病毒感染风险。

分析：同本章节咨询案例 1。

二、人乳头瘤病毒疫苗的安全性分析

全球现有多种灭活的人乳头瘤病毒疫苗（HPV 疫苗），包括二价、四价和九价，一般在 6 个月完成 3 针注射。灭活疫苗不含有活病毒，仅具有抗原性，失去感染活性。由于妊娠期安全数据有限，不推荐妊娠期接种任何 HPV 疫苗。但是如果女性开始接种疫苗后才发现已妊娠也不必担心，动物实验未发现接种 HPV 疫苗对母体和子代造成直接或间接不良影响，基于目前现有证据提示，妊娠期间无意接种了 HPV 疫苗不会增加不良妊娠结局的风险，但保守来讲，建议推迟至哺乳期后再行接种。对于哺乳期接种 HPV 疫苗，虽然目前临床试验尚未观察到血清 HPV 抗体经母乳分泌，但鉴于多种药物可经母乳分泌，且缺乏哺乳期女性接种 HPV 疫苗的安全性研究数据，因此，慎重推荐哺乳期女性接种 HPV 疫苗。

咨询案例 1（2020-8-23）

患者 30 岁，末次月经 6 月 1 日，平素月经周期规律，约 28 天。4 月 16 日注射最后一支九价 HPV 疫苗，7 月 8 日阴道有少量流血，8 月 15 日阴道有少量流血，都未予特殊处理。8 月 17 日检查孕酮 27.56ng/ml，HCG 188427.5mIU/L，B 超显示宫内早孕，子宫腔内可见一个妊娠囊回声，大小约：6.0cm×3.1cm×6.6cm，可见胎心搏动及胎动。既往由于服用药物有过一次人工流产史。两次妊娠早孕期都有阴道流血。咨询 HPV 疫苗是否对胎儿有影响？如果不能留住孩子，阴道流血对以后妊娠的影响？

咨询药物：HPV 疫苗。

回复：HPV 疫苗对妊娠不构成较大风险。患者若有反复阴道流血，应到产科就诊评估是否为先兆流产并进行治疗。

分析：妊娠早期出现出血往往是先兆流产的表现，但流产的原因也有很多：①胚胎因素，可能是胚胎质量不好或胎儿染色体异常导致；②母体因素，例如妊娠期妇女患全身性疾病；妊娠期妇女内分泌功能异常，如甲状腺功能减退、黄体功能不全、多囊卵巢综合征、高催乳素血症等也可导致流产；③还有部分其他因素，如免疫功能异常；④父亲因素如精子的染色体异常以及环境因素，过多接触甲醛等化学物质等均可引起先兆流产。

HPV 疫苗（九价）是灭活病毒疫苗。《人乳头瘤病毒疫苗临床应用中国专家共识》表明接种九价 HPV 疫苗是否会导致不良妊娠结局尚无定论。2014~2017 年美国疫苗不良事件报道系统（VAERS）记录了 82 例接种九价 HPV 疫苗的妊娠期妇女信息，自然流产 3 例（3.7%），阴道出血 2 例（2.4%），提示接种九价 HPV 疫苗不增加不良妊娠结局风险。因此，如果女性开始疫苗系列接种后才发现已经妊娠，不必因为接种而终止妊娠。

 咨询案例 2（2020-10-9）

患者 32 岁，末次月经为 9 月 5 日，平素月经周期规律，约 29 天。2020 年 9 月 8 日注射 HPV 疫苗（二价）第一针，10 月 9 日通过验孕试纸测试发现妊娠，咨询 HPV 疫苗（二价）对胎儿是否有影响？

咨询药物：HPV 疫苗（二价）。

📧 **回复**：女性开始疫苗系列接种后才发现已经妊娠，不必因为接种而终止妊娠，但不推荐在妊娠期间继续注射 HPV 疫苗，应推迟剩下的疫苗接种，至哺乳期后再行接种。

分析：HPV 疫苗（二价）是灭活病毒，在动物实验中未见不良妊娠和子代结局，但缺乏人类研究数据。一项 2015 年长期随访研究发现，与未接种 HPV 疫苗的女性相比，接种二价 HPV 疫苗且 3 个月内受孕女性的流产风险无明显增加。国际相关机构曾对妊娠期间意外接种二价 HPV 疫苗的女性进行注册随访，发现此人群中胎儿先天畸形和自然流产的发生率与普通人群相比并无差异。因此，如果女性开始疫苗系列接种后才发现已经妊娠，不必因为接种而终止妊娠。而对于 HPV 疫苗在妊娠期使用安全性信息仍然有限，而且考虑 HPV 疫苗作为预防性疫苗不是妊娠期间防止疾病必须注射的疫苗品种，因此不推荐在妊娠期间继续注射任何 HPV 疫苗，应推迟剩下的疫苗接种，直至哺乳期后再行接种。

咨询案例 3（2021-1-4）

患者 29 岁，末次月经为 2020 年 12 月 3 日，平素月经周期欠规律，约 26~34 天，患者在不知情情况下于 12 月 25 日注射了四价 HPV 疫苗第 3 针，2021 年 1 月 3 日发现妊娠，咨询对胎儿有无影响？

咨询药物：HPV 疫苗（四价）。

回复：结合目前已有的循证证据，患者在妊娠期意外接种 HPV 疫苗系列接种后发现自己妊娠，不增加不良妊娠结局风险，故可继续妊娠。

分析：HPV 疫苗（四价）是基因重组的灭活人乳头瘤病毒疫苗。目前 HPV 疫苗在妊娠期使用安全性信息确实有限，因此不推荐在妊娠期间注射。根据《人乳头瘤病毒疫苗临床应用中国专家共识》，四价 HPV 疫苗在动物实验中未发现不良妊娠和子代结局。国际相关机构同样对妊娠期间意外接种四价 HPV 疫苗的女性进行了注册随访。一项纳入 5 项 15~45 岁女性Ⅲ期临床试验的联合分析显示，接种四价 HPV 疫苗组和安慰剂组女性妊娠后自然流产率和胎儿先天发育异常率均无显著差异，胎儿晚期死亡率均低于 1%。丹麦对近 65 万例妊娠期妇女进行的为期 7 年的四价 HPV 疫苗接种的安全性观察研究未发现接种 HPV 疫苗会增加不良妊娠结局。因此妊娠期意外接种 HPV 疫苗（四价），不是终止妊娠的理由。

三、流感疫苗的安全性分析

流感病毒对妊娠期妇女的健康危害比较严重，妊娠后由于生理和免疫的变化，感染后容易出现并发症，对胎儿和新生儿产生影响。依据《中国流感疫苗预防接种技术指南》，妊娠期接种流感疫苗，既可保护妊娠期妇女，降低妊娠期患流感、妊娠期发热、子痫前期、胎盘早破的风险，也可通过胎传抗体保护 6 月龄内无法接种流感疫苗的新生儿免于罹患流感。建议妊娠期妇女或准备在流感季节妊娠的女性接种流感疫苗，妊娠期妇女可在妊娠任何阶段接种。我国《孕产妇流感防治专家共识》

表明大量临床试验、观察研究、安全报道系统的数据以及临床建议指南，都证明了妊娠期与哺乳期流感疫苗接种的安全性，妊娠期接种不会增加胎儿畸形的发生风险。但还需注意妊娠期避免接种流感减毒活疫苗，尽管美国 VAERS 数据库没有发现少见的妊娠并发症和胎儿不良结局，建议妊娠期妇女避免接种减毒活疫苗，可选择灭活疫苗。

 咨询案例 1（2020-9-14）

患者 25 岁，平素月经周期规律，约 30 天，通过月经周期推算妊娠 35 天，计划接种流感疫苗，咨询能否接种，哪一种流感疫苗合适？

咨询药物：流感疫苗。

回复：目前处于流感高发季节（每年 9~10 月份），患者可以常规接种流感疫苗，建议选择流感灭活疫苗。接种疫苗前应告知医生已经处于妊娠状态。

分析：查阅《流行性感冒诊疗方案》等资料，流感对妊娠期妇女和产后女性尤可增加严重内科和妊娠并发症以及住院治疗的风险。疫苗接种可以降低这些并发症的风险，并为新生儿提供适当的被动保护。《孕产妇流感防治专家共识》提示：大量临床试验、观察研究、安全报道系统的数据以及临床建议指南，都证明了妊娠期与哺乳期流感疫苗接种的安全性。2015年一项包括 7 个观察性研究的荟萃分析中，未发现流感疫苗接种增加自然流产的风险。妊娠期接种流感疫苗，不增加胎儿畸形的发生风险。一项针对分娩前 6 个月内接种三价灭活流感疫苗的 225 例妊娠期妇女的病例对照研究发现，与未接种疫苗的 826 例妊娠期妇女相比，妊娠结局没有差异，接种疫苗后未出现严重不良反应。而孕产妇接种流感疫苗，获得血清保护率与普通人群相似，接种流感疫苗使实验室确诊的流感发生率降低了 50%。即使接种后仍感染流感，也可以减轻症状。此外，接种流感疫苗可降低与母体流感感染相关的死产、小于胎龄儿和早产的风险。目前我国批准上市的流感疫苗为三价和四价的裂解疫苗或亚单位疫苗，均为灭活流感疫苗，疫苗中不含活病毒，免疫原性较强，不良反应较小，因此妊娠期妇女使用是安全的。但需注意含有活病毒的流感病毒减活疫苗禁止用于妊娠期妇女，接种疫苗时需区分清楚。

 咨询案例 2（2021-1-10）

患者 30 岁，于受孕前 4~5 日接种了流感灭活疫苗，咨询疫苗对胎儿的影响？

咨询药物：流感疫苗。

📖 **回复**：目前多项研究评估了妊娠期妇女接种灭活流感疫苗的安全性，包括针对大流行 H1N1 流感病毒的疫苗，结果表明母体并发症和胎儿不良结局的风险并未增加。另外生活上建议患者在流感流行季节尽量减少到人群密集场所活动，避免接触呼吸道感染患者，前往公共场所或就医过程中需戴口罩。

分析：同本章节咨询案例 1。

四、其他

 咨询案例1（2021-4-12）

患者 33 岁，末次月经时间 3 月 3 日，平素月经周期规律，约 29 天，4 月 10 日由于刀割伤接种了一针破伤风疫苗，同时当天服用了三分之一颗片仔癀（每片 0.5g），用药后发现意外妊娠，咨询药物是否对胎儿有影响？

咨询药物：破伤风疫苗、片仔癀。

回复：经过长期的临床研究验证破伤风免疫接种药物对于妊娠期妇女是可靠的、安全的。总体分析患者使用破伤风、片仔癀（妊娠早期小剂量意外暴露），尚不构成显著畸形风险。建议患者密切关注有无腹痛、阴道流血的症状，定期做好产检，补充叶酸。

分析：①根据《孕期与哺乳期用药指南》提示：破伤风是一个高度致病的疾病。破伤风疫苗是破伤风类毒素，其产生的抗体在妊娠期间可达到良好的防护能力。经过长期的临床研究验证破伤风免疫接种药物对于妊娠期妇女是可靠的、安全的。优生智库数据库提示无论是否处于妊娠期，破伤风类毒素都具有导致人体出现破伤风的风险，有关人类研究尚未出现母体接种后不良结局概率的增加。女性妊娠期在伤口处理环节中需要注射破伤风疫苗加强免疫。最新文献表明早孕期接种含破伤风类毒素成分的疫苗与出生缺陷总体风险以及特定出生缺陷病种风险升高均无显著相关性。《中国破伤风免疫预防专家共识》明确指出破伤风的二级预防即被动免疫，主要指将免疫效应物如破伤风抗毒素（TAT）或破伤风免疫球蛋白（TIG）输入体内，使机体立即获得免疫力，用于破伤风的治疗和短期的应急预防。考虑该疾病本身的不良预后，妊娠期妇女存在高感染因素时，应积极处理伤口并正常免疫接种。②片仔癀：主要成分为牛黄、麝香、三七、蛇胆，其中牛黄、蛇胆清热解毒；田七活血通经，消肿止痛，麝香兴奋子宫、催产，可增加流产的风险。

咨询案例2（2021-3-21）

患者28岁，末次月经为2月23日，平素月经周期欠规律，约27~36天，此次通过验孕试纸发现怀孕，患者既往有子宫内膜异位症，3月18日出现腹痛，以为即将进入月经周期故自行口服一颗布洛芬缓释胶囊（芬必得）0.3g，男方2月8日注射新型冠状病毒灭活疫苗（新冠疫苗）第二针，想咨询药物和疫苗对胎儿有无影响？

咨询药物：新冠疫苗、布洛芬。

回复：基于已有的循证医学证据，妊娠早期暴露的布洛芬及男方接种新冠疫苗均不是终止妊娠的理由，建议可继续妊娠，补充叶酸，定期产检。

分析：①若备孕期间男方意外暴露存在细胞毒性成分药品、免疫抑制剂、杀精剂、放射性及毒性药品可能会对胎儿造成遗传毒性。目前尚不明确新冠疫苗对男性生殖影响。我国现阶段接种的新冠疫苗有三类，分为灭活疫苗、腺病毒载体疫苗、重组亚单位疫苗，均非新冠病毒活疫苗。其中灭活疫苗是指先对病毒或细菌进行培养，然后用加热或化学剂将其灭活。一般来说，这类灭活疫苗仅有抗原性，但失去感染活性，并且不存在细胞毒性成分。目前尚无灭活疫苗会对男性精子产生遗传毒性的报道，认为男方接种新冠疫苗不是终止妊娠的理由。②布洛芬是非甾体抗炎药，在妊娠早期使用可能导致胎儿心血管畸形和腭裂，然而，造成这些缺陷的风险很小，在妊娠晚期使用可导致心肌退行性变化、动脉导管产前收缩、胎儿右房室瓣回流、动脉导管产后未闭合、肾功能障碍、羊水过少等，在妊娠早期使用的风险低于妊娠晚期。

咨询案例 3（2021-3-2）

　　患者 31 岁，末次月经是 2021 年 1 月 16 日，平素月经周期规律，约 28 天，经期 6~8 天。患者及其配偶在 2021 年 1 月 20 日接种新冠疫苗第一剂，接种后 5~6 小时患者出现发热、头晕、呕吐、心悸等不适，血压升高，未用药处理，第二天早上缓解，配偶无不适。2021 年 2 月 8 日患者及其配偶接种第二剂新冠疫苗，接种后 5~6 小时患者再次出现低热，体温最高 37.6℃，未作特殊处理，第二天自行缓解，配偶无不适。2021 年 2 月 27 日做 B 超提示孕 5$^+$周。咨询新冠疫苗对胎儿的影响，担心对胎儿致畸或对智力发育造成影响。患者既往史：对酒精过敏。

咨询药物：新冠疫苗。

　　回复：基于目前已有数据，不建议妊娠患者意外暴露了新冠疫苗而终止妊娠，但建议后期做好产检及随访工作。

分析：我国目前接种的新冠疫苗有三类，分为灭活疫苗、腺病毒载体疫苗、重组亚单位疫苗，均非新冠病毒活疫苗。其中灭活疫苗是指先对病毒或细菌进行培养，然后用加热或化学剂将其灭活。一般来说，这类灭活疫苗仅有抗原性，失去了感染活性。根据我国卫健委 2021 年 3 月发布的《新冠病毒疫苗接种技术指南（第一版）》，如果在接种后怀孕或在未知怀孕的情况下接种了疫苗，基于对疫苗安全性的理解，不推荐仅因接种新冠病毒疫苗而采取特别医学措施（如终止妊娠），建议做好妊娠期检查和随访。对于有备孕计划的女性，不必仅因接种新冠病毒疫苗而延迟怀孕计划。

参考文献

［1］ 中国疾病预防控制中心. 狂犬病预防控制技术指南［J］. 中华流行病学杂志，2016，37（2）：139-163.

［2］ 陈瑞丰. 世界卫生组织狂犬病疫苗立场文件更新与解读［J］. 中国预防医学杂志，2019，20（7）：636-640.

［3］ 中华医学会妇科肿瘤学分会，中国优生科学协会阴道镜和宫颈病理学分会. 人乳头瘤病毒疫苗临床应用中国专家共识［J］. 中国医学前沿杂志(电子版)，2021，13(2)：1-12.

［4］ Claudia S Landazabal, Pedro L Moro, Paige Lewis, et al. Safety of 9-valent human papillomavirus vaccine administration among pregnant women: Adverse event reports in the Vaccine Adverse Event Reporting System（VAERS），2014-2017［J］. Vaccine，2019，37（9）：1229-1234.

［5］ Orestis A Panagiotou, Brian L Befano, Paula Gonzalez, et al. Effect of bivalent human papillomavirus vaccination on pregnancy outcomes: long term observational follow-up in the Costa Rica HPV Vaccine Trial［J］. BMJ，2015，351：h4358.

［6］ Maria-Genalin Angelo, Julia Zima, Fernanda Tavares Da Silva，et al. Post-licensure safety surveillance for human papillomavirus-16/18-AS04-adjuvanted vaccine: more than 4 years of experience［J］. Pharmacoepidemiol Drug Saf, 2014，23（5）：456-465.

［7］ Centers for Disease Control and Prevention（CDC）.FDA licensure of bivalent human papillomavirus vaccine（HPV2, Cervarix）for use in females and updated HPV vaccination recommendations from the Advisory Committee on Immunization Practices（ACIP）［J］. MMWR Morb Mortal Wkly Rep，2010，59（20）：626-629.

［8］ Garland SM, Ault KA, Gall SA, et al.Pregnancy and infant outcomes in the clinical trials of a human papilloma virus type 6/11/16/18 vaccine:a combined analysis of five randomized controlled trials［J］. Obstet Gynecol，2009，114（6）：1179-1188.

［9］ Scheller NM, Pasternak B, Mølgaard-Nielsen D, et al. Quadrivalent HPV Vaccination and the Risk of Adverse Pregnancy Outcomes［J］. N Engl J Med，2017，376（13）：1223-1233.

［10］中国疾病预防控制中心. 中国流感疫苗预防接种技术指南［J］. 中华预防医学杂志，2020，54（10）：1035-

1059.

［11］中华医学会围产医学分会. 孕产妇流感防治专家共识［J］. 中华围产医学杂志，2019，22（2）：73-78.

［12］国家卫生健康委. 流行性感冒诊疗方案2019年版［EB/ OL］. http://www.nhc.gov.cn./yzygj/s7653p/201911/a57741 5af4e5449cb30ecc6511e369c7/files/75a810713dc14dcd9e6d b8b654bdef79.pdf.

［13］赫里什托夫·舍费尔，保罗·彼得斯，理查德·K·米勒. 孕期与哺乳期用药指南［M］. 山丹，译. 原书第2版. 北京：科学出版社，2009.

［14］Kerr SM, Van Bennekom CM, Mitchell AA. Tetanus, diphtheria, and pertussis vaccine（Tdap）in pregnancy and risk of major birth defects in the offspring［J］. Birth Defects Res，2020，112（5）：393-403.

［15］中国创伤救治联盟. 中国破伤风免疫预防专家共识［J］. 中华外科杂志，2018，56（3）：161-167.

［16］国家卫生健康委. 新冠病毒疫苗接种技术指南（第一版）［EB/OL］. http://www.nhc.gov.cn/jkj/s3582/202103/c2febfd 04fc5498f916b1be080905771.shtml.

第十二章

中药相关用药咨询

中成药是以中药材为原料，在中医药理论指导下，为了预防及治疗疾病的需要，按规定的处方和制剂工艺将其加工制成一定剂型的中药制品，是经国家药品监督管理部门批准的商品化的一类中药制剂。妊娠禁用、忌用和慎用概念本就具有等级化内涵"妊娠禁忌药"的概念始于《神农本草经》的"堕胎"药（如牛膝、瞿麦），并随着历代本草的发展不断总结、拓展和延续，从宋代起为了提升其重要性，防止对妊娠患者误投或过投攻伐性药品而更名为"妊娠禁忌药"。在分类方面，历版《中药学》教材将妊娠禁忌药分为禁用药和慎用药2类。其中，禁用药多属于剧毒药，或药性作用峻猛之品，或堕胎作用较强的中药，如雄黄、斑蝥、麝香、莪术、商陆、甘遂、巴豆等；而慎用药则主要是一些活血化瘀药、行气导滞药和攻下药等，如红花、大黄、附子等。2020年版《中国药典》（一部）收载了孕妇忌用的单味药1种，禁用的单味药28种，慎用的单味药50种，总计79种。

中药要在辨证论治前提下使用才能保证安全有效，对于特殊人群辨证用药更加重要。育龄期妇女应详细询问是否妊娠或预期妊娠，避免使用妊娠禁忌药；妊娠期、哺乳期妇女用药应选择对胎儿及婴幼儿无损害的中成药，尽量采取口服途径给药，应慎重使用中药注射剂，同时尽量缩短用药疗程；严格遵守妊娠禁忌。可能导致妊娠期妇女流产或对胎儿有致畸作用的中成药，为妊娠禁忌。《素问·六元正纪大论篇》曰："妇人重身，毒之何如……有故无殒，亦无殒也"。古代医家认识到不能片面地关注中药本身毒性，而应从中药与机体的相互作用中认识中药毒性。虽然目前关于中药对于妊娠的具体影响的循证医学证据非常有限，多数实验结果来自于动物。但是，动物实验的给药剂量和给药途径与人正常使用有所差异，且人体与动物对于药物的反应也存在差异，故不推荐完全参考动物实验结果建议患者采取盲目的终止妊娠相关措施。由于妊娠禁忌中药有致畸作用，故妊娠患者在临床上应谨慎使用。妊娠禁忌中药在常用中药中所占比例较大，尤其是矿物类药等重金属药物，应慎重评估妊娠患者的用药风险。总的来说，在辨证论治指导下认识和理解中药毒性更符合中医特点，也即是黄帝内经所言："有故无殒，亦无殒也"。

咨询案例 1（2020-5-25）

患者目前妊娠 5 周，孕酮 19.6nmol/L（偏低），HCG 3841mIU/ml，两次产科 B 超检查均显示宫腔积液，医生开了保胎灵胶囊和黄体酮胶囊，患者咨询：目前情况是否必须吃保胎药？保胎药对宫腔积液的吸收有帮助吗？

咨询药物：保胎灵、黄体酮。

📰 **回复**：患者对于宫腔少量积液一般可自行吸收，反复长期大量积液易导致感染、流产、胎膜早破、早产、胎儿发育迟缓等风险增加。结合目前孕酮情况，有流产风险，可使用保胎药物（如黄体酮等）。保胎灵属于中成药，可用于补肾，固冲，安胎，对于有肾虚型（主要表现为胎动不安，腰酸腹坠，下血见红）先兆流产或胎停等可服用。对于宫腔积液吸收是否有帮助需要中医诊断，辨证施治。

同时，建议在医生指导下，积极配合治疗，补充叶酸，定期产检，密切关注胚胎发育情况，若有明显阴道流血等情况，不建议刻意保胎。

分析：由于孕激素（黄体酮）是由卵巢黄体和胎盘分泌的

一种天然孕激素，在受精卵着床后，黄体酮可减少妊娠子宫的兴奋性，保持妊娠状态，有助于妊娠。结合患者的血 HCG 和孕酮偏低，提示目前先兆流产的风险高。患者的产科 B 超声提示宫内妊娠相当于孕 7^+ 周，有宫腔积液（宫腔积液不排除宫腔积血可能）。对于宫腔少量积液一般可自行吸收，反复长期大量积液易导致感染、流产、胎膜早破、早产、胎儿发育迟缓等风险增加。总体来说，小孕囊比大孕囊保胎成功率低。针对患者目前小孕囊及低 HCG 的情况，因自身的妊娠分泌的孕激素不足以支持孕囊在子宫生长，所以可使用升高孕酮的药物（包括黄体酮等）。

保胎灵主要成分有熟地黄、牡蛎、五味子、阿胶、槲寄生、巴戟天、白术、山药、白芍、龙骨、续断、枸杞子、杜仲（炭）、菟丝子（饼），可用于补肾，固冲，安胎。中成药保胎灵胶囊由《医学衷中参西录》中的寿胎丸（菟丝子、桑寄生、续断、阿胶）加减而成，所含成分无孕妇禁忌中药。有文献报道该药可升高孕酮水平，故属肾虚型（主要表现为胎动不安，腰酸腹坠，下血见红）先兆流产或胎停等可服用。

 咨询案例 2（2020-8-20）

患者现妊娠 32 周，1 月 6 日末次月经，1 月 19 日和 25 日各同房一次，1 月 26 日至 2 月 7 日期间服用感冒灵颗粒和丽珠抗病毒口服液，目前产检一切正常，咨询妊娠初期服用的药物是否对胎儿的神经系统和大脑有影响？

咨询药物：感冒灵颗粒、抗病毒口服液。

回复：感冒灵颗粒和丽珠抗病毒口服液含的中药成分

包括三叉苦、岗梅、金盏银盘、薄荷油、野菊花、板蓝根、石膏等均为清热中药，无妊娠禁用或致畸成分。西药成分包括对乙酰氨基酚、咖啡因、马来酸氯苯那敏。在现有的循证医学证据下，妊娠早期在短期及非大剂量暴露上述药物对胎儿不构成显著影响。同时，患者目前孕32周，经过胎儿颈项透明层厚度（NT）检查、唐氏筛查、B超等检查未发现明显异常，综上建议患者规律补充叶酸，调整心态，定期产检。

　　分析：感冒灵颗粒主要成分为三叉苦、岗梅、金盏银盘、薄荷油、野菊花、马来酸氯苯那敏、咖啡因、对乙酰氨基酚。抗病毒颗粒主要成分为板蓝根、石膏、芦根、地黄、郁金、知母、石菖蒲、广藿香、连翘，辅料为蔗糖、糊精、广藿香油、薄荷油、白芷酊。上述中药成分主要为清热类中药，无孕妇禁用中药。但需注意，二者均为清热类中成药，不推荐联合使用，且患者平时吃生冷食物容易腹泻，不建议使用。此外，二者均含有薄荷油，动物实验表明，薄荷油具有终止妊娠的作用。除此之外，另有动物实验表明，郁金对于早、中、晚期妊娠均有显著终止作用，目前给药剂量已超过常用剂量，且给药途径为口服。当联合或大剂量使用的时候可增加流产的风险。

　　西药成分包括对乙酰氨基酚、咖啡因、马来酸氯苯那敏。在目前的循证医学证据下，妊娠早期在短期及正常剂量下暴露乙酰氨基酚、咖啡因、马来酸氯苯那敏，对胎儿大脑或者神经方面不构成影响。

咨询案例3（2020-8-24）

　　患者2020年7月3日末次月经，7月8日月经结束，月经周期规律。当月患者诊断有阴道炎，于7月23日至7月27日服用妇科千金片、泌淋胶囊，7月23日至7月29日外用保妇康凝胶，8 月 3 日发现妊娠，咨询使用的药物是否对胎儿有影响？

咨询药物：妇科千金片、泌淋胶囊、保妇康凝胶。

回复：患者末次月经为 7 月 3 日，如果患者月经周期为 28 天，即 7 月 31 日以前暴露的药物，对胎儿的影响符合"全或无"，要么引起胎儿流产，要么对胎儿完全无影响。考虑患者在 7 月 23 日至 29 日使用的药物均在相对安全期内，需告知患者使用药物说明书提示为禁用中药，总体分析相对致畸风险不高，但可增加流产风险。建议可继续妊娠，补充叶酸，定期产检（产科 B 超、孕酮水平及 HCG 翻倍情况等），观察有无腹痛、阴道流血等症状。若有明显腹痛或阴道流血，不建议刻意保胎。

分析：妇科千金片主要成分为千斤拔、金樱根、穿心莲、功劳木、单面针、当归、鸡血藤、党参，具有清热除湿，益气化瘀功效。妇科千金胶囊说明书写明禁用于妊娠患者，妇科千金片与妇科千金胶囊两者组成相同，故考虑妇科千金片也禁用于妊娠患者。有文献报道，穿心莲具有对抗孕酮、抑制绒毛滋养细胞生成作用，可导致流产；当归、鸡血藤具有一定活血作用，对两者敏感患者可引起流产，但无明显致畸成分。泌淋胶囊属于苗药，主要成分为头花蓼、车前草、酢浆草、石椒草，具有清热解毒，利尿通淋作用，无文献报道有明显致畸成分，属于妊娠慎用（尤其是日常容易腹泻患者）。保妇康凝胶主要成分为莪术油、冰片。根据 2020 年版《中国药典》莪术味辛、苦，性温，归肝脾经，具有行气破血、消积止痛之功（可导致患者流产风险增加），为妊娠禁用中药。莪术等药性猛烈的药物为妊娠用药的禁忌，莪术油可引起体外培养大鼠胚胎毒性，致畸敏感期试验大鼠亦观察到对母体及胚胎毒性，且其胚胎毒性可能与倍半萜类化合物有关。有研究发现小鼠孕期灌胃给予10.0g/kg 剂量的莪术，可对子代小鼠早期神经行为产生不良影响。阴道外用莪术是否构成显著致畸有待进一步研究，但已知可增加流产风险。冰片，味辛、苦、微寒，大部分古籍认为属于妊娠慎用中药，部分相关说明书有妊娠禁用的用药提示。有研究证明冰片对中、晚期妊娠小鼠具有明显引产作用。但迄今为止，对冰片妊娠禁忌原理的研究不多。动物实验发现冰片0.2g/kg 能够兴奋正常非孕大鼠在体子宫平滑肌收缩频率，持续给药后能延长正常非孕大鼠的动情周期，提示大剂量使用冰片可能对女性子宫和内分泌有一定影响。

 咨询案例 4（2020-8-14）

患者 6 月 28 日至外院体检做腹部 B 超和妇科检查，7 月 5 日同房后服用左炔诺孕酮片（0.75mg×2 片），7 月 11 日正常来月经，既往月经规律，月经周期 30 天。7 月 21 日至 7 月 23 日服用妇炎康片和黄藤素分散片（每日 3 次，服药 3 日），7 月 24 日服用金银花露 1 瓶，7 月 29 日至 7 月 31 日服用蒲地蓝消炎片、云南白药、四季感冒片、感冒灵颗粒（每日 3 次，服药 3 日），8 月 3 日服用金银花露 1 瓶，8 月 6 日服用金银花露 1 瓶，8 月 11 日发现妊娠，后面未其他用药，咨询药物是否会对胎儿有影响？

咨询药物： 妇炎康片、黄藤素分散片、蒲地蓝消炎片、云南白药、四季感冒片、感冒灵颗粒、左炔诺孕酮片、金银花露。

回复：结合目前循证医学证据，患者虽然使用药物说明书提示有禁用中药，总体分析相对致畸风险不高，但可增加流产风险。患者末次月经为 7 月 11 日，患者月经周期为 30 天，即 8 月 9 日以前暴露的药物，对胎儿的影响符合"全或无"，要么引起胎儿流产，要么对胎儿完全无影响，考虑患者使用的药物均在相对安全期，目前若无明显阴道流血或腹痛等不适，考虑药物对胎儿不构成显著影响，可继续妊娠，并定期产检，规律补充叶酸。

分析：①金银花露（含有金银花）、四季感冒片（含有桔梗、紫苏叶、陈皮、荆芥、大青叶、连翘、炙甘草、炒香附、防风）、感冒灵颗粒（含有三叉苦、岗梅、金盏银盘、薄荷油、野菊花、马来酸氯苯那敏、咖啡因、对乙酰氨基酚）、黄藤素片（含有黄藤素）、蒲地蓝消炎片（含有蒲公英、黄芩、苦地丁、板蓝根）、妇炎康片（赤芍、土茯苓、醋炙三棱、炒川楝子、醋炙莪术、廷胡索、炒芡实、当归、苦参、醋炙香附、黄柏、丹参、山药）、云南白药（三七、麝香、制草乌），上述药物均无明显致畸成分。蒲公英、黄芩、苦地丁、板蓝根、野菊花、金银花等均为清热解毒等药物，目前无证据支持妊娠期暴露与不良妊娠结局相关。但是，三棱、莪术、当归、三七、香附、赤芍具有破气、破血、化瘀等作用，必须禁用或慎用于气血消耗或平素体质羸弱的孕妇，以确保母婴安全。制草乌、川楝子具有一定毒性，属于 2020 年版《中国药典》收录为小毒药材，妊娠患者慎用，使用不当可损伤母体或导致胚胎中毒。人工麝香是原卫生部 1993 年批准的中药一类新药，可代替天然麝香使用，主要含有麝香酮、芳活素、海可素等，麝香酮是其主要活性成分。麝香酮并非甾体类化合物，具有抗早孕和抗着床作用、雄激素样作用，作用机制尚不明确。麝香对离体和在体子宫均有兴奋作用，对后者更为敏感。对妊娠子宫的兴奋性强于未妊娠的，对晚期妊娠子宫强于早期，故中医历来都把麝香作为妊娠禁忌药。②根据目前循证医学证据，感冒灵颗粒所含有氯苯那敏、咖啡因、对乙酰氨基酚在妊娠期使用不增加不良妊娠结局。③结合国际紧急避孕协作组编写的《2012年紧急避孕药给药和服务指南（第三版）》提示：服用左炔诺孕酮仍妊娠的妇女，可继续妊娠，药物影响风险小，不建议因为使用左炔诺孕酮而终止妊娠。

综合分析，患者虽然使用药物说明书提示有禁用中药，总体分析相对致畸风险不高，但可增加流产风险。同时，患者末次月经为7月11日，患者月经周期为30天，即8月9日以前暴露的药物，对胎儿的影响符合"全或无"，要么引起胎儿流产，要么对胎儿完全无影响，考虑患者使用的药物均在相对安全期，目前若无明显阴道流血或腹痛等不适，考虑药物对胎儿不构成显著影响，可继续妊娠，并定期产检，规律补充叶酸。

 咨询案例 5（2020-7-24）

患者2019年甲状腺癌术后一直服用左甲状腺素钠、乌苯美司和去甲斑蝥素、小金丸。患者末次月经为2020年5月16日，2020年6月20日发现妊娠，此后立即停药。当前妊娠10周，咨询能否继续妊娠？

咨询药物：去甲斑蝥素、小金丸、左甲状腺素钠、乌苯美司。

📧 **回复**：患者末次月经为2020年5月16日，在6月20日发现妊娠后停用药物，提示该患者在相对敏感期有药物暴露史（小金丸、去甲斑蝥素、乌苯美司），基于有限的安全数据，告知患者目前妊娠可能存在一定致畸风险。患者与家属充分沟通知情后若选择继续妊娠，需观察有无阴道流血、腹痛，复查B超，行排畸筛查等相关检查，规律补充叶酸，根据进一步产检结果决定是否继续妊娠。

分析与回复：①小金丸：主要成分包括人工麝香、木鳖子（去壳去油）、制草乌、枫香脂、醋乳香、醋没药、五灵脂（醋炒）、酒当归、地龙、香墨，其中2020年版《中国药典》记载麝香为妊娠禁用中药，文献报道该药能明显增加子宫收缩频率和强度，并有抗着床和抗早孕作用；木鳖子、制草乌具有一定毒性，使用不当可损伤母体或导致胚胎中毒，没药、乳香、五灵脂活血通经，兴奋子宫，可有增加流产风险，所以该药建议妊娠期妇女禁用。②去甲斑蝥素片的说明书提示其通过抑制癌细胞DNA合成，破坏癌细胞骨架及超微结构，干扰癌细胞M期分裂，并影响其周期运行速度，使癌细胞骨架破坏（微丝、微管）影响癌细胞超微结构，导致线粒体、微绒毛及质膜损伤等，阻断细胞分裂周期的M期干扰癌细胞分裂，从其作用机制分析，去甲斑蝥素可能存在致畸风险，所以不推荐妊娠期妇女。③乌苯美司：相关人类用药目前没有实验表明对胎儿有致畸或毒性作用，尚未检索到国内外相关毒性研究数据。国内说明书提示妊娠期妇女或计划妊娠的妇女在权衡利弊下可谨慎使用，提示暴露于该药的患者不作为终止妊娠的理由。④左甲状腺素钠：结合循证医学证据，左甲状腺素钠用于维持母体甲状腺功能正常，但其不易通过胎盘，目前普遍认为其不增加胎儿畸形风险。

 咨询案例6（2020-8-28）

患者末次月经6月25日，月经周期基本规律（28~30天左右），7月10日服用了黄连上清片，总共2~3盒，7月14日服用一粒氯雷他定，7月期间服用5~6次促排便药，目前HCG、孕酮、B超检查无异常，咨询药物是否对胎儿有影响？

咨询药物：黄连上清片、氯雷他定。

回复：结合目前循证数据，黄连上清片中的大黄可能增加流产风险，但分析患者末次月经为6月25日，月经周期为28~30天，那么患者在7月23日以内服药时间段为相对安全期，符合"全或无"，"全"即引起胎儿流产，"无"即要么对胎儿完全无影响。患者使用的黄连上清片和氯雷他定均在相对安全期内，风险相对较低，对胎儿不构成明显妊娠风险。建议可继续妊娠，放松心情，补充叶酸，规律产检。

分析：①黄连上清片：主要成分为大黄、黄连。大黄，性味苦寒，含蒽醌类衍生物成分。有研究认为，大黄的下泻作用常常可造成妊娠流产，随剂量增大，孕鼠流产率明显升高，对子宫内膜的微细结构影响增大。另有研究发现，大黄水提取物对幼年雌性大鼠的卵巢功能具有一定的毒性，其影响程度和用药剂量成正相关。此外有研究显示大黄水提取物不仅由其泄泻作用干扰孕鼠妊娠状态的稳定性引起孕鼠流产，而且通过降低雌激素和孕激素含量、增加Th1类细胞因子（IFN-γ、TNF-α和IL-2）含量以及肥大细胞和巨噬细胞数量，从而影响早期胚胎发育的子宫内膜环境，导致流产率上升。黄连含有小檗碱，但结合相关研究数据无明显致畸或显著增加流产的风险。②氯雷他定：现有人类研究数据未观察到因药物暴露导致不良妊娠结局，所以不构成较大妊娠风险。③排便药物：由于未提供具体药物，无法进一步进行安全性分析。一般在不导致严重腹泻的前提下，大部分通便药物妊娠期意外暴露不增加胎儿畸形风险。

 咨询案例 7（2020-9-25）

患者目前妊娠 8 个月，由于食用辛辣食物 3~4 天后感觉嗓子有干疼、异物感不适，晚上有一点干咳，偶尔咳出绿色痰，鼻塞，于外院就诊，医生开具十味龙胆花胶囊、痰热清颗粒、连花清瘟胶囊。咨询能否用这些药物？

咨询药物：十味龙胆花胶囊、痰热清颗粒、连花清瘟胶囊。

回复：患者目前可能为普通感冒继发上呼吸道细菌感染，若症状严重时需要适当的药物处理，建议在有经验的中医指导下使用中药，尽量使用有安全性数据最多的药物（如痰热清颗粒或连花清瘟胶囊），避免盲目联合多种中成药，同时应遵循"最小有效剂量、精简用药（避免重复用药）"的原则，慎重选择十味龙胆花胶囊。若经治疗后症状仍反复控制不佳，可选择相对安全性更明确的头孢类药物抗感染、西替利嗪等药物。其次，调整生活方式来辅助治疗，多饮温热水，避免生冷刺激食物、少去人流聚集地，注意防寒保暖，劳逸结合。

分析：①痰热清颗粒：主要成分为玄参、龙胆、石膏、柴胡、栀子、知母、黄芩、薄荷脑，其功能主治是解表清里，清热解毒，可用于呼吸道炎、支气管炎、肺炎、急性扁桃体炎。②连花清瘟颗粒：主要成分为连翘、金银花、麻黄（炙）、苦杏仁（炒）、石膏、板蓝根、绵马贯众、鱼腥草、广藿香、大黄、红景天、薄荷脑、甘草，其功能主治是清瘟解毒，宣肺泄热。上述药物中痰热清与连花清瘟均含有薄荷脑，薄荷脑的潜在毒性可能影响妊娠，尤其在联合使用时。红景天是重要的藏药之一，具有多种药效，传统藏药用于治疗肺病、止咳、止血、跌打损伤、烧烫伤、阳痿、妇女白带、糖尿病、神经麻痹症及退烧、健脑益智、滋补强身等，动物实验未得出与母体毒性、胚胎毒性和致畸性的关联性研究结果。大黄可增加肠道蠕动、刺激子宫收缩的作用。③十味龙胆花胶囊：为藏药，其主要成分为龙胆花、烈香杜鹃、甘草、矮紫堇、川贝母、小檗皮、鸡蛋参、螃蟹甲、藏木香、马尿泡，其功能主治是清热化痰，止咳平喘，用于痰热壅肺所致的咳嗽、喘鸣、痰黄。目前尚无螃蟹甲妊娠毒性的文献报道，但《本草纲目》记载：海螃蟹为寒性食品有小毒妊娠食之令子横生，蟹爪能破胎堕胎、破宿血，止产后血闭，蟹爪汤能堕生胎下死胎。如藏木香、烈香杜鹃、马尿泡等均为藏药（高原药物），关于说明书及相关文献的临床安全数据有限，妊娠期使用需慎重。

 咨询案例 8（2020-11-13）

　　患者因中医考虑肝脾湿热，吃了四黄泻火片（口服，每次 3~4 粒，每日 1~2 次）、湿毒清胶囊（口服，每日 3 次，每次 3 粒）。因脸部长痤疮，11 月 5 日到皮肤科就诊，医生开具祛痘调理凝露（早晚脸部局部用）、阿达帕林凝胶（晚上脸部用，因刺痛，用量最多 4 次）、甲硝唑凝胶（早上用）、丹参酮胶囊（口服，每日 3 次，每次 2 粒）。患者末次月经为 10 月 17 日至 10 月 23 日，一般月经周期为 28 天，10 月 29 日、10 月 30 日各同房一次，11 月 12 日查出妊娠，口服、外用药截至 11 月 12 日。咨询药物对胎儿是否构成影响？

咨询药物： 四黄泻火片、湿毒清胶囊、丹参酮胶囊、阿达帕林凝胶、甲硝唑凝胶。

回复： 根据患者的末次月经时间及同房时间可以推算，药物的暴露均在用药安全期内，即 11 月 13 日前，药物对胎儿的影响是"全或无"，"全"指对胎儿有影响而引起流产，"无"指不会造成影响。同时根据患者所用中药处方，分析考虑患者体质为阴虚湿热体质，使用的中药多为寒凉、活血类中药，经过分析，患者暴露于清热利湿药对患者妊娠不会构成显著影响，但部分活血药物可能增加流产风险。此外，考虑患者的外用药全身吸收相对较少，所以，综合分析使用的药物对胎儿造成畸形的风险较小，但可能增加流产风险。建议患者可选择继续妊娠，不应继续再使用上述药物，同时，密切关注有无腹痛、腹泻、阴道流血等流产症状（如有明显症状不建议刻意保胎治疗）。定期产检，规律补充叶酸。

分析： ①四黄泻火片：包括盐酸小檗碱、黄芩提取物、人工牛黄、大黄，成分中没有毒性和重金属成分，2020 年版《中国药典》记载人工牛黄和大黄为妊娠慎用中药，牛黄具有辛凉走窜的特性，而大黄具有泻下、活血的作用，两者可能会引起流产，尤其是妊娠前 3 个月。而小檗碱目前缺乏相关研究数据证明会增加致畸或流产的风险。②湿毒清胶囊：成分为地黄、当归、丹参、蝉蜕、苦参、白鲜皮、甘草、黄芩、土茯苓。当归、丹参具有一定活血作用，敏感体质易引起流产。当归在现代药理研究认为其对离体子宫具有兴奋作用，故用量不宜太大。对于地黄、黄芩，无明确临床或实验室证据证明其会增加胎儿畸形或流产风险。苦参，性味苦寒，有助于清热利湿，杀虫止痒，未发现可增加不良妊娠结局风险。有较多其外用制剂或复方制剂用于妊娠合并泌尿生殖道感染的治疗研究。蝉蜕的煎剂能升高卵巢指数，对子宫未见明显影响；会降低怀孕率、升高畸胎率；还可使雄性小鼠睾丸及精囊贮精指数显著降低。古籍《医学入门》记载"主妇人乳难产难，胞衣不下"，《本草撮要》记载"催生下胎"等，提示蝉蜕被古人视为妊娠禁忌药，但是2020年版《中国药典》未将蝉蜕列为妊娠禁用或慎用药，某种程度上提示该药妊娠患者短期暴露不增加致畸风险，但大量或长期使用可能会增加流产风险（尤其是妊娠早期），需慎重。未查阅到土茯苓、白鲜皮相关妊娠患者安全性分析的文献报道，2020年版《中国药典》也未将两者列为妊娠禁用或慎用药。③祛痘调理凝露：主要成分有2%水杨酸、红没药醇、甘草酸二钾、薄荷醇、丙二醇。优生智库数据库提示高剂量的水杨酸会干扰胚胎发育，尤其是妊娠晚期可能会引起过早的动脉导管收缩和新生儿出血。而祛痘调理凝露中2%水杨酸作为低浓度的角质溶解剂，与其他成分药物局部使用时经皮肤吸收至全身的药量小，分析相对风险较小。④阿达帕林：维A酸类化合物，具有维A酸的活性。优生智库数据库提示该药因为局部使用全身吸收量少，有荟萃分析指出其与胎儿重大畸形、自然流产等没有必然联系，目前认为，妊娠期间使用口服剂型对胎儿可能有致畸风险，但是外用凝胶透过皮肤吸收的量极小，致畸相对较小。⑤甲硝唑：目前国内外大量临床资料发现其在妊娠期间使用并不增加不良妊娠结局的风险。

 咨询案例9（2021-1-14）

　　患者既往有月经紊乱病史，末次月经为9月23日，10月17日才开始有同房，11月5日查HCG极低，考虑妊娠可能性小，这期间查出卵巢早衰，口服辅酶 Q10、脱氢表睾酮（DHEA）、维生素 E、康复新液、逍遥丸，多种有活血的功效的中药。期间因为感冒口服了蒲地蓝消炎片、止咳糖浆等药，基本是把开的中药吃完了，康复新液服用 4~5 瓶，用药量还是比较大。11 月 23 日发现妊娠，产科 B 超（具体结果未提供）提示有卵黄囊，无胎心胎芽。咨询药物对胎儿是否构成影响？

咨询药物：逍遥丸、蒲地蓝口服液、脱氢表睾酮、维生素 E、康复新液、辅酶 Q10。

回复：首先，结合目前循证医学证据，维生素 E、辅酶 Q10 可作为膳食营养补充剂，相对较安全。逍遥丸、蒲地蓝口服液、康复新液、止咳糖浆的意外暴露无直接证据证明其可导致胎儿畸形，但有增加流产的风险。其次，患者在 11 月 23 日 B 超显示可见卵黄囊，未见胎芽胎心，推测 11 月 23 日时患者妊娠 5~6 周（一般卵黄囊在妊娠 5 周左右出现，出现大概 7~10 天后可见胎芽）。而胎儿外生殖期发育的关键期在妊娠第 9 周至 11 周，脱氢表雄酮可能有一定的生殖器畸形毒性，但患者暴露药物的时间在妊娠第 9 周前，所以理论上分析可能造成胎儿生殖器畸形的风险较小。

告知患者可能的风险，若患者选择继续妊娠，建议补充叶酸，保持心情，定期产检，关注排畸检查情况。补充叶酸，规律产检。如有明显腹痛、阴道流血等不适，不建议刻意保胎治疗。

分析：①逍遥丸：由柴胡、当归、白芍、白术（炒）、茯苓、薄荷、生姜、甘草（蜜炙）组成，当归有活血及刺激子宫平滑肌的作用，敏感体质会增加流产风险，不推荐使用。柴胡、白芍、白术（炒）、茯苓、薄荷、生姜、甘草（蜜炙）未查阅到与妊娠风险相关的文献，2020年版《中国药典》也未将上述几味药物列为妊娠禁用或慎用药。②蒲地蓝口服液：主要成分为蒲公英、黄芩、苦地丁、板蓝根，均不属于妊娠禁用或慎用药。其中，黄芩、苦地丁等性味寒凉，易受凉腹泻者不推荐使用。③康复新液：主要成分为美洲大蠊提取物，具有活血作用，可能增加流产风险。④止咳糖浆：患者未提供厂家，但大部分止咳糖浆中含有罂粟壳，2020年版《中国药典》记载，罂粟壳为妊娠禁用中药，其主要含有吗啡等阿片类生物碱，目前在动物实验其具有致畸作用，但目前并无研究认为会增加人类先天缺陷的报道，但仍建议慎重选择。⑤泛醌：也称为辅酶Q，是参与线粒体电子传递的一系列的辅酶。查阅UpToDate循证医学数据库提示有研究认为遗传性辅酶Q10缺乏与新生儿多器官衰竭和出生后不久死亡有关。也有研究显示妊娠20周至分娩前每天服用200mg辅酶Q10其子痫前期的发生风险比安慰剂组小，该物质在正常人体内可以生成，亦可以作为膳食补充剂，正常剂量的辅酶Q10妊娠期使用相对安全。⑥脱氢表雄酮：是睾酮和雌二醇的生物合成的中间产物。动物实验显示可能导致幼崽外生殖器雄性化或抑制幼崽的妊娠发育，认为妊娠10周后脱氢表雄酮暴露可能使女性胎儿男子化，但目前还没有找到人类妊娠期暴露于脱氢表雄酮与女性胎儿男性化的充分研究或相关结论。⑦维生素E：改善卵母细胞质量，降低囊胚的凋亡率。属于抗氧化营养剂，和其他多种营养素共同维持基本生理功能，预计不会增加后代先天畸形的风险。

 咨询案例10（2021-1-6）

　　患者妊娠28天，之前用了一些药：猴耳环消炎片、菠萝蛋白酶、苯丙哌林、溴己新、尼美舒利、头孢西丁、替硝唑、清开灵。咨询能否要孩子？

咨询药物： 猴耳环消炎片、菠萝蛋白酶、苯丙哌林、溴己新、尼美舒利、头孢西丁、替硝唑、清开灵颗粒。

回复： 结合已有循证医学证据，中成药物尚无显著致畸作用，此外，除溴己新、头孢西丁的安全性较高，其他药物的相关妊娠期使用经验不多，但也尚未找到人类妊娠期会致畸的报道。考虑患者是在妊娠28天之前使用上述药物，其暴露上述的药物时间段处于胚胎早期（药物不敏感期）。综上分析，药物对胎儿不构成显著影响，建议规律补充叶酸，定期产检。

分析： ①猴耳环消炎片：主要成分为猴耳环。其干燥带叶茎枝可入药，味微苦、涩，性微寒，归脾、胃、肝经，具有清热解毒、凉血消肿、止泻、去湿敛疮的功效，不属于毒性和重金属成分，但缺乏妊娠期妇女使用风险数据。②清开灵颗粒：主要成分为胆酸、珍珠母、熊去氧胆酸、栀子、水牛角、板蓝根、黄芩苷、金银花，具有清热解毒，镇静安神的作用，2020年版《中国药典》未将上述几味药物列为妊娠禁用或慎用药。成分中没有毒性和重金属成分，而熊去氧胆酸妊属于妊娠期肝内胆汁淤积症的一线治疗药物。由于该类药物属于清热解毒类中成药，如妊娠患者有热证时服用上述药物利大于弊，但不推荐联合使用多种清热解毒类中成药。③菠萝蛋白酶：属于蛋白酶类，说明书提示每片含菠萝蛋白酶粉1万单位、猪胆汁浸膏粉0.1g，尚未找到人类妊娠期间使用菠萝蛋白酶的相关致畸信息。④苯丙哌林：为中枢性镇咳药，说明书为妊娠期妇女慎用。其相关妊娠期使用经验不多，尚未找到人类妊娠期会致畸的报道。⑤溴己新：目前研究未显示其会造成妊娠的不良结局

（具体分析见呼吸系统疾病用药咨询章节）。⑥维生素 B_6：水溶性维生素，常规用法用量在妊娠期使用安全性较高。⑦尼美舒利：非甾体抗炎药，尚无妊娠早期使用会增加胎儿先天畸形的报道，但孕晚期应避免使用，因为可能会增加胎儿动脉导管狭窄。⑦头孢西丁：β-内酰胺类抗生素在妊娠期使用安全性较高，对胎儿致畸风险较小。⑧替硝唑：在妊娠期使用的安全性信息有限，虽然一种动物的胎儿死亡率在接近人类使用的剂量下略有增加，但在动物研究中没有发现其他发育毒性的证据。替硝唑与甲硝唑在化学结构上有联系，甲硝唑在妊娠期安全使用的证据比较充分，但目前没有证据表明这类药物会对胚胎或胎儿造成伤害。

 咨询案例 11（2021-1-20）

　　患者末次月经 12 月 16 日，周期 28 天。次年 1 月 17 日至 18 日服用药物：防芷鼻炎片每日 3 次，每次 5 片；阿奇霉素分散片每日 1 次，每次 2 片；氨溴索片每日 3 次，每次 2 片；咳特灵每日 3 次，每次 3 片。咨询能否继续妊娠？

咨询药物：防芷鼻炎片、阿奇霉素分散片、氨溴索片、咳特灵片。

　　回复：咳特灵的妊娠安全性数据尚不充足；防芷鼻炎片无明显致畸成分，但可能增加流产风险；阿奇霉素和氨溴索相对安全。考虑患者仅短期小剂量上述药物，综合分析不会显著增加不良妊娠结局。若患者目前一般情况稳定，可选择继续妊娠，补充叶酸，定期产检。

　　分析：①防芷鼻炎片的主要成分为苍耳子、野菊花、鹅不食草、白芷、防风、墨旱莲、白芍、胆南星、甘草、蒺藜。根据 2020 年版《中国药典》，苍耳子、蒺藜均为有小毒中药，但非妊娠禁忌、慎用中药。尚无文献报道关于苍耳子、蒺藜对妊娠结局有明显影响，故分析短期暴露对胎儿不构成显著影响，尤其在药物不敏感期。白芷可能会刺激子宫平滑肌从而导致流产，甘草具有类固醇样激素作用不推荐妊娠期使用。②咳特灵的主要成分为小叶榕干浸膏、马来酸氯苯那敏。小叶榕干浸膏为我国岭南地区常用药材，有研究小叶榕的单次给药对小鼠活动、脏器及血液的毒性，结果提示安全性良好，但缺乏关于妊娠期动物或人类相关研究数据。马来酸氯苯那敏、阿奇霉素和氨溴索的妊娠期安全性较好（具体分析见呼吸系统疾病用药咨询章节）。

 咨询案例 12（2021-4-16）

患者有乙肝大三阳病史，2018 年职工体检发现肝功能指标示转氨酶升高，口服联苯双酯滴丸、肝苏胶囊降酶保肝治疗，其后停药。2019 年体检正常，但 2020 年因肝功能指标异常，继续服用上述两种药。患者末次月经为 2021 年 3 月 8 日，月经周期规律，4 月 5 日发现妊娠后便停药。咨询药物是否对胎儿有影响？

咨询药物：联苯双酯滴丸、肝苏胶囊。

回复：根据患者药物及暴露时间分析药物尚不构成显著畸形风险，但可能增加流产的风险。建议可继续妊娠，密切关注有无腹痛、阴道流血等症状，补充叶酸，定期产检并监测肝功能等指标变化，必要时可使用妊娠期安全性较高的多烯磷脂酰胆碱等护肝药物，并在感染内科专家评估下决定妊娠中晚期是否进行抗乙肝病毒治疗。

分析：①联苯双酯滴丸：为我国创制的一种治疗肝炎的降酶药物，为五味子提取物，但五味子有微毒，从药品说明书上提及妊娠期妇女禁用，有相关研究报道五味子组成复方制剂用于治疗妊娠期病毒性肝炎。②肝苏颗粒：成分为扯根菜，无毒。全草可入药，嫩苗可作为蔬菜食用，在妊娠期使用相对安全。2002 年国家卫生部发文规定了 87 种既是食品又是药品的药材名单，2014 年又新增了芫荽（香菜）、玫瑰花等 15 种食疗药物品种。由此可知，部分中药（至少包含大部分药食两用药材）在妊娠期正常服用的安全性程度较高，因此可以选择性地用于一些疾病轻症的治疗。

 咨询案例 13（2021-4-10）

患者拟行辅助生殖（试管婴儿），2021 年 3 月 31 日至 4 月 2 日因感冒口服板蓝根和感冒清热颗粒，4 月 4 日至 4 月 7 日口服八正颗粒（无糖型）、十荡涤灵颗粒，因眼睛不舒服使用普拉洛芬滴眼液。4 月 19 日（月经第 2 天）于医院打备孕针拟于 28 天之后再回院促排治疗。请问药物对试管备孕有影响吗？

咨询药物：板蓝根、感冒清热颗粒、八正颗粒（无糖型）、十荡涤灵颗粒、普拉洛芬滴眼液。

回复：首先，普拉洛芬滴眼液短期局部使用，全身吸收较少，相对风险较小。其次，尚无上述中成药对于生殖力影响的研究和报道，但分析上述中成药不含妊娠或备孕禁用成分，且尚无研究显示上述成分可在体内蓄积（如重金属等）。综合分析，药物对辅助生殖不构成显著影响。

分析：板蓝根、感冒清热颗粒（荆芥穗、薄荷、防风、柴胡、紫苏叶、葛根、桔梗、苦杏仁、白芷、苦地丁、芦根）、八正颗粒［瞿麦、车前子（炒）、萹蓄、大黄、滑石、川木通、栀子、灯心草、甘草］、十荡涤灵颗粒［黄连、地黄、甘草、虎杖、赤芍、石韦、琥珀、黄芪、知母、猪苓、车前子（炒）、当归］。上述中成药大部分为清热解毒类药物，无毒性和重金属成分，不含妊娠绝对禁忌成分，2020年版《中国药典》记载瞿麦、虎杖、大黄为妊娠慎用中药；赤芍、当归等具有活血作用，对于敏感体质均可增加流产风险；且上述中成药中含有较多利尿中药（如猪苓、车前子、瞿麦等），妊娠期间需慎重使用，尤其是中晚期，可能增加羊水较少、血液高凝的风险。此外，尚无上述药物对于生殖力有显著影响的研究和报道。中药成分药物相对代谢较快，根据备孕时间推算，中药对妊娠不构成显著影响，相反，适宜的中药对备孕可能有利。普拉洛芬滴眼液在眼部局部使用，进入血液循环的剂量较小，对试管备孕不造成影响。

咨询案例 14（2021-3-18）

患者末次月经为2021年2月5日，月经周期规律。3月11日患者因感冒口服阿莫西林克拉维酸钾片、复方甘草片、胆香鼻炎片、酚氨咖敏片、奥美拉唑治疗4天。3月15日，口服银柴颗粒、风热感冒颗粒、喉痛灵片一次。目前发现妊娠，咨询药物是否对胎儿有影响？

咨询药物：阿莫西林克拉维酸钾片、复方甘草片、胆香鼻炎片、酚氨咖敏片、奥美拉唑、银柴颗粒、风热感冒颗粒、喉痛灵片。

📧 **回复**：患者在药物相对敏感期暴露上述药物，但基于目前已有的证据，上述药物在妊娠早期短期小剂量暴露并不增加畸形风险，但可能增加流产风险。告知患者可能风险，若患者继续妊娠，补充叶酸，定期产检，关注 HCG 翻倍情况，并注意是否有明显腹痛、阴道流血等不适。

分析：①复方甘草片：主要成分为甘草浸膏、阿片粉、樟脑、八角茴香、苯甲酸钠。其中，甘草浸膏是经过大剂量甘草经过反复煎煮沉淀、浓缩而得到的浓稠膏状物。甘草酸及其甘草黄酮类化合物是甘草呈现性药理作用的活性成分。研究认为，甘草酸通过抑制睾酮生物合成和促进睾酮代谢，降低血睾酮水平。但甘草酸又能抑制磺基转移酶 2A1 活性和提高 5α- 甾体还原酶活性，导致临床上应用甘草和甘草酸不一定会产生血睾酮水平下降的现象。甘草酸还具有抗生殖器官炎症和抗肿瘤作用。甘草黄酮类化合物属植物雌激素，在机体缺乏雌激素时表现出雌激素样作用，当机体雌激素水平过高时表现为拮抗雌激素作用，是甘草治疗痛经和生殖器官肿瘤的主要活性成分。来自 185 名妊娠患者使用甘草制剂的韩国致畸性信息服务研究显示，与非暴露组相比，没有发现流产、出生缺陷、出生胎龄、出生体重和长度、头围、Apgar 评分的增加，但死胎率似乎有所增加。由于甘草具有类固醇样作用，促进水钠潴留，易引起或增加妊娠外周水肿。另外，研究显示妊娠期间使用甘草可能会增加早产、流产风险，尤其暴露于高剂量天然甘草。阿片粉主要含有吗啡等生物碱类成分，目前在动物实验中显示其具有致畸作用，但尚无研究认为会增加人类先天缺陷。②胆香鼻炎片：主要成分有猪胆汁膏、广藿香、白芷、苍耳子、鹅不食草、荆芥、金银花、野菊花、薄荷脑。其中，白芷会有刺激子宫平滑肌的作用，有流产的风险；鹅不食草，味辛、性温，具有通窍散寒、止咳的功效，尚未有妊娠期的安全数据。薄荷具有抗生育及抗早孕、抗着床、抑制子宫收缩等作用。苍耳子味辛、苦，性温，有小毒，归肺经，目前尚无妊娠期使用的安全数据。猪胆汁膏主要为猪去氧胆酸，金银花、野菊花、荆芥作为清热类药物，在2020年版《中国药典》也未将上述几味药物列为妊娠禁用或慎用药。③银柴颗粒(忍冬藤、柴胡、枇杷叶、薄荷、芦根)、风热感冒颗粒（板蓝根、连翘、薄荷、荆芥穗、桑叶、芦根、牛蒡子、菊花、苦杏仁、桑枝、六神曲）及喉痛灵（水牛角浓缩粉、野菊花、荆芥穗、南板蓝根），不含妊娠期绝对禁用的成分，上述两种中成药所含成分均为清热类药物，在2020年版《中国药典》中不属于妊娠禁用或慎用药。④酚氨咖敏片：目前妊娠期暴露正常剂量的对乙酰氨基酚、咖啡因、氯苯那敏在妊娠期未见确切致畸相关性报道。但是，氨基比林在长程、大剂量使用时可能累及血液系统以及增加致畸形的风险。⑤奥美拉唑：属于抑制胃酸药物，现有的妊娠期临床研究证据支持奥美拉唑安全性，可用于妊娠期的胃食管反流病。⑥阿莫西林克拉维酸钾：药品说明书提示妊娠期使用可能会导致新生儿坏死性小肠结肠炎，妊娠期不建议使用。但妊娠早期意外暴露风险不是终止妊娠的理由。

 咨询案例 18（2021-1-23）

患者，女，30岁，2017年5月自然受孕，顺利生产，无特殊。月经不规律，最后一次月经是2020年11月25日，为口服地屈孕酮（达芙通）后来潮。2020年12月30日有少量褐色分泌物，不知是否为排卵期出血。2021年1月4日因咽痒、干咳症状就诊耳鼻喉科后口服苏黄止咳胶囊每日3次，每次3粒，服用6天；依巴斯汀片每日1次，每次1片，服用4天；

1月6日自服（吴太）咽炎片每日3次，每次5片，服用3天；咽立爽口含滴丸不定时含服，三金桂林西瓜霜间断喷喉，症状有所好转。1月13日食用肯德基后，症状加重，伴咳黄浓痰，自服咽炎片每日3次，每次5片，服用3天无效，1月17日就诊呼吸内科，查血常规：WBC 9.7×10^9/L、ESR：20mm/h、肺炎支原体IgG 2000IU/ml，ASO、IgE、IgM阴性，肺功能检查提示通气功能正常、激发试验阴性、小气道炎症，当天开始口服罗红霉素片150mg每日2次，服用4天半；盐酸奥洛他定胶囊每日1次，每次5mg，服用4天；克感利咽口服液20ml tid服用4天；复方双花片每日3次，每次4片，服用5天；间断服用复方甲氧那明胶囊每次2粒，共服用34粒。咽立爽口含滴丸不定时含服。2021年1月19日同房后出血。1月21日发现妊娠，血HCG 301mIU/ml。1月23日血HCG 754mIU/ml、孕酮19.2ng/ml。父方情况：因慢性乙型肝炎长期口服替诺福韦，近一月间断服用过连花清瘟颗粒。咨询问药物是否对妊娠有影响？

咨询药物：母方用药：罗红霉素片、苏黄止咳胶囊、盐酸奥洛他定胶囊、复方双花片、复方甲氧那明胶囊、咽立爽含片、克感利咽口服液、咽炎片；父方用药：替诺福韦片、连花清瘟颗粒。

回复：从单个药物成分分析，可能有毒性风险，但综合分析患者服用的药物较多，大部分的药物暴露在用药不敏感期，在这个时期药物对胚胎的影响是"全或无"："全"为胚胎因为受药物的影响而死亡（流产），"无"为胎儿未受到药物的影响，一般不会导致胎儿畸形。多种中成药联合使用，致畸风险不大，但可增加流产风险。而父方使用的替诺福韦、连花清瘟胶囊，一般认为受精过程中，活力好的精子经过"优胜劣汰"后才会受孕成功，因此，考虑父方暴露的药物对胎儿不构成影响。充分告知患者风险，若患者选择继续妊娠，监测HCG、孕酮变化，密切关注有无腹痛、阴道流血等先兆流产症状。补充叶酸，定期产检、谨慎观察胎儿发育情况。

分析：①咽炎片：玄参、百部（制）、天冬、牡丹皮、麦冬、款冬花（制）、木蝴蝶、地黄、板蓝根、青果、蝉蜕、薄荷油，其中，薄荷油在动物实验中发现有终止妊娠的作用，没有毒性和重金属成分，在2020年版《中国药典》牡丹皮、蝉蜕属于慎用药，可能增加流产风险，不增加致畸风险。其余药物不属于慎用药或禁用药，相对安全性良好。②苏黄止咳胶囊：主要成分为麻黄、紫苏叶、地龙、蜜枇杷叶、炒紫苏子、蝉蜕、前胡、炒牛蒡子、五味子。麻黄会引起宫缩，有导致流产的风险。地龙属于活血类药物，有动物实验研究认为地龙水煎液可导致小鼠畸胎率增加（对44只孕鼠灌胃100%和50%的地龙水煎液，畸胎率分别为33.33%和5.36%），表明地龙对孕鼠具有致畸作用。而其他成分（紫苏叶、蜜枇杷叶、炒紫苏子、前胡、炒牛蒡子、五味子）在2020年版《中国药典》未被列为妊娠禁用或慎用药，某种程度上提示该药妊娠患者短期暴露不增加致畸风险，但大量或长期使用可能会增加流产风险（尤其是妊娠早期），需慎重。③复方双花片：有关穿心莲的研究认为其具有抗早孕作用，可能机制是对抗孕酮或直接的滋养叶细胞杀伤作用，可增加流产风险。复方双花片的其他成分（金银花、连翘、板蓝根）均为清热类药物，在2020年版《中国药典》中不属于妊娠禁用或慎用药。④克感利咽口服液：主要成分为金银花、黄芩、荆芥、炒栀子、连翘、玄参、僵蚕

（姜制）、地黄、射干、桔梗、薄荷、蝉蜕、防风、甘草。僵蚕为传统的动物药，首载于《神农本草经》，具有祛风解痉、化痰散结作用。历代医家多将其列为无毒或小毒之品，一般均未列入妊娠禁忌范畴。但有关动物研究认为其能显著降低雌性小鼠卵巢、子宫重量及妊娠率，尤其在高剂量使用时。但目前，不属于2020年版《中国药典》中妊娠禁用或慎用药。金银花、黄芩、荆芥、炒栀子、连翘、玄参、地黄、射干、桔梗、薄荷、防风、甘草等均具有清热解毒、祛风解表等作用，短期或小剂量使用不增加畸形风险。⑤桂林西瓜霜：含有西瓜霜、黄柏、黄连、山豆根、射干、浙贝母、青黛、冰片、无患子果（炭）、大黄、黄芩、甘草、薄荷脑。大黄，行气破滞，可能会引起流产。甘草会有潜在激素作用，可能影响内分泌系统，山豆根属于2020年版《中国药典》中的毒性药物，两者均不建议妊娠期使用。青黛中的靛玉红（抗肿瘤药）可能对胎儿有危害。冰片在妊娠期间使用可增加流产风险。无患子果、黄柏不属于2020年版《中国药典》中的妊娠禁用或慎用药，但其具体的妊娠安全性缺乏依据。⑥罗红霉素：为大环内酯类抗菌药物，在各种动物体内进行的相关试验表明无致畸或者胎儿毒性作用。部分研究妊娠罗红霉素胎盘转运相对少，尚不支持妊娠期暴露于罗红霉素会导致不良妊娠结局的结论。⑦奥洛他定和依巴斯汀：一般妊娠期选择第一代抗组胺药较为安全，第二代抗组胺药中研究最多的药物是氯雷他定，可以用于妊娠期过敏症状。奥洛他定和依巴斯汀都为第二代抗组胺药，尚无致畸性的循证依据。从药品说明书来看妊娠期妇女在绝对必需时可以使用，分析该药虽临床研究较少，但药物的暴露不是终止妊娠的理由。⑧复方甲氧那明胶囊：含有甲氧那明、那可丁、氨茶碱和马来酸氯苯那敏，目前有临床经验表明氨茶碱、马来酸氯苯那敏不会增加胎儿异常的风险，但尚无有关甲氧那明、那可丁的人类致畸性研究报道。

父方使用的替诺福韦、连花清瘟：根据现有的动物实验研究不认为精液中的药物扩散可以达到对胚胎及其附属物产生临床意义的药物浓度。研究显示替诺福韦会造成进行性活动精子的比例下降，但并无报道支持男性服药后对后代有致畸的影响。受精过程中，活力好的精子经过"优胜劣汰"后才会受孕成功。因此，父方暴露的药物对胎儿不构成影响。

 咨询案例 19（2021-2-25）

患者末次月经 1 月 22 日，月经周期规律。不知妊娠情况下服用了小金胶囊、夏枯草口服液（未提供具体用药时长），丈夫间断予以奥美拉唑镁肠溶片、莫沙必利、铝镁加混悬剂治疗胃病，咨询药物是否对胎儿有影响？

咨询药物：母方用药：小金胶囊、夏枯草口服液；父方用药：奥美拉唑镁肠溶片、莫沙必利、铝镁加混悬剂。

回复：根据目前已有证据，父方用药对胎儿尚不构成风险，而母方用药可能会对胎儿存在毒性及增加流产的风险。告知患者可能风险，建议与家人商量后再决定是否继续妊娠。若要继续妊娠，建议补充叶酸，定期产检，监测 HCG 翻倍情况，以及后期胎儿颈项透明层厚度（NT）等排畸检查，若有明显腹痛、流产等不适不建议刻意保胎。

分析：①小金胶囊：主要成分为人工麝香、木鳖子（去壳去油）、制草乌、枫香脂、乳香（制）、没药（制）、五灵脂（醋炒）、当归（酒炒）、地龙、香墨。木鳖子、制草乌有一定毒性，虽经过炮制后毒性降低很多，但在高度敏感致畸期长期或大剂量暴露可能增加胎儿生长发育异常风险；麝香会兴奋子宫，起催产作用，为妊娠禁忌，可能导致妊娠期妇女流产或对胎儿有致畸作用。当归会兴奋子宫平滑肌，容易导致流产。乳香、没药具有活血化瘀作用，增加流产风险。上述成分均属于2020年版《中国药典》中的妊娠禁用或慎用药。②夏枯草口服液：夏枯草具有清热散结、消肿作用，其在妊娠期安全期不明确。③目前尚未发现奥美拉唑镁肠溶片、莫沙必利、铝镁加混悬剂父方使用对后代造成不良结局。男方精子的成熟周期大约需要80~90天。妊娠期父方与胎儿未产生血液联系，其血液中药物或化学物质不能到达发育的胎儿体内，一些物质可能少量进入到精液中，但其剂量不足以影响后代胎儿发育，此外受精过程中，活力好的精子经过"优胜劣汰"后才会受孕成功。因此，父方暴露的药物对胎儿不构成影响。

 咨询案例20（2021-4-12）

患者，既往有乙肝病史15年，从妊娠24周开始予以口服替诺福韦治疗。目前产后60余天，4月1日复查肝功能：丙氨酸氨基转移酶（ALT）182IU/L，天冬氨酸氨基转移酶（AST）114IU/L。4月5日医生开具双环醇片和甘草酸二铵肠溶片，当晚开始用药，目前已经吃了一周。复查肝功能：丙氨酸氨基转移酶142IU/L、天冬氨酸氨基转移酶94IU/L（较前有下降），乙肝病毒相关指数已在正常范围内。就诊其他医院专家介绍上述两种药不影响哺乳。请问服用双环醇片和甘草酸二铵肠溶片多久才能哺乳？

咨询药物：双环醇、甘草酸二铵。

回复： 关于双环醇及甘草酸二铵在哺乳期的安全性数据有限，使用甘草酸二铵期间可能导致泌乳量减少。从用药安全角度出发，结合药物代谢特点及相关循证证据，建议至少停药 48 小时后再哺乳。

分析： 目前关于药物双环醇及甘草酸二铵在哺乳期的安全性资料十分有限。一般来说经过 5 个半衰期，药物可从机体消除 90%，可认为几乎完全从体内清除。双环醇的消除半衰期为 6.26 小时，说明书提示常用剂量多次重复给药体内药量无过量蓄积现象，故认为停药后约两天基本可以代谢清除。甘草酸二铵说明书提示其在人体内代谢复杂，其血药浓度变化与肝肠循环和蛋白结合有密切关系，在体内的代谢消除时间尚不明确，但由于该药是甘草提取物，辅料包含卵磷脂，可能有一定透乳量，但尚缺乏有效的临床试验来验证。亦有部分研究显示甘草可能降低血清中催乳素水平。目前尚缺乏人类哺乳期使用该药物造成新生儿不适的结论。

咨询案例 21（2020-9-10）

患者处于哺乳期，既往患慢性浅表性胃炎现发作，咨询是否可以服用胃苏颗粒？

咨询药物： 胃苏颗粒。

回复： 常规剂量下，以胃脘胀痛为主要表现的哺乳期胃炎患者可以服用胃苏颗粒。服药时应该从最大程度的减少乳儿暴露药物风险出发，建议患者可以在先哺乳再服药，每次服药后间隔 3~4 小时哺乳。服药期间要保持情绪稳定，少吃生冷、刺激及油腻难消化的食物，若服药 3 天症状未缓解，应去正规医院就诊。

　　分析：胃苏颗粒含有紫苏梗、香附、陈皮、香橼、佛手、枳壳、槟榔、炒鸡内金，具有疏肝理气、和胃通降、消胀止痛的功效，可增强胃肠蠕动，帮助胃肠道消化，促进食欲，其中的成分槟榔含有槟榔碱，在过量使用的情况下引起流涎、呕吐、利尿、昏睡及惊厥，但该药常规剂量也为小儿消积除胀常用药物，而其他不含有明显的哺乳期禁用成分。基于目前证据，常规剂量下，哺乳期可以服用胃苏颗粒。

咨询案例7（2020-8-17）

　　患者产后6天出现乳汁不足情况，家人购买复方王不留行片，另外因孩子患有黄疸，医生开具茵栀黄口服液和蓓舒肠乐益生菌，咨询药物对婴儿是否安全？咨询益生菌是否必须空腹服用？

　　咨询药物：茵栀黄口服液、复方王不留行片、益生菌。

　　回复：复方王不留行片不影响患者继续哺乳。因导致产后乳汁不足的原因较多，如有效可适当服用至乳汁通畅时及时停药；如服用3~5天效果不明显建议停用，就诊评估。茵栀黄口服液具有降黄疸作用，但其药性寒凉，新生儿需慎重使用。若在中医辨证施治下使用该药，需注意监测宝宝大便次数以及宝宝食欲和精神状态，如出现大便次数过多，且同时伴有食欲下降、精神差等表现时建议及时停药就诊，以免贻误病情。益生菌复合粉的说明书提示其含有乳双歧杆菌、鼠李糖乳杆菌、水苏糖等，40℃以下水溶解，因吸收受食物影响较小，空腹或餐后给药均可。此外，建议患者适当进食高蛋白物质，进食汤水类食物，避免凉食、辛辣刺激食物，并增加哺乳次数、放松心情、注意休息，才能更好刺激乳汁进一步分泌。

分析：①复方王不留行：每片含王不留行100mg、邻氨基苯甲酸10mg、干酵母50mg、乳酸钙60mg，可用于产后气血亏损、乳汁不通不下或少乳痛、乳肿等症。王不留行属于催乳的中药，可用于哺乳期患者；根据优生智库相关数据，邻氨基苯甲酸为维生素L，可以促进乳汁分泌，邻氨基苯甲酸不会明显影响乳儿生长发育的，不影响哺乳；干酵母能促进消化、增进食欲、增加免疫功能；乳酸钙具有补充哺乳期妇女钙盐作用。分析上述药物组成复方，因产后气血亏损引起的乳汁较少的患者服用后可继续哺乳。但因导致产后乳汁不足的原因很多，需提醒患者疗效不佳时及时调整治疗方案，同时也要谨记中病即止，勿长期或盲目长期用药。②大部分新生儿都会发生胆红素水平一过性正常升高，即生理性黄疸，一般新生儿生理性黄疸不需要治疗，通常在新生儿出生后10日内消退。若出生两周后仍不能缓解，需警惕新生儿高胆红素血症。根据《中医儿科临床诊疗指南·胎黄（修订）》，生理性黄疸治疗以利湿退黄为基本原则。根据病因的不同有所侧重，湿热郁蒸证宜清热利湿退黄，寒湿阻滞证宜温中化湿退黄，瘀积发黄证宜行气化瘀消积，胎黄动风证宜平肝息风退黄，胎黄虚脱证宜大补元气、温阳固脱。茵栀黄口服液具有降黄疸作用，用于湿热郁蒸证。建议新生儿使用口服液的用法用量：每服2ml，每日3次。颗粒剂型：新生儿每服2g，每日3次。但其药性寒凉，使用期间注意观察临床不良反应（尤其是胃肠道反应）并加以处理。同时应密切观察病情变化，及早发现并处理，必要时还需采用其他西医方法治疗（如光疗、药物等）。③目前国内外研究发现肠道菌群与儿童黄疸及其相关疾病之间的确切关系。

一项关于 1067 名受试者的 13 项随机对照试验证明，常规治疗与益生菌补充疗法相结合，包括双歧杆菌、布氏芽孢杆菌、丁酸梭菌、益生菌寡糖和枯草芽孢杆菌，新生儿黄疸的疗效明显增强。益生菌复合粉含有乳双歧杆菌、鼠李糖乳杆菌、水苏糖等，从说明书上来看可以与 40℃ 以下与辅食同服，因此其吸收受食物影响较小，不必空腹服用。

参考文献

［1］　梁茂新. 妊娠禁忌药源流［J］. 中医药学报，1988，16（2）：3.

［2］　黄兆胜. 中药学［M］. 北京：人民卫生出版社，2002.

［3］　张冰. 临床中药学［M］. 北京：中国中医药出版社，2012.

［4］　国家药典委员会. 中华人民共和国药典：一部［S］. 2020 年版. 北京：中国医药科技出版社，2020：3-385.

［5］　宋捷，钟荣玲，夏智，等. 中药肝毒性研究方法技术的新进展及其应用［J］. 中国中药杂志，2017，42（1）：41.

［6］　李肖笑. 保胎灵胶囊联合间苯三酚注射液治疗先兆流产肾虚证临床研究［J］. 新中医，2021，53（18）：114-117.

［7］　杨世杰，吕怡芳. 薄荷油终止家兔早期妊娠及其机理的初探［J］. 中草药，1991，22（10）：454-457.

［8］　张寅恭，蔡宁加，沈康元. 温郁金对动物的终止妊娠作用［J］. 中成药研究，1983.

［9］　潘启超，刘宗潮，谢冰芬，等. 穿心莲抗瘤及抗滋养叶

细胞作用的实验研究［J］. 中山医学院学报，1981（1）：423–428.

［10］周宁娜，毛晓健，张洁，等. 莪术妊娠禁忌的药理学研究［J］. 中医药学刊，2004，22（12）：2291.

［11］李晓明，董海影，卢长方，等. 莪术胚胎期暴露对仔鼠神经行为的影响及氧化损伤机制［J］. 时珍国医国药，2020，31（8）：1820–1823.

［12］胡利民，姜民，凌霜，等. 合成冰片对小鼠一般生殖毒性研究［J］. 天津中药，2005，5（22）：373.

［13］黄聪，王建，王世宇，等. 合成冰片对非孕大鼠离体子宫平滑肌运动的影响［J］. 中药药理与临床，2013，29（3）：104.

［14］孙祖越，周莉，韩玲. 论述中药生殖毒性研究及评价的必要性［J］. 中国药理学与毒理学杂志，2020，34（8）：561–567.

［15］孙蓉，杨倩，尹建伟，等. 麝香及替代品药理作用和含量测定方法研究进展［J］. 时珍国医国药，2011，22（3）：709–710，712.

［16］朱昊天，程利南. 紧急避孕药给药和服务指南［J］. 中华全科医师杂志，2014，13（6）：425–429.

［17］《妊娠和产后甲状腺疾病诊治指南》（第2版）编撰委员会，中华医学会内分泌学分会，中华医学会围产医学分会. 妊娠和产后甲状腺疾病诊治指南（第2版）［J］. 中华内分泌代谢杂志，2019，35（8）：636–665.

［18］饶晓黎，常青，廖永强. 大黄对妊娠早期小鼠子宫内膜影响的形态学观察［J］. 解剖学研究，2000，22（1）：30–31，85.

［19］杨守业，何民，王岚，等．大黄对大白鼠妊娠和胚胎的毒性研究［J］.中国中西医结合杂志，1992，12（8）：485-486.

［20］王海凤，郭兵，马旭平．大黄水提取物对妊娠早期孕鼠生殖毒性作用及其机理的初步研究［J］.中国免疫学杂志2016，32：184-188.

［21］朱玉平，朱江波，马玺里，等．红景天苷注射液对大鼠发育毒性的评价［J］.中国新药杂志，2009，18（21）：2068-2071.

［22］赵敏，周轶琳，谭剑斌，等．红景天提取物对SD大鼠的致畸作用研究［J］.华南预防医学，2010，36（4）：69-71.

［23］柳长华．李时珍医学全书［M］.北京：中国中医药出版社，2003：1408.

［24］王宇光，金锐，孔祥文，等．中药妊娠期用药的安全性等级研究［J］.中国中药杂志，2016，41（1）：150-153.

［25］王欣．苦参凝胶与克霉唑阴道片治疗妊娠中期外阴阴道假丝酵母菌病的疗效与安全性比较［J］.系统医学，2019，4（8）：131-133.

［26］米海霞，赵玲玲，刘凤霞，等．当归贝母苦参丸加味治疗湿热下注型妊娠小便淋痛30例疗效观察［J］.中国现代医生，2018，56（10）：135-138.

［27］毛小平．蝉蜕对生育影响之初探［J］.云南中医学院学报，2002，2（25）：9-11.

［28］李梴．医学入门［M］.北京：中国中医药出版社，1995：136.

［29］陈其瑞. 本草撮要［M］. 上海：上海科学技术出版社，1985：91.

［30］郎楠，张树成，贺斌，等. 维生素 E 在妊娠过程中的作用［J］. 中国计划生育学杂志，2013，21（5）：352-357.

［31］黄燮才. 中国民间生草药原色图谱［M］. 南宁：广西科学技术出版社，1994.

［32］高展旺，张昕，莫尊汇，等. 小叶榕干浸膏小鼠单次给药毒性的安全性研究［J］. 中国药物警戒，2022，19（3）：265-270.

［33］陈淑彦，刘爱菊，张丽娟，等. 中药配伍治疗孕期病毒性肝炎 37 例［J］. 中国药业，2014，23（14）：85-86.

［34］张明发，沈雅琴. 甘草及其活性成分对生殖系统药理作用研究进展［J］. 药物评价研究，2014，37（4）：367-374.

［35］Choi JS, Han JY, Ahn HK, et al. Fetal and Neonatal Outcomes in Women Reporting Ingestion of Licorice（Glycyrrhiza uralensis）during Pregnancy［J］. Planta Med, 2013, 79（2）：97-101.

［36］Cuzzolin L, Francini-Pesenti F, Verlato G, et al. Use of Herbal Products among 392 Italian Pregnancy Outcome［J］. Pharmacoepidemiol Drug Saf, 2010, 19（11）：1151-1158.

［37］Christof Schaefer, Richard K. Miller, Paul Peters. Drugs During Pregnancy and Lactation Treatment Options and Risk Assessment［M］. 山丹，译. 原书第 2 版. 北京：科学出版社，2009：112.

［38］沈梅芳，李小萌，单琪媛. 薄荷化学成分与药理作用

研究新进展［J］.中华中医药学刊，2012，30（7）：1484-1487.

［39］刘红杰，金若敏.薄荷油研究进展［J］.山东中医药大学学报，2006，30（6）：502-505.

［40］Raja R R.Medicinally Potential Plants of Labiatae（lamiaceae）Family: an Overview［J］.RES J Med Plant，2012，6（3）：203-213.

［41］Orief YI, Farghaly NF, Ibrahim MIA.Use of Herbal Medicines among Pregnancy Women Attending Family Health Centers in Alexandria［J］.Middle Esat Fert Soc J，2012，8（23）：1-9.

［42］肖泓，肖庆慈，毛小平，等.地龙对妊娠影响之初探［J］.云南中医中药杂志，2000，21（3）：41-42.

［43］背景医学院生理学教研组.中药穿心莲对实验动物的终止妊娠作用［J］.生理学报，1978，30（1）：75.

［44］张星，庄临之，李树民，等.穿心莲抗生育作用研究［J］.动物学报，1985，31（1）：32.

［45］冉先德.中华药海［M］.哈尔滨：哈尔滨出版社，1993：1483.

［46］何时希.妊娠识要［M］.上海：新华书店，1985：86.

［47］莫志江，郑俊.妊娠和哺乳期妇女使用中药的风险评估［J］.中国中药杂志，2007，32（4）：338-340.

［48］张明发，沈雅琴.甘草及其活性成分对生殖系统药理作用研究进展［J］.药物评价研究，2014，14（8）：367-374.

［49］顾敏勇，杨燕，孙彦丽，等.中医儿科临床诊疗指南·胎黄（修订）［J］.中医儿科杂志，2018，14（2）：5-9.

第十三章

男性用药
风险咨询

在美国，年龄在 18~44 岁之间的男性中有 68% 以上正在服用处方或非处方（OTC）药物，服用的药物数量也随着年龄的增长而增加。药物的使用可能会对男性生殖产生负面影响，这些影响也越来越受到人们关注。《药物与男性生殖》指出心血管系统药物、抗感染类药物及抗精神失常药是致男性生殖系统毒性和性功能障碍不良反应的主要药物，但不局限于此，其他一些普通的非处方药同样可能会对男性生殖产生负面影响，然而，药物相关的男性生殖毒性数据十分有限。

药物对男性生殖的影响主要表现在以下几个方面：①药物可以成为干扰内分泌的物质，从而影响下丘脑 – 垂体 – 性腺轴。药物可以直接干扰雄激素受体，改变靶组织内源性雄激素的活性，也可能破坏下丘脑或垂体的反馈回路，调节促性腺激素的释放，导致睾丸生成和（或）精子生成受损。可通过影响催乳素、雌激素、皮质醇、甲状腺激素或性激素结合球蛋白水平而间接发挥作用。这些激素和性激素结合球蛋白的精准调节对于正常的生殖功能至关重要。②药物可以对精小管上皮细胞直接产生毒性，如睾丸间质细胞、塞尔托利细胞或生殖细胞，导致在某些情况下，精子生成功能严重受损。③精子离开睾丸后，会在附睾中停留一周以上。从一些药物作用的时间可以清楚地看到，精子在附睾运输过程中受到损害。射精反射也可能受损，导致精液排出发生变化。即使在射精后，接触精浆也会改变精子功能，有些药物可能会在此阶段影响精子。④如果代谢系统因病理情况受损，药物的毒性可能会增加。

 咨询案例 1（2020-11-11）

患者由于患有强直性脊柱炎于今年 8 月中旬服用过甲氨蝶呤和沙利度胺，妻子现妊娠，产科 B 超提示胎儿正常（孕囊大小 4.3cm×3.3cm×6.1cm，见胚胎结构及胎动，胚胎顶臀长 3.3cm，孕囊下段距离院剖宫产切口 1.7cm）。咨询父方服用药物对胎儿是否有影响？

咨询药物：父方用药：沙利度胺、甲氨蝶呤。

回复：根据推算患者配偶的末次月经为 9 月初，患者在 8 月服用的药物，距离受孕不足 1 个月。备孕期间男方若意外暴露于存在细胞毒性的药品、免疫抑制剂、杀精剂、放射性及毒性药品可能会对胎儿造成遗传毒性。而患者暴露药物的时间与受孕时间相隔较近。患者（父方）使用的甲氨蝶呤对胎儿尚不构成显著致畸风险，但沙利度胺的致畸风险不能排除，充分告知患者风险。若选择继续妊娠，建议配偶规律补充叶酸，做好胎儿颈项透明层厚度（NT）检查等排畸筛查，同时观察配偶是否有明显阴道流血、腹痛等不适，若有相关不适症状不建议刻意保胎处理。

分析：甲氨蝶呤和沙利度胺属于类风湿关节炎相关免疫抑制剂。①甲氨蝶呤妊娠期暴露可引起致畸效应、胚胎毒性、流产和胎儿缺陷。在停止治疗期间和治疗后短时间，也会导致人类生育能力、月经功能障碍等损害。澳大利亚药品管理局（TGA）的妊娠分级为 D 类（已引起、疑似已引起或可能导致、人胎儿畸形发生率增加或不可逆转的损害的药物）。建议在男性患者完成治疗期间和治疗后至少 3 个月内，应避免妊娠。查阅 UpToDate 循证医学数据库和优生智库等，孕前父方甲氨蝶呤暴露似乎不会对妊娠结局产生不良后果。一项前瞻性队列研究比较了 113 例孕前父方暴露于小剂量甲氨蝶呤（最高一次 30mg，一周 1 次）的妊娠与 412 例无暴露妊娠，发现重大出生缺陷或自然流产的发生率均未增加；两组的分娩胎龄和出生体重均无差异，其结论与其他较临床小规模研究相一致（如有一项研究纳入 49 例在使用甲氨蝶呤治疗炎症性关节炎期间伴侣受孕的男性患者，未发现后代先天性异常的风险增加）。然而，丹麦的出生登记处分析了 50 例父方在孕前 3 个月暴露于甲氨蝶呤的妊娠，其中 2 例发生了口面部畸形。甲氨蝶呤动物实验显示用药期间或停药后短时间内可能导致精子减少，停药一段时间后可恢复。综合上述数据总体分析，男性在使用甲氨蝶呤时令伴侣受孕，其后代发生畸形的风险较低，仅有可逆性少精症和无精症的发生可能。②沙利度胺：基于目前循证医学证据，沙利度胺是一种强大的致畸药物，妊娠期妇女即使在妊娠期仅服用单次剂量的本品也会引起严重的出生缺陷，例如四肢畸形，所以沙利度胺是妊娠期绝对禁止使用的药物，但男方服药后对后代的影响目前数据较少，尚无明确定论。目前认为沙利度胺作为诱导高频率的严重和危及生命的出生缺陷药物，其可分布到精液中，所以，男性患者在沙利度胺治疗期间和停药后 4 周内，在与有生育能力的女性，包括既往有不孕不育史的患者发生任何性接触时，即使已经做了输精管切除术，也必须使用避孕套。依据《孕期与哺乳期用药指南》：如果男性接触到有生殖毒性的药物也可能对后代造成损伤，但对于这些物质，至今还没有可以确定男性在使用或职业性接触后是否会造成后代的先天缺陷。理论上，细胞生长抑制剂可以在遗传上破坏精子本身，减少精子的产生或延迟精子的成熟，这些物质也可能会附着在精子上并在受精的过程中被带入卵细胞内，药物可能通过精液而产生影响，认为男性摄入的药物与自然流产、发育异常甚至儿童癌症的风险性提高有一定联系。一般精子的生成周期为 3 个月，所以，相对明智的做法是在服用这些药物后等两个精子生成周期（约 6 个月）后再进行受孕。

 咨询案例 2（2020-12-29）

　　患者末次月经 2020 年 11 月 11 日，11 月 11 日至 11 月 14 日丈夫服用抗幽门螺杆菌药物克拉霉素、呋喃唑酮、艾司奥美拉唑、胶体果胶铋，11 月 17 日至 11 月 19 日夫妻同房。咨询药物对胎儿是否有影响？

咨询药物：克拉霉素、呋喃唑酮、艾司奥美拉唑、胶体果胶铋。

　　回复：患者所用药物不具有明显的致畸性、细胞毒性和杀精作用，同时由于正常受精过程中，只有活力好的精子经过"优胜劣汰"后才会受孕成功，所以患者（男方）暴露的药物对胎儿不构成显著影响，可继续妊娠。

　　分析：①《孕期与哺乳期用药指南》基于已有的临床研究数据，质子泵抑制剂类药物并不显著引起胎儿异常。其中奥美拉唑对妊娠期妇女安全性良好。而埃索美拉唑在啮齿妊娠动物研究结果显示，尽管使用的高剂量，仍无证据表明该药与胎儿发育异常有关，所以男性用药后的风险并不增加。②胶体果胶铋：由于其含铋（重金属成分），可能对胎儿有一定的毒性，对于妊娠期妇女来说是禁用的，吸收入体内的铋约 4 周后达稳态血药浓度，半衰期较长，为 5~11 日。考虑该药会在胃中形成不溶性的胶体沉淀，不易被消化道吸收，而男性短期用药增加风险的可能性不大。③克拉霉素：动物繁殖性研究数据表明妊娠期使用克拉霉素对胎儿有毒副作用。但人类妊娠期接触该药的案例数量很少，尚无人体胎儿使用该药的大量病例报道或严格对照研究，但现有的人类怀孕经验表明，造成胎儿畸形的风险很低。④呋喃唑酮：在雄性实验动物中对生殖产生不良影响，此药造成雄性鸡、山羊和大鼠睾酮水平降低，睾丸、曲细精管以及睾丸小叶大小的减小，对精子和精液也产生了不利影响。停用呋喃唑酮后对公鸡的影响是可逆的，这些发现是否适合人类尚不得知。《孕期与哺乳期用药指南》：呋喃唑酮是呋喃妥因的代谢产物，其妊娠安全性与呋喃妥因相似，由于该类药物在妊娠期妇女及胎儿血药浓度不高，不会发生大量药物胎盘转移，预计不会增加后代出生缺陷的风险。

男方精子的产生过程为从亮型精原细胞分化为 B 型精原细胞、经历有丝分裂和减数分裂阶段（产生精母细胞和精子细胞），再到精子发生（产生精子），整个精子形成过程大约需要 74 天。精子经附睾运输至射精管还需 12~21 天。因此精子发育成熟周期大约需要 3 个月。睾丸中产生的精子还需再进入附睾，循附睾头、体、尾运行和在附睾的储存过程中进一步发育，最终才成为成熟的精子，这个过程大约需要 11~16 天，因此精子发育成熟周期大约需要 80~90 天（生成周期为 3 个月）。从优生优育角度，备孕期男方若意外暴露于存在明显致畸性、细胞毒性成分、免疫抑制剂、杀精剂，并且有较长的体内蓄积的药物，可能不利于受孕。同时，由于妊娠期父方与胎儿未产生血液联系，大部分血液中药物或化学物质到达不了发育的胎儿体内。一些物质可能少量进入到精液中，但因其剂量不足以影响后代胎儿发育，故大多数父方暴露被认为不会增加胎儿出生缺陷风险。

 咨询案例 3（2020-12-28）

患者有炎症性肠炎需长期使用以下药物：复方谷氨酰胺

肠溶胶囊、甘草酸二铵肠溶胶囊、美沙拉嗪缓释片和美沙拉嗪栓，患者和妻子备孕中，咨询服用以上药物会不会对小孩有影响？

咨询药物：复方谷氨酰胺肠溶胶囊、甘草酸二铵肠溶胶囊、美沙拉嗪缓释片和美沙拉嗪栓。

回复：患者使用的药物不排除会导致精液异常、性欲降低，可能对受孕几率有影响，但对胚胎发育不构成较大影响（畸形）。权衡患者本身疾病治疗的需要，分析用药风险与获益，建议患者可以不采取避孕措施正常备孕，若未行保护措施情况下长期妊娠不成功，可就诊生殖科评估精子质量，调整治疗方案。

分析：①美沙拉嗪：是柳氮磺胺吡啶的活性成分，查阅到使用美沙拉嗪也曾出现可疑的病例，认为柳氮磺胺吡啶治疗与精液异常和男性不育有关。虽然美沙拉嗪似乎不是导致这些效应的原因，但有报道描述服用美沙拉嗪的年轻男性出现精子数量的可逆性损害。同时，由于邻苯二甲酸二丁酯是一种用于柳氮磺胺嘧啶和美沙拉嗪片肠溶衣聚合物的增塑剂，男性在服用美沙拉嗪片时尿中的邻苯二甲酸二丁酯浓度较高，研究者认为该片剂中的邻苯二甲酸二丁酯成分对男性不育的影响可能与其代谢产物有关。②甘草酸二铵肠溶胶囊：甘草酸的暴露，可能导致男性性欲降低。③复方谷氨酰胺肠溶胶囊：由谷氨酰胺用作冷冻精子的精液填充剂的组成部分，在体外培养基中，补充谷氨酰胺可促进植入前小鼠胚胎的发育，尚未发现该物质可能对人类生殖影响的相关数据。总体来说，一般男性用药风险要比女性小，但是男性体内的药物作用间接产生的毒素可能也会造成一定影响，如含有明显致畸性、细胞毒性成分、免疫抑制剂、杀精剂的药物。

 咨询案例4（2020-10-12）

患者准备体外受精、胚胎移植，已进入试管周期，父方有慢性乙型肝炎史，9月17日至10月11日每天输注以下药品：注射用复方甘草酸单铵（80mg×2支）、舒肝宁注射液（2ml×5支）、注射用二氯醋酸二异丙胺葡萄糖酸钠（40mg和葡萄糖酸钠38mg×2支），咨询父方用药对做试管胚胎抑制是否有影响？

咨询药物：复方甘草酸单铵、舒肝宁注射液、复方二氯醋酸二异丙胺葡萄糖酸钠。

回复：考虑患者拟行试管婴儿助孕，生殖科医生会将精液筛选后选择相对活力好（质量好）的精子进行体外受精，以增加妊娠成功率，若药物对精子构成影响，活力也会有影响，因为此时，已经经过一个"优胜劣汰"的人为筛选。所以综上所述，患者的用药对其体外受精、胚胎移植计划不构成影响。

分析：根据患者用药，查阅文献及资料，复方二氯醋酸二异丙胺、舒肝宁、复方甘草酸苷目前未发现存在明显致畸性、细胞毒性等相关报道。其中，肝舒宁的主要成分为茵陈提取物、栀子提取物、黄芩苷、板蓝根提取物、灵芝提取物，不含有明显生殖毒性的成分。复方甘草酸单铵注射液主要成分包括：甘草酸单铵S、盐酸半胱氨酸及甘氨酸。半胱氨酸和甘氨酸为氨基酸，目前没有明确数据表明男性服用半胱氨酸对生殖的影响。有研究显示大剂量连续使用甘草酸制剂可发现精原细胞增殖及精母细胞分化加快，但尚未发现该影响的明确临床意义。

 咨询案例 5（2020-10-22）

　　男性患者，30 岁，轻度焦虑症、抑郁症，2018 年 8 月左右发病，在 2019 年 3 月起到心理科就诊，每月复诊，2019 年 3 月至 2019 年 8 月期间服用奥氮平片、盐酸米那普仑片、艾地苯醌片、枸橼酸坦度螺酮胶囊等，服用药物之前身体有不适感但是检查正常，服用药物一段时间之后身体不适感已经有明显改善，几个药物药量已减少，现在的不适感主要在睡眠方面。今年八月到武警医院住院改用奥氮平片 5mg、帕罗西汀片 20mg、丁螺环酮片 5mg 治疗。目前咨询：服用这类药物一年余，目前病情仍需要继续药物治疗，在此期间能不能要小孩？此外，需要做些何种检查后去判断药物对妊娠的影响？

咨询药物：奥氮平片、盐酸米那普仑片、艾地苯醌片、枸橼酸坦度螺酮胶囊、帕罗西汀片、丁螺环酮片。

　　回复：患者使用这些药物后对胎儿造成遗传毒性的风险较小。当精子的相对活力好、质量较高时可以正常备孕，但若规律性生活一年不能受孕成功，可于遗传生殖科就诊，行精子质量的相关检查评估。

　　分析：查询《孕期与哺乳期用药指南》，备孕期间男方若意外暴露存在细胞毒性成分药品、免疫抑制剂、杀精剂、放射性及毒性药品可能会对胎儿造成遗传毒性。根据《药物与男性生殖》提示：这几个抗抑郁药的对于男性生殖的影响主要表现为：奥氮平：泌乳素升高（中度风险）、睾酮水平下降（10%）、射精潜伏期延长（3%）、射精功能障碍增加（4%~27%）；米那普仑：射精功能障碍；枸橼酸坦度螺酮：导致人体泌乳素升高可能；丁螺环酮：导致人体泌乳素升高，动物实验：催乳素升高但睾酮无下降，射精缺陷；帕罗西汀：射精潜伏期延长、泌乳素升高、睾酮降低、射精功能障碍加重、精子数量及活动力下降。而艾迪苯醌未见有明确关联性的研究报道。由于男性发生高泌乳素血症时，即使血清睾酮浓度正常，也可出现性欲降低、阴茎勃起功能障碍。上述药物均未查阅有对胚胎有致畸的报道文献。

 咨询案例 6（2021-4-2）

父方因抑郁症、胃食管反流口服雷贝拉唑、枸橼酸坦度螺酮、艾司西酞普兰 1 年，目前发现女方意外妊娠，咨询药物是否对胎儿有影响？

咨询药物：雷贝拉唑、枸橼酸坦度螺酮、艾司西酞普兰。

回复：总体分析，父方服用的艾司西酞普兰、雷贝拉唑、坦度螺酮不存在明显致畸性、细胞毒性等作用。再者，受精过程中，活力好的精子经过"优胜劣汰"后才会受孕成功。因此男方艾司西酞普兰、雷贝拉唑、坦度螺酮的暴露对胎儿不构成显著致畸风险，可继续妊娠，女方补充叶酸，定期产检评估。

分析：首先，妊娠期父方与胎儿未产生血液联系，其血液中药物或化学物质不能到达发育的胎儿体内。一些物质可能少量进入到精液中，但因其剂量不足以影响后代胎儿发育，故大多数父方暴露被认为不会增加胎儿出生缺陷风险。其次，从优生优育角度，备孕期男方若意外暴露于具有明显致畸性或细胞毒性的成分、免疫抑制剂或杀精剂，或有较长半衰期、易在体内蓄积的药物，可能不利于受孕。目前妊娠期间使用雷贝拉唑的数据相对较少，根据 UpToDate 循证医学数据库，大部分质子泵抑制剂（包括雷贝拉唑）都可在妊娠期安全使用，推测雷贝拉唑风险较小。枸橼酸坦度螺酮的人类研究数据较少，在动物实验中发现其会使胎儿体重降低，但无致畸作用。而艾司西酞普兰属于妊娠期使用安全性相对较高的药物。

 咨询案例 7（2021-3-14）

男方诊断慢性肾病（轻度系膜增生型 IgA）病史 3 年，长期口服醋酸泼尼松、五酯胶囊、他克莫司、金水宝，其后病情控制可，泼尼松已停用半年。最近妻子意外怀孕，咨询药物对胎儿是否有的影响？

咨询药物：五酯胶囊、他克莫司、金水宝、泼尼松。

回复：基于现有的证据，男方使用的药物不增加胎儿畸形的风险。建议女方可继续妊娠，补充叶酸，定期产检。

分析：查询《孕期与哺乳期用药指南》，备孕期间男方若意外暴露存在细胞毒性成分药品、免疫抑制剂、杀精剂、放射性及毒性药品，可能会对胎儿造成遗传毒性。其中，他克莫司、泼尼松属于有免疫抑制作用。①泼尼松：依据《2016 年英国风湿病学会和英国风湿病卫生专业人员协会：妊娠期和哺乳期处方用药指南》，泼尼松龙可用于妊娠各个时期和哺乳期，父方可以使用泼尼松龙；甲基泼尼松龙的胎盘转运率与泼尼松龙类似，妊娠期与哺乳期妇女和父亲可以使用。2015年中国SLE研究协作组发布的《中国系统性红斑狼疮患者围产期管理建议》，建议泼尼松用量≤15mg/d时方能考虑妊娠，妊娠过程中疾病复发需使用中到大剂量激素时也应尽快减量至15mg/d以下。故妊娠期暴露于小剂量的泼尼松也较为安全。同时父方于半年前已停用泼尼松，体内药物已基本洗脱，认为泼尼松对胎儿不构成影响。②他克莫司：他克莫司可影响雄性大鼠生殖力，降低精子数量和活力。经皮下给予雄性大鼠他克莫司一日2mg/kg或3mg/kg（以体表面积计，分别为推荐临床剂量的2.3倍和3.4倍），观察到剂量相关性精子计数降低。现有的证据证明，他克莫司对男性的影响最多导致精子数量减少而引起不孕，而引起后代畸形的可能很小。依据《2016年英国风湿病学会和英国风湿病卫生专业人员协会：妊娠期和哺乳期处方用药指南》，针对环孢素和他克莫司，指南推荐：整个妊娠期可使用最低有效剂量环孢素或他克莫司。基于目前的证据，若父方用药后母方仍能成功妊娠，认为药物对胎儿不构成显著影响。英国风湿病学会，英国风湿病卫生专业人员协会联合发布的指南提示：基于有限的证据，提示男性备孕期间可使用他克莫司，不能使用的免疫抑制剂是环磷酰胺、甲氨蝶呤等。③五酯胶囊：主要成分为华中五味子，金水宝主要成分为发酵虫草粉，目前尚无证据支持两者会造成遗传毒性。

 咨询案例8（2021-2-3）

患者，男，35岁，因喝咖啡可乐导致骨质疏松，服用阿仑膦酸钠和骨化三醇快2年，咨询停药多久可以备孕？

咨询药物：阿仑膦酸钠、骨化三醇。

回复：目前证据未发现阿仑膦酸钠和骨化三醇会增加男性生殖毒性，若担心药物可能的影响，从优生优育角度出发，建议可参考美国 FDA 的建议，停药 1 个生精周期（3 个月）+5 倍药物半衰期（阿仑膦酸钠血浆消除半衰期为 1.9 小时，骨化三醇血浆消除半衰期为 5~8 小时）后再行备孕。备孕期间可正常补充普通维生素 D、钙及叶酸。

分析：备孕期间男方意外暴露存在细胞毒性成分药品、免疫抑制剂、杀精剂、放射性及毒性药品，可能会对胎儿造成遗传毒性。动物实验显示，父辈使用阿法骨化醇可能引起子代同胎生仔数和出生体重减少，但尚不影响雄性生殖。目前尚未发现阿仑膦酸钠和骨化三醇对人类生殖有遗传毒性，其在体内几天至半个月可基本代谢消除。同时，妊娠期父方与胎儿未产生血液联系，其血液中药物或化学物质到达不了发育的胎儿体内。一些物质可能少量进入到精液中，但因其剂量不足以影响后代胎儿发育，故大多数父方暴露被认为不会增加胎儿出生缺陷风险。由于男性精子形成过程大约需要 74 日，精子经附睾运输至射精管还需 12~21 日，若担心药物可能的影响，从优生优育角度出发，建议可参考美国 FDA 的建议，停药 1 个生精周期（3 个月）+5 倍药物半衰期（阿仑膦酸钠血浆消除半衰期为 1.9 小时，骨化三醇血浆消除半衰期为 5~8 小时）后再行备孕。备孕期间可正常补充普通维生素 D、钙及叶酸。

参考文献

[1]　Drobnis EZ, Nangic AlC. Impacts of Medications on Male

Fertility ［M］. USA: Springer Internatio，2018.

［2］ Christof Schaefer, Paul Peters, Richard K.Drugs during pregnancy and lactation ［M］. 3ed edition. Salt Lake City: Elsevier B.V.，2015：29.

［3］ 李谦华，戴冽. 2016 年英国风湿病学会和英国风湿病卫生专业人员协会妊娠期和哺乳期处方用药指南解读——第一部分经典抗风湿药、生物制剂和糖皮质激素 ［J］. 中国实用妇科与产科杂志，2016，32（10）：924-928.

［4］ 中国系统性红斑狼疮研究协作组. 中国系统性红斑狼疮患者围产期管理建议 ［J］. 中华医学杂志，2015，95（14）：1056-1060.

第十四章

辅助检查
（相关试剂）的
安全性分析

一、CT、核磁、X射线及增强对比剂的安全性分析

X射线是一种离子辐射，它的剂量单位为拉德（rad）或者格雷（Gray，Gy），1Gy=100rad=100000mrad。只有照射到目标器官（在这里包括子宫、卵巢或胎儿）的辐射剂量才是有效的。一般胎儿受到X射线辐射的致畸风险与受辐射时胚胎所处的受孕时间、照射的部位以及照射暴露的次数均有关系。在受精14日后，辐射剂量高于0.5Gy可能增加胎儿先天性畸形、生长受限和智力障碍的风险。不同部位辐射的暴露剂量是不同的。

自20世纪80年代以来，核磁共振成像（MRI）技术已逐渐成为临床广泛使用的重要影像学诊断手段。1987年，美国FDA批准了首个用于MRI增强检查的钆对比剂——钆喷酸葡胺上市。迄今为止，全球范围内已有9种钆对比剂上市。MRI和超声诊断检查均为无辐射检查，目前尚不清楚钆对比剂对胎儿的影响，由于其在体内沉积残留，对于胎儿致畸风险将增加不确定性。因此，妊娠患者和备孕患者应当谨慎使用钆对比剂。只有当增强MRI检查对妊娠患者或胎儿明显利大于弊时，才考虑使用。对于必须使用增强MRI检查的妊娠患者，应选择环状类钆对比剂，并根据说明书使用足以获取诊断结果的最低剂量。

哺乳患者使用钆对比剂后，仅有非常少量的钆对比剂会通过乳汁排泄并被婴儿摄取。哺乳期钆对比剂的使用不是哺乳的禁忌。如果担心微量钆对比剂对婴儿的影响，可以舍弃注射钆

对比剂后 12~24 小时内的乳汁，在 24 小时后可正常进行母乳喂养。

 咨询案例 1（2020-8-14）

患者于 2018 年 3 月发现泌乳素高，检查有垂体微腺瘤，左侧约 7mm×5mm 大小，医生当时建议吃溴隐亭，2019 年 3 月底定期检查，发现泌乳素水平正常。2019 年 4 月初发现妊娠后，停用溴隐亭。5 月份患者开始觉得头疼，复查发现泌乳素高。2020 年 7 月 14 日于外院就诊，8 月 13 日晚 8 点左右进行增强核磁检查(使用增强对比剂)，咨询间隔多久可以喂奶？

咨询药物：钆对比剂。

回复：从乳儿用药安全角度出发，建议患者使用对比剂 24 小时后再继续哺乳，期间适当多饮水促药物排泄，积极排空乳汁，减少对比剂体内沉积。

分析：我国目前增强核磁共振常用的线状对比剂（如钆喷酸葡胺、钆特酸葡胺等）。患者的增强核磁共振使用的对比剂是钆剂，根据美国妇产科协会指南《妊娠期和哺乳期诊断性影像学检查指南》、2019 年《钆对比剂临床安全性应用中国专家建议》，钆对比剂是水溶性的，不易排到乳汁中去，仅有非常少量的钆对比剂会通过乳汁排泄并被婴儿摄取，而婴儿经胃肠道吸收不到 1% 的总剂量，因此使用此类对比剂不需要停止哺乳。

 咨询案例 2（2020-10-4）

患者末次月经后 30 天由于车祸入院，第 34 天行腰椎全麻

手术，入院先后行 4 次电子计算机断层扫描（CT），1 次核磁检查，现妊娠第 46 天，既往患者有乙肝病史，有过 1 次人流史和 1 次流产史，咨询能不能继续妊娠？

咨询药物及检查：腰部 CT、核磁检查，全身麻醉。

回复：由于患者的检查和麻醉手术时已进入妊娠用药的"高度致畸敏感期"，但总体分析患者的腰部 CT 以及核磁检查对胎儿的影响关键取决于患者是否使用增强对比剂，若未使用，虽然患者检查时已进入胎儿的高敏感期，但仍不构成较大致畸风险。而一般短时间的麻醉药暴露对胎儿的风险很小。此外，因患者的腰椎受伤，随着孕周的增加，腰椎负荷将增大，建议脊椎专科评估继续妊娠对于脊椎安全方面的影响。

综合上述，从用药安全角度出发，建议患者明确麻醉手术时间、剂量、麻醉药物以进一步评估用药风险。若患者选择继续妊娠，建议定期产检及按时排畸筛查。密切关注有无腹痛、阴道流血等流产表现，补充叶酸，胎儿娩出后进行正规免疫球蛋白和乙肝疫苗注射，进行乙肝病毒的阻断治疗。

分析：①患者受伤部位为腰椎，所以推测患者的 CT 和核磁检查的主要照射部位在腰腹部。首先，核磁检查和 B 超检查一样，均为无辐射检查，目前循证医学证据认为妊娠早期的 MRI 检查并不会增加死胎及胎儿畸形的风险，但是妊娠期若有钆对比剂暴露时，由于其在体内沉积残留，对于胎儿致畸风险将增加不确定性。目前对妊娠期使用钆对比剂的报道很少，少数妊娠早期暴露的报道显示没有明显的不良反应，但美国放射学院建议，避免在妊娠期间使用。而基于现有的证据，仅在使用的益处明显大于风险时才考虑在妊娠期使用 MRI 钆对比剂。其次，X 射线检查与 CT 的原理基本相同，均存在电离辐射，对胎儿存在致死及致畸性，但其对胎儿影响的大小主要与检查时的妊娠时期及辐射剂量相关。结合《妊娠期应用辐射性影像学检查的专家建议》：认为妊娠期意外暴露辐射在 50~100mGy 以下认为是相对安全的，而对于妊娠早期，若因特殊原因反复暴露于放射检查时，可结合孕周及总暴露辐射量来推算胎儿畸形风险，此资料指出妊娠早期造成 2~8 周胎儿不良妊娠结局的辐射剂量一般是 200mGy，不同身体部位行 CT 检查辐射剂量最高为 50mGy，主要造成胎儿生长迟缓、骨、眼、生殖器的发育异常。而该患者每一次的腰腹部 CT 辐射量约为 1.3~35mGy，推算患者的总辐射暴露量并未达到致畸限量。若行 CT 增强检查使用了对比剂，理论上，碘对比剂对胎儿的甲状腺功能存在潜在的影响，但未在人类研究中得到证实。结合 2018 年 ACOG《妊娠和哺乳期诊断性影像学检查指南》：碘对比剂可透过胎盘，进入胎儿循环以及直接进入羊水。动物实验并没有因使用其而致畸或致突变的报道。游离碘未在人体研究中证实对胎儿甲状腺有不利影响。尽管目前还未得到已知危害的直接证据，一般建议妊娠期间对比剂只在确定需要获得更多的诊断信息时使用，所以碘对比剂不作为常规首选。②根据 UpToDate 循证医学数据库，妊娠期妇女有时需行与妊娠无关的外科手术，维持性麻醉药的选择应基于常规注意事项，目前尚未证实任何标准麻醉药有致畸性或对人脑发育有不良影响。从胎儿脑发育方面来说，2016 年美国 FDA 发布警告：妊娠期妇女和 3 岁以下儿童应用麻醉药和镇静药存在对发育中的脑部有不良影响的潜在风险，特别是重复暴露或 3 小时以上的手术。美国 FDA 推荐，对于 3 小时以上且需麻醉的手术，医护人员应与妊娠期妇女或幼儿父母讨论手术的利弊及恰当时机，但未明确风险程度。而现有最佳证据表明，一次短暂的麻醉暴露不会对健康的幼儿造成神经毒性。目前，尚无有力证据表明在妊娠期间应避免使用任何特定的麻醉药，也不应该出于担心神经毒性而推迟必要的手术。《孕期及哺乳期用药指南》中大部分手术麻醉类药物的人类安全性数据有限，尚未发现麻醉药有显著致畸作用，认为大多数麻醉药物对胎儿无致畸性，且多项大型回顾性研究亦并未显示妊娠期间接受手术和麻醉的母亲所生婴儿的先天性缺陷增加。

 咨询案例 3（2020-10-11）

患者末次月经是 9 月 10 日，9 月 27 日因为头痛到医院检查，28 号做的检查有颅脑核磁共振增强平扫，胸部 X 射线，颈部、心脏、腹部彩超，期间 27 日至 28 日服用了洛芬待因缓释片（6 次共计 1.2g），阿普唑仑片（仅 1 次 0.4mg）。27 日至 29 日静脉注射乙酰谷酰胺（3 支共计 1.8g），9 月 28 日到 30 日服用十味龙胆花胶囊 1 盒，9 月 28 日至 10 月 3 日服用都梁软胶囊两瓶，9 月 29 日到 10 月 5 日服用桉柠蒎肠溶软胶囊（共计 4.2g）和富马酸卢帕他定片 60mg，使用了丙酸氟替卡松鼻喷雾剂 6 次。于 10 月 7 日试纸测出妊娠，后又测了两次均显示妊娠。咨询这种情况下怀的宝宝能要吗？危险性有多高？如果能要需不需要做除常规检查外的其他什么检查？

咨询药物及检查：胸片、核磁共振增强平扫、B 超、阿普唑仑片、富马酸卢帕他定片等。

回复：患者末次月经 9 月 10 日，其在 10 月 5 日前服用上述多种药物，推算患者暴露药物时间处于药物不敏感期，在这个时期药物对胚胎的影响是"全或无"："全"即胚胎因为受药物的影响而死亡（流产），"无"即胎儿未受到药物的影响，一般不会导致胎儿畸形。结合目前循证医学证据，患者短期暴露的药物中无明显致畸形药物，意外暴露不构成较大妊娠风险，告知患者若选择继续妊娠，需规律补充叶酸，定期产检，复查 HCG，关注患者是否有明显腹痛，阴道流血等症状。

分析：①目前大部分研究表明，孕早期的 MRI 检查并不会增加死胎及胎儿畸形的风险，但是妊娠期有对比剂钆暴露时，相关风险可能增加。但是研究的不足之处在于评估对比剂钆对胎儿影响时的对照组是未行 MRI 检查者，而非行 MRI 检查但未使用钆者，且其观察指标为罕见的风湿病及皮肤病等。因此基于现有的证据，指南的推荐仍为仅在使用的益处明显大于风险时可考虑在妊娠期使用 MRI 增强对比剂。结合 2018 ACOG《妊娠和哺乳期诊断性影像学检查指南》及目前已有的循证医学证据提示：核磁增强剂（钆剂属于水溶性成分，妊娠早期脐静脉未完全形成时透过率低），整体不构成较大伤害。X 射线检查与 CT 的原理基本相同，均存在电离辐射，对胎儿存在致死及致畸性，但其对胎儿影响的大小主要与检查时的妊娠时期及辐射剂量相关。如果非常高的辐射暴露（大于 1Gy）发生在胚胎发育的早期，其对胚胎是致命的。但是实际上，在诊断性成像中并不会使用如此高的剂量。②阿普唑仑：《苯二氮䓬类药物临床使用专家共识》指出原则上不主张在妊娠期使用苯二氮䓬类药物，妊娠前 3 个月服用可能会增加致畸风险，若必须使用苯二氮䓬类药物尽可能短疗程。阿普唑仑在极高剂量暴露下，可能存在致畸风险，但尚未证明治疗剂量下阿普唑仑会增加后代出生缺陷的发生率。③《2019 年苏格兰校际指南网络英国国家指南：哮喘的管理》《孕期与哺乳期用药指南》《2019

年欧洲呼吸学会/澳大利亚和新西兰胸科学会工作组声明：患有呼吸道疾病女性生殖和妊娠管理》及该药说明书指出，目前现有数据显示丙酸氟替卡松在妊娠早、中、晚阶段都是较为安全的，在常规剂量下未见有致畸或使胎儿发育迟缓的报道，未显示潜在的遗传毒性，患有哮喘的妊娠期妇女使用较安全。④乙酰谷酰胺：在体内分解为谷氨酸 γ–氨基丁酸，其在脊椎动物、植物和微生物中广泛存在，目前尚无乙酰谷酰胺妊娠期安全性数据。⑤《妊娠哺乳期用药指南》和 UpToDate 循证医学数据库推荐第二代抗组胺药较第一代抗组胺药物在妊娠应用更安全。卢帕他定目前妊娠期使用尚无充分证据表明人在妊娠应用此药是否安全，其动物实验显示该药物不增加先天畸形的风险，但剂量为 5mg/（kg·d）时，胎儿出生体重和骨骼成熟度可能降低；剂量为 20mg/（kg·d）时，存在母体毒性，胚胎着床和胚胎存活率降低。⑥洛芬待因的主要成分为布洛芬和磷酸可待因。妊娠早期使用布洛芬可能增加后代心脏缺陷和腹裂的风险，妊娠后期使用可能导致早产儿动脉导管关闭。可待因目前尚无证据支持妊娠期暴露会增加后代畸形风险。⑦十味龙胆花和桉柠蒎肠溶软胶囊所含成分中不含妊娠期绝对禁用的药物。都梁软胶囊主要成分为白芷、川芎，川芎有活血行气、祛风止痛功效，可导致流产的风险。

 咨询案例 4（2021-1-3）

患者末次月经 11 月 23 日，12 月 5 日口服感愈和板蓝根颗粒，12 月 16 日服了紧急避孕药，12 月 31 日因工作做了 20 多次 G 臂辐射，目前妊娠 40 天左右，咨询药物与射线对胎儿是否构成影响？

咨询药物及检查：紧急避孕药、板蓝根颗粒、感愈胶囊、G 臂辐射。

回复：根据患者的末次月经推算，感愈胶囊和板蓝根的使用时间处于"全或无"时期，"全"即胚胎受影响流产，"无"不会对胎儿产生影响可妊娠继续。①结合患者用药时间，目前已有的循证医学证据认为板蓝根、感愈胶囊不增加不良妊娠结局风险。②若紧急避孕药为左炔诺孕酮，其在妊娠早期的意外暴露也不增加不良妊娠结局风险。③不排除 G 臂辐射对胎儿有造成生长发育的影响。综上分析，考虑多次暴露的辐射可能增加胎儿畸形风险，告知患者风险，若患者选择继续妊娠，建议患者定期产检及按时排畸筛查，补充叶酸，密切关注有无腹痛、阴道流血等流产表现。

分析：① G 臂属于 X 射线辐射，妊娠期辐射暴露的潜在不良结局风险主要是胚胎死亡以及胎儿生长受限、小头畸形以及远期智力障碍等。但是胎儿是否会受到影响与辐射暴露量和孕周有关。患者在 12 月 31 日辐射暴露，按末次月经计算约孕 5 周（约受孕后 3 周），依据《妊娠期应用辐射性影像学检查的专家建议》：受孕后 2~8 周估计造成胎儿不良结局的最低辐射暴露剂量通常为 50~200mGy。同时，X 射线根据检查方法不同和照射部位不同，胎儿辐射暴露剂量也不一样。考虑该患者辐射暴露达 20 多次、辐射部位不确定，不排除超过最低辐射暴露剂量，并且在暴露 G 臂辐射的时间其胎儿已经进入快速的分化发育阶段。所以，不排除 G 臂辐射对胎儿有造成生长发育的影响。②紧急避孕药：需明确患者服用的紧急避孕药物是否为左炔诺孕酮。结合国际紧急避孕协作组织编写的《2012年紧急避孕药给药和服务指南》：服用左炔诺孕酮后仍正常妊娠期妇女，可继续妊娠，药物影响风险小，不建议因为该避孕药物终止妊娠。由于左炔诺孕酮是通过增加宫颈黏液分泌从而阻止精子通过；抑制受精卵着床；抑制排卵发挥避孕作用。若避孕失败已受精着床，那么左炔诺孕酮不会影响受精卵质量，因此可以继续妊娠。但患者若服用的为米非司酮，其属于孕酮受体拮抗剂，会直接影响子宫内膜正常生理状态及作用，直接影响受精卵着床、生长发育，继续妊娠存在风险。③感愈胶囊、板蓝根颗粒：板蓝根颗粒主要成分为板蓝根，而感愈胶囊成分包括板蓝根、金银花、人工牛黄、对乙酰氨基酚、盐酸金刚烷胺。人工牛黄，性凉，有致流产的风险，妊娠期妇女慎用；有关对乙酰氨基酚的大型病例系列研究的数据未有明确证据显示该药可增加妊娠或胎儿不良结局的风险；金刚烷胺分子量低，可透过胎盘，动物实验显示其有致畸作用，该药物人类早期妊娠使用较少，目前妊娠期的数据有限，现有的人类数据显示早期妊娠使用该药物可能导致胎儿心血管畸形。

 咨询案例5（2021-1-20）

患者既往月经不规律，末次月经为12月14日。行甲状腺全切手术，长期予以左甲状腺素钠替代治疗。患者分别于12月27日、12月28日、1月6日、1月7日、1月13日行乳腺彩超，考虑乳腺双侧纤维腺瘤，拟手术取出包块。12月29日核磁共振（乳腺平扫＋增强，钆双铵注射液20ml，静脉留置＋高压注射），1月13日胸部正位X射线及心脏彩超，1月18日超声穿刺（2%利多卡因5ml局麻）。1月14日HCG数值20 IU/L，1月16日HCG数值84 IU/L。咨询本次治疗期间用药及检查是否对胎儿有风险？

咨询药物及检查：钆双铵、左甲状腺素钠、利多卡因、彩超、核磁共振、胸部正位 X 射线。

💬 **回复**：患者暴露的药物及检查对妊娠尚不构成较大风险，可继续妊娠。目前分析患者的 HCG 数值较低，对比与正常孕周的 HCG 数值不相平行，建议专科门诊咨询就诊。

分析：①结合《妊娠期应用辐射性影像学检查的专家建议》：目前认为妊娠期意外暴露辐射在 50~100mGy 以下认为是相对安全的，而对于妊娠早期，若因特殊原因反复暴露于放射检查时，可结合孕周及总暴露辐射量来推算胎儿畸形风险。此资料指出妊娠早期造成 2~8 周胎儿不良妊娠结局的辐射剂量一般是 200mGy，主要造成胎儿生长迟缓、骨、眼、生殖器的发育异常，而核磁共振的辐射剂量为 0.1~0.5mGy。根据我国《钆对比剂临床安全性应用中国专家建议》，目前尚不清楚钆对比剂对胎儿的影响，因此，建议妊娠患者和备孕患者应当谨慎使用钆对比剂。只有当增强 MRI 成像检查对妊娠患者或胎儿明显利大于弊时才考虑使用。因此目前基于钆剂有关妊娠期使用的数据，其不属于妊娠绝对禁用药物，其意外暴露不是终止妊娠的理由。胸部 X 射线的辐射剂量为 0.01mGy，远低于致畸限量，超声检查考虑无射线危险，其安全性相对更高。②利多卡因：为局部麻醉药，根据《孕期与哺乳期用药指南》提及：但相对于全身吸收，局部使用透过胎盘的药物有限，妊娠早期意外暴露与胎儿畸形无显著关系。③左甲状腺素钠：属于妊娠期较安全药物，没有任何报道表明服用人体推荐治疗剂量的该药会导致致畸性或胎儿毒性，目前是妊娠期合并甲状腺功能减退症的推荐治疗药物。建议患者在妊娠期间应定期随访甲状腺功能，并酌情调整左甲状腺素钠的剂量。

根据患者的末次月经和周期推算，患者暴露核磁共振和胸片辐射的时间在安全期内，并且使用钆剂时胎儿尚未开始发育，药物对胎儿的影响是"全或无"，"全"即对胚胎构成影响而流产，"无"即不会造成畸形、可继续妊娠。综上分析，患者暴露的药物及检查对妊娠尚不构成较大风险，可继续妊娠。

二、结核相关检查试剂的安全性分析

结核菌素皮肤试验（TST）是传统的结核病细胞免疫诊断方法，现行的 TST 多采用 PPD "纯蛋白衍生物"，称为 PPD 皮肤试验。结核菌素皮肤试验采用结核杆菌蛋白衍生物产生细胞介导的免疫反应，以便检测过去、现在是否有结核分枝杆菌感染。

结核菌素纯蛋白衍生物为灭活的结核菌素提取物的纯蛋白衍生物，临床研究表明抗原皮肤给药不会导致胎儿先天畸形，仅有可能引起过敏反应。皮试（如结核菌素或过敏检测）目前被普遍认为是安全的。妊娠期未治疗的肺结核对母亲和后代健康产生严重的威胁，其威胁要远远大于结核 PPD 筛查试验风险，同时，妊娠似乎并没有改变对结核菌素皮肤试验反应的正常范围，因此推荐结核杆菌感染高风险的患者进行皮肤测试。

 咨询案例 1（2020-10-28）

患者 7 天前注射过 3 天第三代头孢类药物，3 天前做过结核 PPD 筛查试验，目前查出已妊娠 39 天，咨询 PPD 试验对胎儿是否有影响？

咨询药物：第三代头孢类药物、PPD 试验用药（结核菌素纯蛋白衍生物）。

回复：考虑妊娠期结核 PPD 筛查试验不会显著增加不良妊娠结局或结核感染风险。同时，头孢类抗菌药物在妊娠期期使用也相对较安全，所以，建议患者可继续妊娠，规律补充叶酸，定期进行产检。

分析：结核菌素皮肤试验（PPD 皮肤试验）采用结核杆菌蛋白衍生物产生细胞介导的免疫反应，以便检测过去、现在是否有结核分枝杆菌感染。

首先，结核菌素纯蛋白衍生物为灭活的结核菌素提取物的纯蛋白衍生物，临床研究表明抗原皮肤给药不会导致胎儿先天畸形，仅有可能因引起严重过敏反应对母儿健康造成危险。其次，妊娠期初次发现肺结核的大多数患者其病情可能不活跃。由于妊娠期未治疗的肺结核对母亲和后代健康产生严重的威胁，其威胁远远大于结核 PPD 筛查试验风险，同时，妊娠似乎并没有改变对结核菌素皮肤试验反应的正常范围，因此推荐结核杆菌感染高风险的患者进行皮肤测试。所以，结核菌素皮肤试验并不增加妊娠风险，而我国《孕前和孕期保健指南》也提示早孕期必查项目包括 PPD 试验。

三、其他

唾液腺动态显像检查是一种需要使用检测试剂放射性核素 ^{99m}Tc 以观察唾液腺功能的检查，一般情况下不建议妊娠期使用该药物。对胚胎或胎儿的高剂量辐射暴露与宫内生长受限、胚胎－胎儿丢失、智力缺陷和癌症的风险有关。

^{99m}Tc 的物理半衰期约为 6 小时，生物半衰期约为 24 小时。大多数 ^{99m}Tc 产品尚未进行致癌性或致突变性研究。在各种试验中，未观察到 ^{99m}Tc 活性代谢物的遗传毒性。在细胞毒性浓度（＞ 20mg/ml）时，在人淋巴细胞测定中观察到染色体畸变细胞的增加。在导致全身和骨髓毒性的剂量下（9mg/kg，超过人类最大剂量的 600 倍），在体内小鼠微核试验中未观察到遗传毒性效应。已知 ^{99m}Tc 可穿过动物的胎盘，据推测人类胎盘也是如此。大多数 ^{99m}Tc 产品尚未进行致癌性或致突变性研究。在各种试验中，未观察到 ^{99m}Tc 活性代谢物的遗传毒性活性。根据《妊娠和哺乳期用药》：两项关于人类妊娠期间接触 ^{99m}Tc 的研究的有限数据并未表明胚胎或胎儿的风险增加。目前为了评估使用 ^{99m}Tc 放射性药物的诊断程序的潜在风险，计算了各种情况下人类胚胎或胎儿可获得的辐射剂量估计值，这些估计值往往低于 5mGy 的限值，而在辐射剂量低于 5mGy 及以下时，妊娠期使用显示并无明显伤害。

 咨询案例 1（2020-12-26）

患者上周三做了唾液腺动态显像检查，12 月 26 日发现妊娠，咨询检查对胎儿的影响？

咨询药物：^{99m}Tc（唾液腺显像检查）。

回复：目前的研究表明妊娠期接触 ^{99m}Tc 并未显著增加胎儿异常。建议可继续妊娠，规律补充叶酸，积极产检，定期排畸筛查，观察胎儿发育情况。

分析：根据我国《妊娠期应用辐射性影像学检查的专家建议》：造成胎儿不良结局的最低辐射暴露剂量通常为50~200mGy，大剂量的暴露（＞1Gy，1Gy=1000mGy）才容易导致胚胎死亡。

唾液腺动态显像检查需要使用检测试剂放射性核素 ^{99m}Tc 以观察唾液腺的功能，一般情况下，不建议妊娠期使用该药物。而在德国进行的一项前瞻性队列观察研究了妊娠期接受甲状腺（n=102）或骨（n=20）^{99m}Tc 闪烁成像的女性，并将其出生结果与未发生致畸性接触的对照组出生结果进行了比较，受限于样本数量较小，此研究未表明妊娠期接触 ^{99m}Tc 后，后代主要出生缺陷、自然流产或出生指标异常的发生率显著上升。^{99m}Tc 在不影响图像判断的情况下，其辐射量可低至5mGy，妊娠期使用无明显伤害。为了评估使用 ^{99m}Tc 放射性药物的诊断程序的潜在风险，在各种情况下计算了人类胚胎或胎儿可获得的辐射剂量估计值往往低于5Gy的限值，这表明在妊娠期间诊断程序是必要的或在未被识别的妊娠期间无意中执行的情况下，对胚胎－胎儿的辐射剂量估计远低于令人担忧的5Gy限值。

咨询案例 2（2021-1-20）

患者末次月经为11月27日，周期28天，12月8日吃了尿素C14检测幽门螺杆菌（HP），结果HP阳性，目前B超显示有孕囊、胎心胎芽，咨询药物是否对胎儿有影响？

咨询药物：尿素C14。

✉ **回复**：妊娠早期暴露的尿素C14不是终止妊娠的理

由，可继续妊娠，定期产检，补充叶酸。同时，若患者目前没有症状（幽门螺杆菌感染），不建议在妊娠期间进行抗幽门螺杆菌的药物治疗。

分析：尿素呼气试验属于非侵入性幽门螺杆菌检测试验，包括 C13 和 C14 尿素呼气试验。C13 是 C14 的改良版，C13 是稳定性核素，没有放射性，对人体无害，C14 具有放射性，所以，C13 更适合于妊娠期妇女。尿酸 C14 胶囊清除较快，消除相半衰期约为 5 小时，主要从尿液排出，24 小时粪尿达 65%，动物实验中未发现组织中有特异性积累。②C14 的放射风险：通常，妊娠期服用一颗含 1-μCi（37kBq）C14 的尿素胶囊，胎儿的辐射量约 0.31mrad，这远远低于胎儿的致畸阈值 5000mrad。另外，C14 尿素胶囊服用后在人体中 72 小时就会代谢 88% 以上。患者意外进行的 C14 呼气试验不是终止妊娠的理由。

参考文献

［1］ Carl P. Weiner, Catalin Buhimschi. 妊娠哺乳期用药指南［M］. 孙璐璐，译. 第 2 版. 北京：人民军医出版社，2014.

［2］ 中华医学会放射学分会. 钆对比剂临床安全性应用中国专家建议［J］. 中华放射学杂志，2019，53（7）：539-544.

［3］ Committee Opinion No. 723：Guidelines for Diagnostic Imaging During Pregnancy and Lactation［J］. Obstetrics & Gynecology，2017，130（4）：e210.

［4］ 中国医师协会妇产科医师分会. 妊娠期应用辐射性影像

学检查的专家建议［J］. 中华围产医学杂志，2020（3）：145-149.

［5］ 刘铁桥，司天梅，张朝辉，等. 苯二氮䓬类药物临床使用专家共识［J］. 中国药物滥用防治杂志，2017，23(1)：4-6.

［6］ Paton J, White J, Annandale J, et al. British guideline on the management of asthma. A national clinical guideline［M］. 2019.

［7］ Middleton P G, Gade E J, Aguilera C, et al. ERS/TSANZ Task Force Statement on the Management of Reproduction and Pregnancy in Women with Airways Diseases［J］. The European respiratory journal，2019，55（2）：1901208.

［8］ Christof Schaefer, Paul Peters, Richard K.Drugs during pregnancy and lactation［M］. 3ed edition. Salt Lake City: Elsevier B.V.，2015：29.

［9］ 朱昊天，程利南. 紧急避孕药给药和服务指南［J］. 中华全科医师杂志，2014，13（6）：425-429.

［10］ 漆洪波，杨慧霞. 孕前和孕期保健指南［J］. 中华围产医学杂志，2018，21（3）：145-152.

［11］ Gerald G. Briggs, Roger K. Freeman. Drugs in Pregnancy and Lactation［M］. 11th Ed. USA：Wolters Kluwer Health，2017：1059-1061.

第十五章

其　他

一、肉毒杆菌的安全性分析

随着医美行业的蓬勃发展，许多年轻女性走上了注射肉毒素变美的道路。大量临床研究和实践均证实了其在皮肤除皱、肌肉型小腿、咬肌肥大等方面治疗的潜力。据美国整形外科医师协会报道，2018年全美接受肉毒素美容治疗人群超过700万人次。肉毒素连续超过10年占据了美容外科治疗第一名。虽然我国没有相关数据报道，但注射肉毒素之后发现自己妊娠的女性不在少数。肉毒素是由肉毒梭状芽孢杆菌在繁殖过程中产生的一种细菌外毒素，可与运动神经元末梢及神经肌肉接头的受体相结合，以细胞吞饮的方式进入神经末梢来抑制乙酰胆碱的释放，进而阻断冲动传导，使肌肉麻痹松弛。根据抗原的不同，通常将肉毒素分为8种分型，其中A型肉毒素毒力最强，稳定性最好，且易于制备保存，在临床上被运用得最多。肉毒杆菌毒素A是否能穿透人类的胎盘尚不清楚，它是一种具有极高分子量（150kD）的大蛋白，在肌内注射使用后，很难进入全身血液循环，由此推断它可能无法到达胎盘。研究证实：以0.5~8U/kg的剂量按计划每天或定期注射小鼠、大鼠和兔，发现胎儿发育有影响（体重下降和骨化延迟）。但在小鼠、大鼠和兔的较大剂量决定性试验中，没有发现与药物相关的一般外表、软组织或骨骼畸形。从上述数据能看出：肉毒素只有在对母体产生影响时才有可能影响到胎儿，而要产生这样的影响需要每天或定期大剂量注射肉毒素。

咨询案例1（2020-5-22）

患者末次月经为4月7日，在5月1日在腿部注射了肉毒杆菌，现已检查出妊娠45天，咨询药物是否对胎儿有影响，能否继续妊娠？

咨询药物： 肉毒杆菌。

回复： 患者使用肉毒杆菌用于瘦腿，为局部用药，且仅用了一次，考虑全身循环的量不足以对胚胎构成较大影响，所以可以继续妊娠。规律定期产检，密切观察B超、孕酮水平和HCG翻倍等情况变化，补充叶酸。

分析： 肉毒杆菌主要产生肉毒杆菌毒素。目前研究表明，妊娠期间发生肉毒中毒，肉毒杆菌毒素不会被转移到胎儿。结合其说明书，肉毒杆菌在各个种属的动物实验中，能引起母体效应的剂量都低于引起胎儿效应的剂量，说明没有选择性胎儿毒性作用。《妊娠与哺乳期用药指南（第二版）》提到：妊娠期间使用肉毒杆菌毒素的经验有限，并且未提示胎儿对肉毒杆菌毒素的特定风险。当局部注射时，全身暴露于毒素的可能性很小。

咨询案例2（2020-10-25）

患者32岁，首次妊娠，目前妊娠2个月，末次月经8月22日，B超提示宫内见孕囊，胚芽1.8cm伴胎心搏动，孕酮67.79nmol/L正常，β-HCG 4492mIU/ml，2020年2月和4月分别进行川字纹20单位和咬肌50单位局部注射肉毒杆菌，咨询药物会不会造成胎儿致畸？

咨询药物： 肉毒杆菌。

回复： 可以继续妊娠。定期产检，密切观察 B 超、孕酮水平和 HCG 翻倍等情况变化，补充叶酸。

分析： 考虑患者在孕前 4 个月使用肉毒杆菌瘦脸和除皱，为局部用药，结合药物药代动力学特点，妊娠时该药已经从体内代谢完毕，且进入全身循环的量不足以对胚胎构成较大影响。

二、驱虫药（阿苯达唑、甲苯达唑）的安全性分析

蠕虫病是各种蠕虫寄生于人体引起的疾病。目前尽管世卫组织建议将育龄妇女以及妊娠前三个月的妊娠期妇女纳入全球大规模驱虫计划，但也存在妊娠期间使用驱虫药安全性问题，特别是不慎在妊娠早期暴露于驱虫药的情况。目前临床上常用的抗蠕虫药包括伊维菌素、甲苯达唑、阿苯达唑等，是可以杀灭或驱除肠道蠕虫的药物。妊娠期母体免疫力的改变可增加妊娠期妇女对寄生虫感染的易感性。蠕虫疾病感染会增加妊娠期妇女贫血的风险，对妊娠结局也有一定的不利影响，特别是在疾病高发区，妊娠期间进行抗蠕虫治疗是有必要的。临床选择驱虫药物时，不仅需要考虑药物疗效，更要注意药物对妊娠结局的影响。

 咨询案例 1（2020-6-6）

患者平素月经欠规律，4~7/15~30 天，末次月经为 4 月 23

日，于 5 月 23 日发现妊娠，期间患者用药情况：①上个月经周期和这回末次月经干净后一直服用中成药妇科回生丸调理月经；②5 月 14 日晚服用两片阿苯达唑片；③5 月 14 至 19 日因检查出霉菌性阴道炎，阴道给药硝酸咪康唑阴道软胶囊 6 天，每天一粒。咨询药物是否对妊娠有影响？

咨询药物：阿苯达唑、硝酸咪康唑、回生丸。

回复：患者使用阿苯达唑，不应作为终止妊娠的主要原因。硝酸咪康唑阴道胶囊为妊娠期慎用药物，但局部使用时其吸收量很少，且目前暂未发现胚胎毒性。实验动物研究和人体报道也表明，局部咪康唑治疗不会增加后代先天畸形的风险。综上所述，目前若无阴道流血、明显腹痛，且产科检查情况良好，提示药物对胚胎未构成较大风险，可考虑继续妊娠，同时补充叶酸，定期进行排畸检查，产科随诊。

分析：①阿苯达唑为一种常用驱虫药，人体吸收后，药物及其代谢产物 24 小时内 87% 从尿排出，13% 从粪便排出，体内无明显蓄积作用。首先阿苯达唑说明书提示禁用于妊娠期妇女，该推荐是基于在动物实验中观察到任何剂量的阿苯达唑均可导致肢芽短缺畸形，加上阿苯达唑在人类妊娠期间用药研究资料的有限性，因此从安全角度出发，不推荐妊娠期妇女使用；其次《妊娠与哺乳期用药指南（第二版）》指出阿苯达唑目前尚不能排除其对胎儿可能会产生一些不良影响，但近年来，一些妊娠期使用阿苯达唑的研究显示新生儿出生缺陷的发生率没有增加；最后考虑阿苯达唑可能导致肢芽短缺畸形，胎儿的四肢发育一般在受精卵形成的第 24 天，结合患者的末次月经，患者暴露于阿苯达唑且药物经体内代谢清除后，胎儿的四肢发育并未开始。综上所述，考虑患者使用阿苯达唑，不应作为终止妊娠的主要原因。②硝酸咪康唑阴道胶囊为妊娠期慎用药物，局部使用时其吸收量很少，且并未发现胚胎毒性；实验动物研究和人体报道均表明，局部咪康唑治疗不会增加后代先天畸形的风险。③妇科回生丸属于通经祛瘀类中药，其主要包含人参、白术、苍术、茯苓、甘草、青皮、陈皮、熟地黄、当归、白芍、川芎、桃仁、红花、木香、香附、乌药、延胡素、三棱、蒲黄、五灵脂、苏木、乳香、没药等成分，其中含有红花等活血成分，可增加流产的风险，但无明显致畸形成分，妊娠期需慎用。

咨询案例 2（2020-8-5）

患者咨询在未知妊娠情况下服用了甲苯达唑片，是否对胎儿有影响？

咨询药物：甲苯达唑。

回复：根据患者的 B 超结果及末次月经推算，7 月 2 日内服用甲苯达唑对胚胎的影响符合"全或无"规律，"全"表现为胚胎早期死亡导致流产，"无"则为胚胎继续发育，不出现异常。结合目前循证医学证据，甲苯达唑在已有的人类报道中未显示有增加胎儿先天异常的风险。综上所述，可以继续妊娠，定期行排畸检查，复查孕酮、HCG 翻倍情况，密切关注有无阴道流血、腹痛等症状，并补充叶酸。

分析：一项截至 2018 年 7 月 1 日发表的系统评审证据分析了阿苯达唑或甲苯达唑的暴露与妊娠期妇女（包括妊娠前三个月）及其子女的结局之间的关系。在 9 项有关使用阿苯达唑或甲苯达唑的发起者观察研究中，其中五个将妊娠前三个月暴露的妇女与未暴露的妇女的分娩结果进行了比较，没有一项报道暴露组的不良分娩结局发生率较高。

 咨询案例3（2020-11-14）

患者 11 月同房前做了核磁共振检查（MRI），同房后吃了 2 颗阿苯达唑，现查出妊娠，咨询能否继续妊娠？

咨询药物：阿苯达唑、核磁共振检查。

　　回复：患者此次妊娠前 MRI 检查，尤其是平扫 MRI（未使用钆对比剂）对妊娠几乎没有影响，同时，该患者暴露的阿苯达唑也不是终止妊娠的理由，建议规律补充叶酸，定期产检观察胎儿发育情况。

　　分析：①阿苯达唑说明书提示其在妊娠期妇女禁用，是基于在动物实验中观察到任何剂量的阿苯达唑均可导致肢芽短缺畸形的结论，但人类数据尚未发现妊娠早期使用与畸形有直接关联。结合患者同房时间推算其服用阿苯达唑时期处于受精后 2 周内，这个阶段胎儿并没有分化发育，基本符合"全或无"，"全"即引起胎儿流产，"无"即对胎儿无影响。② MRI 又称为核磁共振检查，利用的是体内的氢原子核在外加磁场的作用下运动而进行成像，对人体没有辐射，有研究表明孕早期的 MRI 检查并不会增加死胎及胎儿畸形的风险。结合 2017 年 ACOG《妊娠和哺乳期诊断影像学检查指南》及目前已有的循证医学证据提示：妊娠期暴露核磁共振（平扫）并不增加妊娠风险。但是妊娠期有钆对比剂暴露时，相关风险可能增加。

三、酒精（乙醇）的安全性分析

产前酒精暴露是胎儿接触酒精的一个主要问题，是可避免的神经发育障碍的主要原因。酒精及其代谢产物具有致畸作用，对胎儿结构和功能的发育都会造成危害。胎儿酒精谱系障碍（FASD）就是由于妊娠期酒精暴露而产生的一系列负面影响的总称。胎儿酒精综合征（FAS）是妊娠期妇女妊娠期饮酒对胎儿造成伤害的最为严重的后果，其主要临床特征是特定的颅面畸形，宫内及产后生长迟缓以及中枢神经系统障碍，表现为婴儿出生后的智商下降、生长发育受到限制、个子不高、体重较轻、头围较小、出现面部畸形并且会出现执行力和认知能力减弱、语言理解力障碍、逻辑推理能力下降和行为异常等。妊娠期妇女中度到重度饮酒已被证明会增加儿童行为问题的风险，可能会发生胎儿酒精综合征。

 咨询案例 1（2020-7-19）

患者末次月经 6 月 8 日，6 月 22 日同房，7 月 4 日至 9 日期间吃过四颗艾司唑仑，7 月 11 日喝了 3 瓶啤酒，7 月 12 日发现妊娠，咨询是否继续妊娠？

咨询药物：艾司唑仑、酒精（啤酒 3 瓶）。

回复：根据患者末次月经 6 月 8 日，若平时周期规律（以 28 天计算），7 月 6 日前所服药物遵循"全和无"，而在 7 月 6 日至 7 月 9 日所服艾司唑仑片处于药物致畸敏感期。根据目前临床医学循证证据，尚未发现人类妊娠期使用艾司唑仑引起的相关致畸报道，因此考虑短期、小剂量的使用艾司唑仑，其引起的致畸风险较小。但 7 月 11 日进食一定量的酒精，此阶段为胚胎发育敏感期，而酒精及其代谢物有致畸作用，对胎儿结构和功能的发育都会造成危害，因此啤酒的饮用对胚胎发育存在一定的风险。由于胎儿大脑神经相关功能障碍目前无法通过产检排除，故告知风险，若与家属沟通后选择继续妊娠，积极补充叶酸，定期产检，密切关注胎儿发育情况。

分析： ①艾司唑仑作为苯二氮䓬类药物，可以透过胎盘屏障。目前尚无人类妊娠期使用艾司唑仑的相关致畸报道，但分析它对胎儿的影响应和其他苯二氮䓬类药物应类似，母亲在临近分娩期使用对新生儿可能有潜在的运动抑制和戒断作用。查询 UpToDate 循证医学数据库指出如果在早期妊娠使用镇静催眠药，可能增加胎儿畸形的风险。结合《苯二氮䓬类药物临床使用专家共识》：原则上不主张在妊娠期使用苯二氮䓬类药物，若必须使用苯二氮䓬类药物尽可能短疗程，妊娠前 3 个月服用可能会增加致畸风险。②加拿大妇产科医师协会的《饮酒和妊娠临床实践指南》：一个"标准量"指的是酒类饮品中含有 17.7ml 的纯酒精，大致相当于 341ml 普通啤酒，不增加胎儿畸形风险。患者在胚胎发育敏感期饮用了 3 瓶啤酒，存在一定的妊娠风险。

咨询案例 2（2021-4-17）

患者末次月经 3 月 5 日，3 月 30 日吃了 1 颗布洛芬，贴了一张口腔溃疡贴，后面陆续喝过两三次啤酒，咨询对胎儿和妊娠期妇女的影响？

咨询药物：酒精、布洛芬、口腔溃疡贴。

回复：患者末次月经为 3 月 5 日，若平素月经正常，则推算其在 3 月 30 日服用的布洛芬和口腔溃疡贴，对胚胎的影响是"全或无"：即要么胚胎因为受药物的影响而死亡（流产），要么胚胎继续发育，一般不会出现胎儿畸形。结合患者药物暴露的时间和剂量，分析药物对胎儿尚不够构成较大影响，关于间断饮酒（需明确饮酒量和饮酒时间），由于酒精对胎儿造成的行为等方面影响目前无法通过产前检查进行辨别，充分告知患者可能风险，若选择继续妊娠，则补足叶酸，观察有无腹痛，阴道流血等不适，关注孕酮、HCG 变化情况，定期行胎儿颈项透明层厚度（NT）检查，唐氏筛查、四维彩超等排畸检查，关注胎儿生长发育状况。

分析：①妊娠期妇女饮酒可增加流产、胎儿低出生体重的危险，也可增加胎儿死亡、婴儿出生后早期死亡的危险。酒精可造成胎儿身体的畸形和智力、精神发育障碍，称之为"胎儿酒精综合征"，出现的身体畸形和精神发育问题是不可逆的，由于种族和个体差异，妇女对酒精的代谢能力相差很大，无法提出统一的妊娠期安全饮酒量，最好是不饮酒和饮用含酒精的饮料。妊娠头 3 个月是酒精导致畸形的关键时期，脑组织和颅面部开始形成，最易受到酒精损害，胎儿会出现面部畸形和脑组织的大小及结构异常。建议定期产检，检测胎儿的生长发育，以便及时发现问题，其致畸风险和喝酒量关系密切。加拿大妇产科医师协会的《妊娠期饮酒的筛查和咨询》：定义一个"标准量"指的是酒类饮品中含有 17.7ml 的纯酒精，这大致相当于 341ml 的普通啤酒（酒精含量为 5%）。一般来说低剂量饮酒（饮酒量小于标准量）对胎儿的影响较小，不应该视为终止妊娠的指征，而中度到重度饮酒已被证明会增加儿童行为问题的风险，可能会发生胎儿酒精综合征。每周饮酒超过 7 个标准量与不良妊娠结局最为相关，且妊娠期酗酒，即每次饮酒超过 3 个标准量会对胎儿产生不良神经发育影响。②布洛芬为非甾体抗炎药，有研究表明在孕早期使用非甾体抗炎药缺陷风险似乎很小。但部分研究认为在孕早期使用可能增加心血管畸形和腭裂的风险。③口腔溃疡贴（意可贴）的成分为地塞米松，目前认为妊娠早期全身使用糖皮质激素会增加腭裂的风险，但风险与剂量及给药途径相关，当泼尼松 ≤ 10mg/d 相对安全。口腔溃疡贴每片含量为 0.3mg 地塞米松，相当于泼尼松 2mg，分析经口腔黏膜吸收的糖皮质激素剂量导致畸形风险较小。

四、染发剂的安全性分析

越来越多的爱美女性已经把染发作为一项常规的美容项目，染发剂是给头发染色的一种化妆品，分为暂时性、半永久性、永久性染发剂。据《化妆品卫生规范（2007 年版）》，永久性染发所用到的化合物中一般包含氨、过氧化氢及苯二胺类等，另外染发剂也允许有一定剂量的汞、铅、砷。不少妊娠期妇女染发后担心染发会对胎儿造成致畸性风险而前来咨询。

咨询案例 1（2020-7-18）

患者末次月经 6 月 15 日至 6 月 18 日，6 月 28 日染发，7 月 3 日至 7 月 6 日由于口腔发炎疼痛服用醋酸泼尼松片，猴耳环消炎片等药，目前产科 B 超和 HCG，孕酮检查结果提示正常，咨询药物对胚胎的影响？

咨询药物：染发剂、泼尼松片、猴耳环消炎片。

　　回复：患者 B 超结果与其末次月经时间基本相符，推算该患者平素月经规律。末次月经后 28 天内药物对胚胎影响为"全或无"，在这个阶段胎儿组织器官还未分化发育，药物对胎儿的影响是"全或无"，"全"即引起胎儿流产，"无"即对胎儿完全无影响。患者在 7 月 3 日至 7 月 5 日所服用的泼尼松片和猴耳环消炎片即处于"全和无"时期。染发剂只要不含铅，对胚胎发育是没有影响的。综上分析，可继续妊娠，补充好叶酸，定期做好产检，密切关注有无阴道流血、腹痛等症状。

　　分析：①染发剂：UpToDate 循证医学数据库显示用染发剂或理发／定型产品时的全身性吸收极少，未见明显致畸或者胎儿毒性报道，除非因为疾病损害了头皮皮肤的完整性。因此，对头皮正常的女性而言，短期一次接触（非长期美容染发工作者），这些化学物质不太可能产生不良的胎儿影响。②猴耳环消炎片、复方鱼腥草片（鱼腥草、黄芩、板蓝根、连翘、金银花）为中成药片，其组成成分无孕妇禁用成分，因此中成药对胚胎影响较小。

五、麻醉及镇痛药物的安全性分析

　　妊娠期因非产科指征需行手术治疗者约占 0.75~4.8%，最常见非产科病症包括阑尾炎、胆道疾病、卵巢疾病（扭转、肿瘤）、创伤、乳房或宫颈疾病及肠梗阻，妊娠期妇女需通过专科医生评估是否必须接受手术治疗。急需手术时，其实施不应顾及妊娠所处阶段而进行紧急手术，而完全性择期手术应该推迟至分娩后进行。接受手术的过程当中可能会使用到全身麻醉药、局部麻醉药、镇痛药、解痉药等药物，不少女性担心这类药物会对胎儿造成风险。

目前，多项大型回顾性研究并未显示妊娠期间接受手术和麻醉的母亲所生婴儿的先天性缺陷增加。尚无有力证据表明在妊娠期间应避免使用任何特定的麻醉药，也不应该出于担心神经毒性而推迟必要的手术。现有最佳证据表明，一次短暂的麻醉暴露不会对健康的幼儿造成神经毒性。需要进一步的临床研究，才能确定长期或反复麻醉暴露的影响、不同麻醉药及其组合之间影响的差异，以及可能导致易受麻醉神经毒性影响的患者因素。

 咨询案例 1（2020-9-11）

患者妊娠 9^{+2} 周时由于卵巢囊肿蒂扭转行全麻手术，手术过程使用的药物包括：舒芬太尼、依托咪酯、咪达唑仑、罗库溴铵、地塞米松和纳布啡，咨询药物是否对胎儿有影响。

咨询药物：舒芬太尼、依托咪酯、咪达唑仑、罗库溴铵、地塞米松、纳布啡。

回复：患者药物使用时间在妊娠 9^{+2} 周，为药物致畸高度敏感期，该阶段胚胎器官分化发育，若受到有害药物作用后，就可能产生形态上的异常而出现畸形。考虑到患者所使用的手术相关麻醉药物对胎儿致畸的不确定性，以及同时大剂量糖皮质激素，其致畸风险较高，所以不建议继续妊娠。建议充分告知家属目前继续妊娠的风险，若仍选择继续妊娠，补充叶酸，定期行排畸筛查等检查，重点关注胎儿头面部、心脏等发育情况。

分析： 2016 年，美国 FDA 发布警告：妊娠期妇女和 3 岁以下儿童应用麻醉药和镇静药存在对发育中的脑部有不良影响的潜在风险，特别是重复暴露或 3 小时以上的手术，但不明确风险程度。现有最佳证据表明，一次短暂的麻醉暴露不会对健康的幼儿造成神经毒性。目前，尚无有力证据表明在妊娠期间应避免使用任何特定的麻醉药，也不应该出于担心神经毒性而推迟必要的手术。研究尚未发现麻醉药有致畸作用，且多项大型回顾性研究并未显示妊娠期间接受手术和麻醉的母亲所生婴儿的先天性缺陷增加。虽然动物研究显示多种麻醉药有致畸作用，但该研究结果可能并不适用于人类，因为人和动物间存在物种差异，且动物研究中使用的药物剂量较大。

查阅 UpToDate 循证医学数据库、《妊娠哺乳期用药指南（第二版）》，基于医学伦理等原因，目前大部分手术相关麻醉类药物的人类安全性数据有限，结合检索国内外文献报道及相关动物实验研究建议：①咪达唑仑：用于抗焦虑，动物实验提示其不会增加后代畸形风险，但尚无人体胎儿使用该药的严格对照研究。考虑其类似物地西泮仅在高剂量使用时可导致胎儿畸形或者后代行为改变，而咪达唑仑比地西泮在体内半衰期短，理论上其对胎儿的影响相对小。目前未有研究显示其会导致先天性畸形，较早的一些报道称，妊娠早期使用同类型的苯二氮䓬类药物地西泮可能与腭裂有关，但随后的研究未能证明这与咪达唑仑有直接相关，也未证明其他畸形的确切风险，但不能排除风险是否小幅增加。②依托咪酯：为麻醉诱导药物，常用于剖宫产中的麻醉诱导。动物实验未证实有明显致畸，但由于其可能转移入胎盘，且能被胎儿自身清除，不排除存在胎儿毒性。当长期大剂量使用时可导致胎儿发育迟缓，目前没有明确证据表明有致畸性或对人脑发育有不良影响。③罗库溴铵：为神经肌肉阻滞剂，可用于剖官产麻醉，但尚不确定其是否适用于妊娠较早期的患者。目前其人类用药经验较少，无足够资料来评估人类妊娠期使用对胎儿潜在的危害，但动物实验提示其与后代畸形风险增加无关，查阅国外文献，一项关于电休克治疗中罗库溴铵对母胎结局的影响的回顾性病例分析和文献综述提示，有15名妊娠期妇女接受了有关罗库溴铵的麻醉管理，该研究显示罗库溴铵对于母体和胎儿是安全的。④舒芬太尼：常用于临产硬膜外麻醉，可透过胎盘，与胎儿体内蛋白结合。动物实验显示不会影响胚胎发育，目前尚无有关胚胎发育的人体数据。动物实验不会影响大鼠胚胎发育，研究发现妊娠早期暴露舒芬太尼的妇女，不良妊娠结局并未增加。而国外一项妊娠期间暴露于舒芬太尼的研究表明，其导致胎儿低肌张力或心动过缓的风险较其他同类镇痛药低。⑤纳布啡：动物实验显示妊娠期分别暴露于6倍和4倍于人体最大剂量，不会增加显著先天性畸形风险。由于其可以透过胎盘，所以在高剂量使用时可能导致胎儿心动过缓等风险。在大于4倍人体最大剂量的剂量水平下，出生时和哺乳期间的新生儿体重和存活率均下降。⑥地塞米松：目前认为糖皮质激素在妊娠早期大剂量使用时与胎儿畸形（腭裂等）有强相关。根据《糖皮质激素在系统性红斑狼疮患者合理应用的专家共识》，激素可分为4个剂量范围：小剂量，泼尼松 ≤ 7.5mg/d（甲泼尼龙 ≤ 6mg/d）；中剂量，泼尼松7.5~30mg/d（甲泼尼龙6~24mg/d）；大剂量，泼尼松30~100mg/d（甲泼尼龙 > 24~80mg/d）；冲击疗法，甲泼尼龙500~1000mg/d，静脉滴注，连用3日。妊娠期间应谨慎使用最低有效剂量，最好泼尼松 ≤ 10mg/d，不推荐妊娠期使用地塞米松和倍他米松。而该患者妊娠早期使用 10mg 地塞米松相当于 66mg 的泼尼松，属于大剂量糖皮质激素，可能增加不良妊娠结局的风险。

 咨询案例2（2020-10-9）

患者既往有阑尾切除手术史，妊娠 50 天行胆结石微创手术，使用了以下药品：阿托品 0.3~0.5mg、罗库溴铵 40mg、依托咪酯 20mg、枸橼酸舒芬太尼 20μg、丙泊酚乳状注射液 400mg、瑞芬太尼 1mg、吸入用七氟烷 20ml、甲磺酸新斯的明 1mg、头孢他啶 1g、间苯三酚 80mg、氯化钾注射液 10ml，咨询药物对胎儿是否有影响？

咨询药物：阿托品、罗库溴铵、依托咪酯、枸橼酸舒芬太尼、丙泊酚乳状注射液、瑞芬太尼、吸入用七氟烷、甲磺酸新斯的明、头孢他啶、间苯三酚。

回复：患者暴露药物种类较多，但基于目前已有证据，其在妊娠早期使用的手术药物均未显著增加致畸的风险，因此药物的意外暴露不是必须终止妊娠的理由。若选择继续妊娠请补充叶酸，定期做好产检，谨慎观察胎儿发育情况。

分析：大部分手术麻醉类药物的人类安全性数据有限，结合检索国内外文献报道及相关动物实验研究建议：①阿托品为麻醉前给药，动物实验未提示该药物造成后代先天畸形风险增加，其可透过足月人体胎盘并且可能改变胎心率或抑制胎儿呼吸，但当妊娠早期或产前不久接触该药物，并不与人体婴儿与不良发育影响或明显胎儿毒性关联。②罗库溴铵为辅助麻醉的肌松剂，它是高度离子化的物质，脂溶性低，不易透过胎盘。在常规的麻醉剂量下，能进入胎儿体内的剂量相对较低，认为在正常剂量使用该药物，对胎儿是安全的。③丙泊酚用于诱导和维持全身麻醉，现多用于剖宫产，亦可于孕中晚期用于胎儿手术，动物实验未显示存在致畸作用。同时，目前未观察到与该药物相关的新生儿不良影响。④吸入用七氟烷属于卤化吸入全身麻醉药物，可以透过胎盘屏障。动物研究没有显示存在致畸性，亦没有人类出生缺陷发生率的数据，剖宫产使用该药物没有发现相关的不良影响。不论是在妊娠期或分娩过程中，卤化麻醉药都属于产科学里标准使用的药物，它们可以在妊娠期中任何时期使用。⑤甲硫酸新斯的明为高度离子化的药物，不易透过胎盘，妊娠期使用新斯的明治疗重症肌无力的病例数据显示该药物不增加胎儿先天畸形或其他不良作用的风险。即使在母体长期服用新斯的明治疗重症肌无力的病例中，新斯的明的使用与胎儿的异常或其他不良妊娠结局并没有相关性。⑥依托咪酯属于注射型全身麻醉药，其半衰期很短，血清半衰期只有 3 分钟，目前人类相关数据研究并不充足，在大鼠身上高剂量的使用也未造成后代畸变，因此在妊娠期使用也是较安全的。舒芬太尼常用于临产硬膜外麻醉，可透过胎盘，与胎儿体内蛋白结合，动物实验不会影响大鼠胚胎发育，人类研究发现妊娠早期暴露舒芬太尼的妇女，不良妊娠结局并未增加。⑦瑞芬太尼在血浆中代谢迅速，分布半衰期 1 分钟，消除半衰期约为 6 分钟，持续使用无蓄积效应。在动物中没有致畸性或毒性，是作为产科全麻诱导的首选阿片类药物。⑧间苯三酚为亲肌性非阿托品非罂粟碱类纯平滑肌解痉药，动物实验未发现有致畸作用，临床案例报道中在妊娠期间使用未发现与增加先天畸形风险增高有关联。头孢他啶属于相对安全的抗感染药物，不引起胚胎畸形或致畸。

 咨询案例 3（2020-12-31）

患者 12 月 24 日因右手拇指肿块，外院诊断为腱鞘巨细胞瘤，12 月 28 日拍胸部 X 射线，并作 2 次皮试，12 月 29 日全麻加臂丛麻醉（局麻）并注射头孢硫脒、钠钾镁钙葡萄糖，12 月 30 日注射了 2 次头孢硫脒，12 月 31 日出院未带药，需要持续半个月的切口消毒。目前哺乳期 8 个月，不想放弃哺乳，咨询多久可以再次哺乳？

咨询药物：麻醉药物、头孢硫脒、钠钾镁钙葡萄糖、聚维酮碘（局部使用）。

回复：患者手术所使用的麻醉药物半衰期相对较短，术后在体内代谢快，体内无明显蓄积或乳儿毒性，不必过度担心，其不影响后期哺乳喂养。聚维酮碘的主要成分是具有杀菌活性的活性碘，这个药物用于漱口或阴道冲洗时，容易被皮肤黏膜吸收，碘元素容易富集到乳汁中，可能会导致宝宝的甲状腺功能减退。用于成人皮肤时，只有极少量药物被吸收。尽管患者涂抹的面积不大，为尽量避免婴儿出现甲状腺功能紊乱，建议咨询医生更换为其他消毒剂，或者先哺乳再局部用药，用药后 4 小时再哺乳，以最大程度减少乳儿暴露于药物的风险。

分析：目前常用麻醉手术相关药物有芬太尼、丙泊酚、罗哌卡因、利多卡因、七氟烷、阿曲库铵、帕瑞昔布。①芬太尼：可经乳汁分泌，婴儿通过母乳暴露于芬太尼可能会出现暂时性新生儿肌肉僵硬，其血浆半衰期为 3.7 小时，一般建议停药 24 小时后再哺乳。②七氟烷：是否可以经乳汁分泌尚不明确，七氟烷消除快，数据显示多数病例 48 小时后即基本清除。七氟烷有 3.5% 以无机氟化物形式存在，无机氟化物的半衰期为 15~23 小时。患者使用的七氟烷为正常剂量，且只有 3.5% 转化为无机氟化物，因此无机氟化物浓度较低。七氟烷的临床试验中，没有与氟离子水平提高有关的毒性报道。分析停用七氟烷后 48 小时即可恢复哺乳。③阿曲库铵：结合《妊娠哺乳期用药指南（第 2 版）》目前尚无哺乳期妇女使用该药的大量病例报道或严格对照研究，阿曲库铵是否通过人乳汁排泄还是未知，从阿曲库铵的应用方面看可能不影响母乳喂养新生儿。④使用钠钾镁钙葡萄糖注射液不影响哺乳。丙泊酚、罗哌卡因、帕瑞昔布经乳汁分泌情况尚不明确，但半衰期均很短（小于 2 小时），其中罗哌卡因在体内与白蛋白结合，其透乳量相对不高。⑤利多卡因：主要为局麻药，经局部吸收入体循环的量较少，根据体内清除半衰期换算，停止使用上述药物 12 小时即可恢复哺乳。⑥聚维酮碘：一种碘螯合物，用于成人皮肤，只有极少量药物被吸收。曾有报道阴道内用药引起碘的血药浓度显著升高，婴儿局部用药导致经皮吸收量显著增高。一旦在母亲体内达到一定的血药浓度，碘可迅速进入乳汁形成螯合物，并且乳汁/血浆比值很高，不推荐哺乳期母亲及婴儿反复应用聚维酮碘。⑦头孢硫脒属于头孢类药物，目前认为大部分头孢类药物均可排泄进入乳汁，但是普遍认为哺乳期使用不增加乳儿风险，建议先哺乳再用药。⑧X 射线、超声和核磁共振成像可以分别通过电离辐射、声波和磁场产生影像，不会在组织内留下残余能量。因此，这些检查可以被用于机体的任何部位，包括乳房，且不会影响泌乳。

咨询案例 4（2020-12-12）

患者 30 岁，体重 48kg，肝肾功能正常，既往病史：①三年前做过脊髓空洞引流手术，术后必须一直服用止疼药，否则晚上疼痛难忍无法入眠。30 岁准备要孩子了，但止疼药依然无法停掉，每天必须要吃 1 粒普瑞巴林（75mg）或 1 粒加巴喷丁（300mg）或 1/4 曲马多片（25mg），且无法再减量，想咨询一下按照如上的服药剂量，哪种药物对胎儿影响更小？或者有什么其他影响更小的止疼药？②备孕及妊娠期需要一直服用上述药物的情况，对胎儿会是哪些方面的影响？做四维彩超及胎儿核磁共振是否大概率能检查出来？会不会孩子出生发现有问题或是孩子长大的过程中出现问题？③四维彩超和胎儿核磁共振一般何时做？能在妊娠 3 个月以内做吗？早检查是不是能早发现问题？妊娠期最多能做几次？④患者目前还患有一年多的肩背肌筋膜炎，有时候疼痛难忍必须贴 1~2 片云南白药膏药贴，或者吃一片依托考昔片（60mg）来缓解。请问以上药物对胎儿的影响有多大？是什么影响？孕早期孕晚期影响一样大吗？备孕及妊娠时，如果必须使用以上药物，如何使用（频率、剂量）影响更小一些？

咨询药物：曲马多、普瑞巴林、加巴喷丁、依托考昔。

回复：患者目前使用的止痛药在备孕期及孕期对于胎儿的安全性大部分缺乏相关数据，建议更换为相对安全的对乙酰氨基酚，若疼痛症状不能控制，建议加用小剂量的阿片类药物（曲马多），并告知产检医师，在临产前尽早停止该药，并严密观察胎儿是否出现戒断症状。根据相关检查结果咨询优生咨询科，必要时行羊水穿刺等评估检查。

分析：①曲马多：《妊娠期和哺乳期用药（第7版）》提示其是一种合成、类似可待因并作用于中枢神经系统的镇痛药物，其有潜在的生理依赖性，但比阿片类自己的依赖性低。曲马多的分子量约为300Da，可透过胎盘到达胎儿。但妊娠期动物实验表明，曲马多不会增加后代先天畸形的风险。目前还没有将使用该产品与出生缺陷联系起来的人体研究。在两个报道中，妊娠期间长期使用可导致药物依赖性、新生儿戒断症状，应权衡利弊，不推荐临产和分娩过程使用。但没有发现任何先天性异常。②普瑞巴林：在实验动物中发现，后代骨骼畸形的发生增加，胎儿体重减轻且变异增加，神经管缺陷可能相关，妊娠大鼠从刚着床后开始给予普瑞巴林，并贯穿妊娠期与哺乳期，胎儿/新生儿存活力在每天100mg/kg及以上的剂量水平下降。存活后代的行为测试和生殖能力表现不足。在小鼠胎儿器官形成过程使用普瑞巴林，显示胎儿畸形发生率显著升高。普瑞巴林在人类妊娠风险数据不是很充分，部分人类妊娠研究发现，妊娠期妇女暴露于普瑞巴林流产、早产，畸形的风险增加。从美国FDA提供的最近从164次妊娠暴露中收集的数据表明（数据收集自164个暴露妊娠和656个对照组），在普瑞巴林暴露妊娠期妇女中，严重出生缺陷率明显较高。所以妊娠暴露于普瑞巴林会增加严重出生缺陷的风险，尤其在妊娠前三个月。所以，妊娠期不建议使用普瑞巴林。③加巴喷丁：被用于慢性疼痛综合征（尤其是神经病理性疼痛）的治疗。目前动物实验显示妊娠期使用加巴喷丁与后代生长障碍和发育延迟有关。目前并无直接证据表明加巴喷丁与特定的出生缺陷和流产有关。对人类胎儿风险信息有限，考虑其较少与蛋白结合及分子量较小（约171Da），因此要考虑到它可能透过胎盘影响胎儿。母亲服药后仍有畸形病例的报道，但评估与用药关联性不强，小型对照实验显示不增加胎儿致畸率。目前的建议是使用加巴喷丁的妇女同时需要在妊娠期前及妊娠早期服用高剂量（5mg/d）叶酸。2009年一项关于妊娠期与哺乳期丛集性头痛治疗的综述得出结论，如果有必要，加巴喷丁可以作为选择，但需告知仍不能完全排除有致畸的风险。④依托考昔：是一种选择性COX-2抑制剂，妊娠早期致畸的数据不充分，妊娠晚期使用有可能会导致胎儿动脉导管提前关闭的风险。⑤云南白药：有活血化瘀的功效，有致流产的风险，同时含有的草乌具有一定的毒性。但一般经皮给药进入体循环的药量较少，致畸风险相较于口服给药低，但大剂量或大面积外用，可能容易增加胎儿流产的风险。

 咨询案例5（2021-1-5）

患者备孕中，使用了以下药物：2020年12月9日至15日头孢唑肟，12日至15日地塞米松注射液和酮咯酸氨丁三醇注射液，10日至15日尖吻蝮蛇血凝酶，咨询多久能要小孩？

咨询药物：头孢唑肟、地塞米松、酮咯酸氨丁三醇、尖吻蝮蛇血凝酶。

回复：总体分析，上述药物在备孕期使用与胎儿畸形无直接联系。停药一周以上药物均基本清除，发生重大畸形结局的风险极低。患者备孕期使用上述药物，对目前的计划妊娠不构成影响。在自身疾病稳定或痊愈后，可考虑正常备孕，同时规律口服叶酸。

分析：①头孢唑肟：在体内的代谢速度很快，不会蓄积，药物本身在妊娠期使用是较安全的；②地塞米松：其血浆半衰期约 3 小时，生物半衰期 72 小时，生理效应维持时间较其他糖皮质激素长。虽然 2011 年丹麦的一项涉及 832636 名活产儿早期暴露地塞米松的实验显示妊娠早期暴露后口面裂概率没有增加，但孕早期大剂量使用时仍不能忽视腭裂和生长发育不良的风险。③尖吻蝮蛇血凝酶：其半衰期为 2.5 小时，妊娠期安全性尚不明确，亦并未得到其与不良妊娠结局的直接证据。④酮咯酸氨丁三醇：目前尚无妊娠早期使用的安全性数据，但认为妊娠晚期可能导致胎儿动脉导管收缩，故建议妊娠后期避免使用，其半衰期约为 6 小时，代谢较快，体内不易蓄积。

 咨询案例 6（2021-2-17）

　　患者末次月经为 1 月 7 日，月经周期一般 28 天左右。2 月 9 日因腰椎间盘突出导致腰疼，服用塞来昔布胶囊、乙哌立松片，外用氟比洛芬凝胶贴膏（2 月 10 日晚上及 11 日早上分别口服 1 次，每次 1 片），其后一直在外用药物。目前发现妊娠，咨询药物对胎儿是否构成显著影响？

咨询药物：氟比洛芬（凝胶贴膏）、塞来昔布、乙哌立松。

　　回复：根据患者末次月经推算，胚胎处于药物致畸高敏期，容易受到药物的影响。结合目前循证医学证据，所服用药物在妊娠早期意外暴露尚不构成胎儿显著畸形风险，同时考虑患者暴露剂量不大（仅口服 1 次，外用药物全身吸收有限），建议可继续妊娠，补充叶酸，定期产检，观察胎儿发育情况。

　　分析：①氟比洛芬凝胶贴膏、塞来昔布胶囊均属于非甾体抗炎药。非甾体抗炎药的潜在胚胎-胎儿风险的数据尚无结论。目前为止，没有人类在妊娠早期使用引起致畸的确切报道，动物研究中得到的数据显示其没有胚胎毒性。但和传统的非甾体抗炎药一样，妊娠晚期使用可能对心脏血管、肾脏、胎儿动脉导管过早闭合产生影响。另外，氟比洛芬凝胶贴膏给药途径为外用，其吸收入血的量相对较少，对胎儿造成的风险没有全身用药风险高。②乙哌立松妊娠期妇女用药安全性尚未确立，从说明书来看，如必须使用时，应在判断其治疗上的益处大于风险时，方可用药。

六、调脂类药物的安全性分析

妊娠期妇女一定程度的血脂升高，是胎儿正常发育所必需的，为妊娠、分娩及产后哺乳储备能量。随着妊娠发展，体内脂类合成代谢状态会随着胎儿营养需求的显著增加高于分解代谢状态。妊娠中晚期高雌激素状态进一步增强了脂肪生成和肝极低密度脂蛋白的合成，但抑制了肝脂肪酶的活性，导致母体循环中富含甘油三酯的低密度脂蛋白和高密度脂蛋白颗粒的增加，妊娠晚期甘油三酯生理性升高达高峰。当血脂代谢出现严重异常时，则属于病理表现，常与肥胖症、自发性早产、妊娠期高血压疾病、妊娠期糖尿病等同时存在或先发生。由于常用调脂药在妊娠期使用的安全性信息不充分，我国《中国妇女孕前肥胖合并血脂异常的诊治路径》建议孕前尽可能控制血脂达标。当计划妊娠时，建议提前至少1个月，甚至可能长达3个月停止除胆酸螯合剂以外的调脂药物治疗：他汀类药物建议停药3月后妊娠；烟酸类、依折麦布建议至少停药4周后妊娠。对于正服用全身吸收的调脂药物的妇女，在确定妊娠后应立即停药。除特殊情况外，妊娠期与哺乳期一般禁用调脂类药物。

 咨询案例1（2020-8-10）

患者40岁，首次妊娠，末次月经7月1日，7月4日、7月8日和8月2日各服用一次艾司唑仑，7月27日服用感冒药克感敏，7月初至8月5日一直服用阿托伐他汀钙，还使用过治疗阴道炎的栓剂，目前检查孕酮和彩超均正常，咨询是否对胎儿有影响？

咨询药物：艾司唑仑、氨酚咖敏（克感敏）、阿托伐他汀钙。

回复：根据患者的描述末次月经7月1日，若月经周期规律（以28天计），7月28日以前使用的药物（艾司唑仑、克感敏）遵循"全或无"规律，"全"即胚胎因为受药物的影响而死亡（流产），"无"即胎儿未受到药物的影响，一般不会导致胎儿畸形；7月28日以后使用的药物（艾司唑仑、克感敏、阿托伐他汀钙）处于药物致畸高敏期，即胚胎器官容易受到药物的影响。临床医学循证证据显示艾司唑仑可能会有致畸的风险，其在妊娠早期使用，增加胎儿头面部、心脏畸形、肠道闭锁等风险；克感敏中的氨基比林长期使用可能产生血液毒性；阿托伐他汀为妊娠禁用药物，妊娠早期使用可能会升高先天性中枢神经系统和肢体异常的发生率。综上分析，尽管艾司唑仑、克感敏在致畸高敏期使用，但使用时间短且均为常规剂量，不因为此作为终止妊娠的原因，但阿托伐他汀钙片会增加不良妊娠结局风险。告知患者及家属目前继续妊娠的风险，知晓若胎儿器官发育异常可通过产前筛查发现但是功能发育异常不易筛查。所以若选择继续妊娠，规律补足叶酸，谨慎观察孕酮、HCG 翻倍情况，定期行排畸检查，观察胎儿生长发育情况，若有明显阴道流血、腹痛等不适，不建议保胎治疗。

分析：①艾司唑仑：属苯二氮䓬类药物，可以透过胎盘屏障。该药的人类数据较少，对妊娠期使用过这类药物的妊娠期妇女研究发现，与心脏畸形、面裂及其他多发性畸形有一定的关系。《苯二氮䓬类药物临床使用专家共识》建议：原则上不主张在妊娠期使用苯二氮䓬类药物，若必须使用苯二氮䓬类药物尽可能短疗程，妊娠前 3 个月服用可能会增加致畸风险。查阅 UpToDate 循证医学数据库、《孕期与哺乳期用药指南》等资料提到：艾司唑仑可能会有致畸的风险，妊娠早期使用增加胎儿头面部、心脏畸形、肠道闭锁等风险、妊娠晚期使用可影响新生儿中枢神经活动、分娩前使用可导致新生儿肌张力减弱；妊娠期长期使用新生儿出现撤药症状；短期意外暴露苯二氮䓬类药物不应作为终止妊娠的理由。②阿托伐他汀钙片：作为调脂药物，属于妊娠期禁用药物。根据 UpToDate 循证医学数据库：动物研究表明，母体接受毒性剂量的他汀类药物与胎仔不良结局有关；但有限的人类数据表明，他汀类药物不是主要的致畸物。部分研究认为超声刺猬蛋白需要胆固醇，在胚胎发育时起到信号的作用，因此，推测他汀类药物产生胆固醇的变化可能妨碍正常发育。但是在实验动物研究和少数人体案例表明，妊娠初期无意中接触阿托伐他汀不会增加不良妊娠结局的风险。一项对美国 FDA 监测数据库进行的分析表明，假如在妊娠早期暴露于亲脂性他汀类药物（包括阿托伐他汀），先天性中枢神经系统和肢体异常的发生率可能升高。③酚氨咖敏片：含氨基比林（0.1g）、对乙酰氨基酚（0.126g）、马来酸氯苯那敏（2mg）、咖啡因（30mg）。对乙酰氨基酚、氯苯那敏妊娠期使用并无明显致畸作用，氨基比林长期使用可能产生血液毒性，咖啡因摄入中等量不增加生育风险，高剂量的摄入与自然流产、胎儿生长受限相关。所以，若妊娠期酚氨咖敏片有短期常规剂量的暴露不构成较大妊娠风险。

 咨询案例 2（2021-1-28）

患者妊娠 31 周，血脂检查：低密度脂蛋白胆固醇 2.28mmol/L，高密度脂蛋白胆固醇 2.19mmol/L，总胆固醇 8.56mmol/L，甘油三酯 10.44mmol/L，目前临床无明显不适症状，咨询下一步该如何治疗？

回复：患者属于混合型高脂血症，考虑高甘油三酯极易诱发胰腺炎，增加不良妊娠结局，故治疗上，建议应先积极控制甘油三酯，可选择高纯度 ω-3 脂肪酸，若反复控制不佳，权衡利弊下可短期使用贝特类药物（如非诺贝特等）。

此外，通过生活方式干预，包括增加新鲜蔬菜、全谷物、粗杂粮等纤维摄入，在保证胎儿正常营养摄入的情况下，建议增加摄入富含 ω-3 脂肪酸的鱼类，减少饱和脂肪，控制胆固醇、碳水化合物摄入、避免摄入过多不饱和脂肪酸等，并适当有氧运动。

分析：严重的高甘油三酯血症可引起急性胰腺炎，应予以重视。在妊娠期可以用的降脂药非常有限，一般认为，他汀类和贝特类均不能在妊娠期使用，因对胎儿有风险。2011 年的一篇病例报道描述了妊娠晚期使用非诺贝特的结局：1 名女性在妊娠 32 周出现高甘油三酯血症相关的胰腺炎，仅靠调整饮食控制血脂失败后，该患者开始使用非诺贝特治疗，用药后成功预防了胰腺炎复发，且患者在妊娠 35 周自然分娩 1 名健康、体重为 2453g、Apgar 评分正常的男婴。目前有限的资料未观察到非诺贝特对胎儿有不良影响。高甘油三酯血症患者可以使

用高纯度 ω–3 脂肪酸。烟酸大剂量使用时其安全性尚不明确。另外对于高胆固醇血症患者可以考虑考来烯胺，由于该药口服后几乎完全不被吸收，不会对胎儿产生不利影响，但长期使用或围产期使用时需注意补充维生素 K（干扰肠道对于维生素 K 吸收）。

七、褪黑素类药物的安全性分析

随着现代社会的改变以及生活节奏的加快，睡眠质量不佳成为困扰人们的一个重大问题。褪黑素作为松果体分泌的一种神经内分泌激素，具有镇静、诱导睡眠的作用，被称为"生理性催眠剂"，人和动物在白天时，由于光照信息可以通过视网膜、视神经传递到视交叉上核抑制褪黑素的分泌，所以血液含量低、几乎检测不到。夜间分泌量逐渐增多，于凌晨 2~4 点间达高峰，清晨急剧降至极低限。由此可见，褪黑素分泌的高峰期正处于人和动物的睡眠期。褪黑素通过调节人的自然睡眠而克服睡眠障碍，提高睡眠质量。它与其他安眠药的最大区别在于，褪黑素无成瘾性，无明显不良反应。晚上睡前口服后一般二三十分钟内就能产生睡意，而早晨天亮后褪黑素自动失去效能，起床后也不会有疲倦困顿醒不过来的感觉，因此褪黑素成为众多人群失眠的首选。

 咨询案例 1（2020-9-21）

患者，末次月经 8 月 7 日，平素月经规律，长期服用维生素 B_6 褪黑素胶囊，每日 1 粒。9 月 5 日左右服用左氧氟沙星 3 片（具体用法用量为 0.5g qd×3d），炖煮服用铁树花 2 片。咨询药物是否对胎儿有影响？

咨询药物：维生素 B₆ 褪黑素、左氧氟沙星、铁树花。

$\mathrm{回复}$：患者所服用的药物整体致畸风险较小，可继续妊娠。因为妊娠期妇女使用镇静催眠药物的安全性缺乏资料，所以建议停用维生素 B_6 褪黑素胶囊，如果确实存在睡眠困难等问题，可到相关临床科室（如神经内科）进行全面评估检查，看是否必须需要使用药物治疗。同时密切观察是否出现腹痛、阴道流血等症状，并建议补足叶酸，规律产检，行致畸筛查。

分析：① 褪黑素维生素 B_6 胶囊，主要成分是褪黑素和维生素 B_6，褪黑素是由脑松果体分泌的激素之一。依据 UpToDate 循证医学数据库，使用外源性褪黑激素似乎和夜间生理性分泌的褪黑激素一样，其有两种作用：a. 促进入睡并维持睡眠；b. 调控昼夜节律的时相。研究发现上述作用均可由生理剂量诱导产生（即 0.1~0.3mg 可促进睡眠，0.3~0.5mg 可调控昼夜节律时相，在年轻成人中观察到这些剂量的褪黑激素可使白天的血浆褪黑激素水平升高到夜间正常水平）。因此，建议正常人应尽量使用与生理剂量相近的褪黑激素剂量。尽管褪黑激素相对无毒性，但一些市售剂量（1~10mg）可使血浆褪黑激素浓度显著升高，达到其正常峰值的 3~60 倍。超生理浓度的褪黑激素可产生许多生物学影响，包括日间嗜睡等。查阅优生智库等资料显示，褪黑素可透过胎盘传递给胎儿，外源性补充引起的内源性褪黑素分泌的改变。虽然，妊娠早期胎儿的神经内分泌系统发育尚不完全，未发现外源性褪黑素的不良影响，相对风险不大。但理论上分析妊娠后期外源性褪黑素可以改变胎儿褪黑素受体的数量而影响胎儿昼夜节律的生理发育。

根据患者服用的保健品成分含量（每100g含褪黑素1.86g）来计算，患者每日服用一粒（0.15g）胶囊中含有褪黑素的量为2.79mg，该剂量毒性较小；维生素 B_6 是一些氨基酸脱氢酶类和氨基转移酶类的辅酶。妊娠期常被用来治疗妊娠剧吐，目前没有任何证据显示有致畸性。需要注意的是，大剂量的维生素 B_6 对未孕患者的神经是有害的，所以建议每天最大剂量为80mg。根据患者服用的保健品成分含量（每100g含维生素 B_6 4.3g）来计算，患者每日服用一粒（0.15g）胶囊中含有维生素 B_6 的量为6.45mg，该剂量安全性较高。综合考虑，患者在妊娠早期使用褪黑素维生素 B_6 胶囊导致胎儿致畸的风险较小，但不建议患者常规继续服用。②左氧氟沙星为氟喹诺酮类药物，目前尚无胎儿致畸报道。在动物实验中对动物胎仔的软骨或关节发育有影响，但是在人类妊娠中还未发现相关报道。胎儿骨骼发育时间为受精卵形成后第24天(末次月经后第38天)开始，患者平素月经规律（即月经周期一般在21~35天，平均28天），推算本次妊娠胎儿骨骼发育时间在9月14日左右。左氧氟沙星半衰期约6~8小时，5~6个半衰期(即30~48小时)后，药物在体内基本清除完毕，也就是说9月9日以后，药物在体内的浓度对胚胎的影响较小，再加上此时胎儿骨骼还未发育，因此，整体考虑左氧氟沙星引起胎儿致畸的风险较小。③铁树叶具有理气活血作用，铁树花具有活血化瘀作用，铁树果具有消炎止血作用。妊娠期间使用铁树花可增加流产的风险，但无明显致畸作用，考虑患者妊娠早期使用，剂量不大，总体不增加妊娠风险。

八、止血药物的安全性分析

止血药是一类可用于加速血液凝固和促使出血停止的药物。根据作用机制的不同，止血药分为：促进凝血因子合成药、抗纤维蛋白溶解剂、直接补充凝血因子的药物、促进凝血因子活性药物等，妊娠期妇女可能会遇到各种类型的出血而使用止血药。抗纤溶药物主要用于与纤维蛋白溶解有关的出血。另外根据《中国黄褐斑治疗专家共识》抗纤溶药物氨甲环酸可竞争性结合酪氨酸酶的底物（酪氨酸）结合位点，从而抑制黑素合成，可用于治疗黄褐斑，因此抗纤溶药物在当今被广泛应用。

 咨询案例1（2020-8-26）

发现妊娠时服用了氨甲环酸片，咨询药物是否对胎儿有影响，能否继续妊娠？

咨询药物：氨甲环酸。

回复：早期不慎使用氨甲环酸不作为终止妊娠的理由，不必过分担心氨甲环酸会对胎儿有影响，规律补充叶酸，定期产检，观察是否有阴道流血或者腹痛等情况。

分析：氨甲环酸的说明书建议妊娠期妇女慎用。查阅UpToDate循证医学数据库及相关文献提示，妊娠期相关安全数据有限，目前动物实验研究表明，妊娠期（包括早期）使用氨甲环酸治疗不会增加后代畸形及显著生殖影响的风险，不属于妊娠禁用药物。2017 年一项纳入 1 万多名受试者的安慰剂对照试验报道称，氨甲环酸组与安慰剂的不良反应发生率没有显著差异。同时，对于妊娠中晚期有出血的患者首选氨甲环酸等止血药物，以减少失血及早产等风险。

九、营养补充剂的安全性分析

妊娠期是生命早期 1000 天机遇窗口的起始阶段，营养作为最重要的环境因素，对母子双方的近期和远期健康都将产生至关重要的影响。妊娠期胎儿的生长发育、母体乳腺和子宫等生殖器官的发育以及为分娩后乳汁分泌进行必要的营养储备，都需要额外的营养。因此，妊娠各期妇女膳食及营养应在非妊娠期妇女的基础上，根据胎儿生长速率及母体生理和代谢的变化进行适当的调整。孕早期胎儿生长发育速度相对缓慢，所需营养与孕前无太大差别。孕中期开始，胎儿生长发育逐渐加速，母体生殖器官的发育也相应加快，对营养的需要增大。另外，基础营养状态不佳、低龄妊娠期妇女、多胎妊娠、妊娠间隔过短、营养吸收不良或有寄生虫感染的女性，妊娠期对某些营养素的需求量更大。除了常规需要补充的钙剂、小剂量叶酸预防神经管畸形等，妊娠期妇女应行相应检查，以了解叶酸、维生素 B_{12}、铁剂等营养素的额外补充量并进行相应补充。

例如，铁是组成血红蛋白的重要物质，妊娠期铁缺乏对母体和胎儿健康均会造成不良影响。妊娠期的血容量和红细胞数量随妊娠进展逐渐增加，且血浆容量的增幅大于红细胞量的增幅，导致血红蛋白浓度轻度降低，往往会出现妊娠期生理性或稀释性贫血，多见于妊娠中期末至孕晚期。妊娠期间由于胎儿和胎盘生长需要，红细胞数量增加以及妊娠期妇女血容量增加，妊娠期铁缺乏对母体和胎儿健康均会造成不良影响：对母体会增加妊娠期高血压疾病、胎膜早破、产褥期感染和产后抑郁的发病风险；对胎儿和新生儿可增加胎儿生长受限、胎儿缺氧、羊水减少、死胎、死产、早产、新生儿窒息、新生儿缺血缺氧性脑病的发病风险，故妊娠期妇女需要补铁。

 咨询案例1（2020-7-16）

患者孕 20^{+1} 周，临床诊断妊娠缺铁性贫血，咨询铁剂、钙剂等药品与保健品的服用方法是否有利于吸收？

咨询药物：铁剂、钙剂、复合维生素片、养血饮口服液。

回复：患者铁剂符合指南推荐治疗剂量，可维持当前治疗方案。2周后复查血红蛋白，若有所改善，则继续当前方案，若无明显改善，建议到产科门诊行进一步检查，查找贫血病因，如地中海贫血、吸收障碍等。铁的吸收受多种药物和补充剂（如多种维生素、钙或抗酸剂）的影响，服用这些药品时应间隔至少2小时。避免将铁补充剂与茶，咖啡或牛奶一起服用。服用铁剂时最好空腹（至少在饭前1小时或饭后2小时），也可以同时加服 600~1200mg 维生素 C 或同时食用水果、土豆、绿叶蔬菜、菜花、胡萝卜和白菜等富含维生素 C 的食物以促进铁吸收。另外，适当食用含血红色铁多的食物，如红肉类、鱼类和禽类，以增加食物来源的铁元素。养血饮口服液为中成药，虽然其成分中无妊娠期忌用、慎用和禁用成分，考虑到中成药在妊娠期的临床研究证据少，且目前铁剂的补充量已足够，建议停用该药。

患者每日摄入的钙剂量较小，建议调整钙片服用剂量，可以早晚餐时各服用一片，或者更换为元素钙含量更高的钙剂，同时增加牛奶、虾等高蛋白质食物的摄入。建议餐后 1~2 小时用药，避免与其他水果等同时服用（因为食物中鞣酸等成分会影响钙剂吸收）。

目前患者每日额外补充 1260IU 维生素 D［即 1200IU（维生素 D 补充剂）+60IU（碳酸钙 D_3）］，属于正常妊娠补充量，可继续，遵医嘱按时复查血清 25-（OH）D_3 水平。维生素 D 是脂溶性维生素，滴在牛奶中服用可以促进维生素 D 吸收，患者可以继续当前的服用方法。除药物补充外，可适当增加日照及进食富含维生素 D 的食物（如海鱼、鸡蛋、鸡鸭等动物肝脏）。皮肤日光暴露是最好的，也是唯一的获取天然维生素 D 的方式，建议在上午 10 点到下午 3 点之间，每周两次暴露双上肢和双下肢于日光下 5~30 分钟。日光暴露合成的维生素 D_3 是由体内自主合成，不会导致过量或中毒。但需要避开剧烈日光暴露（尤其是夏季），日光导致晒伤会增加皮肤癌的风险，防晒霜可以减少绝大多数维生素 D_3 皮肤合成。

DHA 是人体神经系统细胞生长及维持的一种不饱和脂肪酸，是大脑和视网膜的重要构成成分，建议妊娠期与哺乳期每日摄入 200mg DHA。蛋黄和深海鱼类含有 DHA 相对较多，平时除额外服用 DHA 胶囊外，也可通过食物中获取 DHA。

分析：①铁剂：根据《妊娠期铁缺乏和缺铁性贫血诊治指南（2014 版）》：对于妊娠合并缺铁性贫血患者，每天需补充元素铁 100~200mg。WHO《孕期妇女每日铁和叶酸的补充指南》推荐妊娠期妇女每日补充元素铁 60mg。该患者目前每日元素铁剂量为：琥珀酸亚铁 30mg 元素铁／粒（每日 2 次，每次 2 粒）＋爱乐维 60mg 元素铁／粒（每日 1 次，每次 1 粒）＝

180mg元素铁，已达到建议补充剂量。②钙剂：患者目前服用的钙尔奇为碳酸钙，属于不溶性无机化合物，在酸性环境下溶解相对较好，但同时需注意食物中的鞣酸、碱性等成分会影响钙剂溶解及吸收，故建议该患者可晚餐餐后1~2小时用药，并避免与其他水果等服用（避免食物中鞣酸等成分影响钙剂吸收）。《孕前和孕期保健指南》推荐从孕14周起，常规补充钙剂0.6~1.5g/d。目前患者每日服用钙剂剂量为：碳酸钙D$_3$含300mg元素钙（每日1次，每次1粒）+爱乐维含125mg元素钙（每日1次，每次1粒）=425mg元素钙。综合考虑，患者每日摄入的元素钙剂量仍偏小，建议钙片可以调整为早晚餐时各服用一粒或更换为元素钙含量更高的钙剂，同时增加牛奶、虾等高蛋白质食物的摄入。③维生素D$_3$：《2017年国际妇产科联盟关于青少年、孕前及孕期女性的营养》建议：妊娠期妇女每日应补充维生素D≥600IU。《维生素D及其类似物的临床应用共识》推荐妊娠期妇女每日补充维生素D为1000~1500IU，维持血清25-（OH）D$_3$水平持续高于30ng/ml。妊娠期妇女维生素D可耐受最高摄入量为每日2000IU，目前患者每日维生素D摄入量为：1260IU=[1200IU（维生素D补充剂）+60IU（碳酸钙D$_3$）]，属于正常妊娠补充量，可暂继续。④养血饮口服液：成分：当归、黄芪、大枣、鹿角胶、阿胶，具有补气养血，益肾助脾的功效，用于气血两亏，体虚羸弱者。虽然其成分中无妊娠期忌用、慎用和禁用成分，考虑到中成药在妊娠期的临床研究证据少，且目前铁剂的补充量已足够，遵照妊娠期安全用药原则：能用一种药，就不联用多种药物使用，建议停用该药。

咨询案例 2（2020-12-5）

患者孕前诊断为轻度贫血，11 月 16 日开始服用复方皂矾丸、多糖铁复合物胶囊和维生素 C。12 月 4 日验孕棒自测 HCG 阳性，推算是 11 月 14 日受孕。自受孕日第三天开始服用药物，总计服用 19 天，复方皂矾丸共计服用 270 粒（每天 18 粒，偶尔漏吃），多糖铁复合物胶囊共计 19 粒（每天 1 粒），维生素 C 共计 38 粒（其中维 C 辅料成分为玉米淀粉、聚丙烯酸树脂、硬脂酸镁、枸橼酸）。12 月 5 日就诊产科，关于药物对妊娠的影响建议再进一步的具体咨询。咨询以上 3 种药物对妊娠是否有影响，以及影响是什么？特别是复方皂矾丸。

咨询药物： 复方皂矾丸、多糖铁复合物胶囊和维生素 C。

回复： 患者所使用的 3 种药物中，复发皂矾丸中的皂矾有一定的毒性，为妊娠慎用中药成分，且 3 种药物使用时间均处于药物致畸高敏期。多糖铁复合物胶囊和维生素 C 被指南推荐用于妊娠期贫血的治疗，安全性较高；复方皂矾丸中的皂矾中的铝会影响胎儿中枢神经系统的发育，但是其铝的含量相对较低，综合考虑，药物对胚胎的致畸影响较小。目前可继续使用多糖铁复合物、维生素 C 进行补铁治疗，停用复方皂矾丸。日常可多食含血红素铁多的食物包括红色肉类、鱼类及禽类等，并且同时进食水果、土豆、绿叶蔬菜、菜花、胡萝卜和白菜等含维生素 C 的食物以促进铁吸收。此外，铁剂应与牛奶、奶制品间隔使用以免其抑制铁吸收，少食茶、咖啡、可可等食物以免铁吸收降低。同时补充叶酸，定期产检、监测血常规等指标。

分析：①根据《妊娠期铁缺乏和缺铁性贫血诊治指南》：铁缺乏和轻、中度贫血患者，建议以口服铁剂治疗为主，并改善饮食，进食富含铁的食物。常用口服铁剂：硫酸亚铁、多糖铁复合物、琥珀酸亚铁等，建议患者在进餐前1小时口服铁剂（多糖铁复合物），以避免食物抑制非血红素铁的吸收。并与维生素C共同服用，以增加铁吸收率。②复方皂矾丸的成分为皂矾、西洋参、海马、肉桂、大枣、核桃仁。其中皂矾化学名称为七水合硫酸亚铁，含七水硫酸亚铁及少量铜、铝、镁、锌等，其中，七水硫酸亚铁主要起补铁的作用。铝对胎儿的生长发育有影响，如果铝中毒可能导致神经功能障碍。基于皂矾中铝的含量相对较低，对胎儿发育尚不构成显著影响，同时，其他中药成分中未见毒性或重金属等致畸性成分，由此考虑该药物对胚胎的致畸风险较小。但该药物中含有海马，有活血作用，可能会增加流产风险。

咨询案例3（2020-12-18）

患者目前妊娠19周，服用复合维生素片一天2片，孕16^{+1}周时行血常规检查，血红蛋白（Hb）104g/L，医生开具生血宝合剂，因喝不习惯孕18周时改用多糖铁复合物胶囊，一天2粒（0.15g×10粒）。现在另外一个医生开了多糖铁还有维生素C片（每片100mg，每日3次，每次1片），咨询以下问题：①吃的复合维生素片里面已经含有维生素C，每两片含量80mg，还需要多吃医院开的维生素C与多糖铁一起吃吗？②复合维生素每两片含量里面有铁17mg，再加上医院开的多糖铁一天2粒算0.15g×2粒，铁含量会不会超量？③复合维生素里面已经含有维生素D 400IU，医院开了朗迪碳酸钙D_3片（维生素D_3含量200IU），如果都吃了维生素D就是600IU

了，会不会超量？④复合维生素片两片含钙量500mg，医院开的碳酸钙也是500mg，我每天还会喝牛奶250ml或者酸奶，这样的吃法会不会钙超量，导致骨骼硬化？⑤多糖铁是妊娠常规补铁吗？需要再测血常规吗？主要是复合维生素和医院的药该如何使用？

咨询药物：复合维生素片、多糖铁复合物胶囊、碳酸钙D₃片。

回复：①患者目前所补充药物总量如下：元素铁：317mg、元素钙：1000mg、维生素D：600IU、维生素C：380mg，仅铁剂剂量超过指南推荐范围，建议多糖铁复合物胶囊，一天服用一次即可，其余药物可继续常规服用。②一般牛奶中每100ml含元素钙90~120mg，根据患者的饮奶量计算，通过牛奶所获得元素钙最多300mg，妊娠期钙摄入推荐剂量可达1500~2000mg/d，因此每日元素钙获取量未超过指南推荐剂量；③多糖铁复合物为妊娠期贫血常规推荐治疗药物，在铁剂补充治疗2周后建议复查血红蛋白（Hb）评估疗效，通常2周后Hb水平增加10g/L，3~4周后增加20g/L。④人体内80%~90%维生素D来源于自身合成，光照射是机体维生素D合成必要条件，建议您多适当进行户外活动，但避免阳光直接暴晒，以促进自身维生素D的合成。

分析：①根据《妊娠期铁缺乏和缺铁性贫血诊治指南》：妊娠期血红蛋白（Hb）浓度＜110g/L即为妊娠合并贫血。依据血红蛋白Hb的水平，分为轻度贫血（100~110g/L）、中度贫血（70~99g/L）、重度贫血（40~69g/L）和极重度贫血（＜40g/L），诊断明确的缺铁性贫血妊娠期妇女应补充元素铁100~200mg/d，治疗2周后复查血红蛋白评估疗效，通常2周后 Hb 水平增加 10g/L，3~4 周后增加 20g/L。维生素 C 为水溶性维生素，安全剂量范围广，能促进铁的吸收，一般用量为 600~1200mg/d，该患者目前每日元素铁剂量为：多糖铁复合物 150mg 元素铁×2+复合维生素 17mg 元素铁=317mg 元素铁，已超过指南推荐补充剂量，建议多糖铁复合物胶囊，一天服用一次即可。②根据《孕期妇女膳食指南》从妊娠 18 周起胎儿骨骼和牙齿开始钙化，至分娩时新生儿体内约有 30g 钙沉积，这些钙主要在妊娠中晚期逐渐沉积于胎儿骨骼和牙齿。其中，妊娠中期每天需沉积钙约 50mg，孕晚期每天沉积增至 330mg，妊娠期妇女可通过增加钙的吸收率来适应钙需要量的增加，但膳食钙摄入仍需增加 200mg/d，总量达到 1000mg/d；而 WHO 推荐的元素钙剂量为 1500~2000mg/d。③美国内分泌学会维生素 D 相关指南推荐：妊娠期与哺乳期女性每日至少需要 600IU 维生素 D，若要使血清 25-（OH）D$_3$ 水平保持在 30ng/ml 以上，则每日摄入量需达到 1500IU。

十、护肝药物的安全性分析

妊娠期肝功能异常的患者非常常见，发病原因众多且表现复杂，常见的有妊娠期合并肝病（如病毒性肝炎）、妊娠期特有的疾病（如妊娠期肝内胆汁淤积症）、妊娠期高血压导致肝功能异常等；部分妊娠期妇女在妊娠期服用药物导致了药物性肝损伤。妊娠期肝功能异常尤其是重症肝炎者，早产、胎膜早破、死胎、低体重胎儿、新生儿窒息、产后出血等的发生率明显高于正常孕妇。因此妊娠期肝功能异常应该予以保肝药进行干预，以改善肝功能，改善妊娠结局。目前，保肝药在哺乳期使用的临床循证证据均较少，哺乳期对于哺乳意愿强烈的患者需权衡利弊使用，建议先哺乳再用药，以减少药物进入宝宝体内的剂量。

 咨询案例（2020-11-27）

患者目前哺乳期，2020年3月份妊娠时检查发现甲状腺功能亢进和肝功异常，5月下旬到医院就诊，服用甲巯咪唑（赛治）治疗甲状腺功能亢进，熊去氧胆酸（优思弗）和多烯磷脂胆碱胶囊（易善复）保肝，后期肝功能好转停药，甲巯咪唑吃到产前，甲亢好转为轻微，10月12日顺产分娩，产后一个月复查，肝功能异常，此期间没有感冒和服药，现医生建议服用多烯磷脂胆碱胶囊（易善复）保肝，咨询吃药能哺乳吗？

咨询药物：多烯磷脂胆碱胶囊。

回复：①肝功能损害考虑与甲状腺功能亢进疾病复发有关，结合甲状腺相关 TRAb 及 T_3、T_4 等指标，建议积极予以抗甲亢药物处理。②哺乳期患者护肝药物选择相对受限，建议权衡治疗的获益与风险，慎重选择该药，并建议先哺乳再用药，减少药物对胎儿的影响，同时观察患儿是否有腹泻、腹胀、皮疹等不适。若有不耐受酌情予以葡醛内酯护肝处理。

分析：查阅《多烯磷脂酰胆碱在肝病临床应用的专家共识》，多烯磷脂酰胆碱由大豆中提取磷脂精制而成，其主要活性成分为 1,2- 二亚酰磷脂胆碱，约占 52%。其作为修复受损的肝细胞膜/细胞器膜及恢复膜功能的物质，可提供人体的内源性磷脂，补充人体所需的营养，结合并进入生物膜，增加膜的流动性和稳定性，改善和恢复线粒体、内质网和高尔基体等细胞器功能，维持或促进肝脏等器官及组织的膜功能。多烯磷脂酰胆碱胶囊在哺乳期用药的安全性资料较少，缺少母乳喂养的相关研究，其说明书上不建议在哺乳期、12 岁以下人群中使用。而其他常用护肝药物：还原型谷胱甘肽、双环醇、葡醛内酯可能会透过乳汁，其在哺乳期用药亦尚不明确，其中葡醛内酯可用于 5 岁以下儿童。多烯磷脂酰胆碱在大剂量服用时偶尔会出现胃肠道紊乱（软便和腹泻等），罕见可能有皮疹、瘙痒等不适。

参考文献

［1］ 杨明，刘垠，赵亚南，等. A 型肉毒毒素在美容整形外科中联合应用进展［J］. 医学与哲学，2016，27（10）：60-63.

［2］ Smith CP, Chancellor MB. Emerging Role of Botulinum Toxin in the Management of Voiding Dysfunction［J］. J Urol，2004，171：2128-2137.

［3］ Christof Schaefer, Richard K.Miller, Paul Peters. Drugs During Pregnancy and Lactation Treatment Options and Risk Assessment［M］. 山丹，译. 原书第 2 版. 北京：科学出版社，2009：112.

［4］ Elliott A M, Ndibazza J, Mpairwe H, et al. Treatment with Anthelthics during Pregnancy: What Gains and What Risks for the Mother and Child?［J］. Parasitology，2011，138（12）：1499-1507.

［5］ Twgab C, Sda B. Systematic Review of Exposure to Albendazole or Mebendazole During Pregnancy and Effects on Maternal and Child Outcomes with Particular Reference to Exposure in the First Trimester［J］. International Journal for Parasitology，2019，49（7）：541–554.

［6］ Jain Chirag. ACOG Committee Opinion No. 723: Guidelines for Diagnostic Imaging During Pregnancy and Lactation［J］. ObstetGynecol，2019，133：186.

［7］ Thibaut Florence, Chagraoui Abdeslam, Buckley Leslie, et al. WFSBP and IAWMH Guidelines for the Treatment of Alcohol Use Disorders in Pregnant Women［J］. World J Biol Psychiatry，2019，20：17–50.

［8］ Riley E P, Mcgee C L . Fetal Alcohol Spectrum Disorders: An Overview with Emphasis on Changes in brain and Behavior［J］. Experimental Biology & Medicine，2005，230（6）：357–365.

［9］ Williams JF, Smith VC, Committee on Substance Abuse. Fetal Alcohol Spectrum Disorders［J］. Pediatrics，2015，136（5）：e1395–1406.

［10］黄卓英，编译. WHO 狂犬病疫苗和免疫球蛋白立场文件（2018 年 4 月更新）［J］. 中华预防医学杂志，2019，53（6）：632.

［11］周航，李昱，陈瑞丰，等. 狂犬病预防控制技术指南（2016 版）［J］. 中华流行病学杂志，2016，37（2）：139–163.

［12］刘铁桥，司天梅，张朝辉，等. 苯二氮䓬类药物临床使用专家共识［J］. 中国药物滥用防治杂志，2017，23(1)：4–6.

［13］Society of Obstetricians and Gynaecologists of Canada.

Guideline No. 405: Screening and Counselling for Alcohol Consumption During Pregnancy [J]. J Obstet Gynaecol Can，2020，42（9）：1158-1173.

[14] 卫生部关于印发《化妆品生产企业卫生规范(2007 年版)》的通知 [J]. 中华人民共和国卫生部公报，2007（9）：37-42.

[15] Sachs A, Guglielminotti J, Miller R, et al.Risk Factors and Risk Stratification for Adverse Obstetrical Outcomes After Appendectomy or Cholecystectomy During Pregnancy [J]. JAMA Surg，2017，15（5）：436-441.

[16] Meah V L, Cockcroft J R, Backx K, et al. Cardiac Output and Related Haemodynamics during Pregnancy: A Series of Meta-analyses [J]. Heart，2016，102（7）：518-526.

[17] U.S. Food and Drug Administration. FDA Drug Safety Communication: FDA Review Results in New Warnings about Using General Anesthetics and Sedation Drugs in Young Children and Pregnant Women. Silver Spring: FDA; 2016 [EB/OL]. https://www.fda.gov/drugs/drug-safety-and-availability/fda-drug-safety-communication-fda-review-results-new-warnings-about-using-general-anesthetics-and

[18] 冷晓梅，曾小峰. 糖皮质激素在系统性红斑狼疮患者合理应用的专家共识 [J]. 中华内科杂志，2014，53（6）：502-504.

[19] Grald G.Briggs, Roger K. Freeman, Sumner J.Yaffe, et al. 妊娠期和哺乳期用药 [M]. 杨慧霞，段涛，译. 第七版. 北京：人民卫生出版社，2008.

［20］Smedts HP, van Uitert EM, Valkenburg O, et al.A Derangement of the Maternal Lipid Profile is Associated with an Elevated Risk of Congenital Heart Disease in the Offspring［J］. Nutrition, Metabolism, and cardiovascular diseases: NMCD，2012，22（6）：477-485.

［21］郑冬梅. 中国妇女孕前肥胖合并血脂异常的诊治路径［J］. 中国妇幼健康研究，2019，30（6）：657-663.

［22］Rondanelli M, Opizzi A, Monteferrario F, et al.The Effect of Melatonin, Magnesium, and Zinc on Primary Insomnia in Long-term Care Facility Residents in Italy: A Double-blind, Placebo-controlled Clinical Trial［J］. Journal of the American Geriatrics Society，2011，59（1）：82-90.

［23］赵瑛. 松果体及褪黑素［M］. 上海：上海科学技术文献出版社，2004：5-161.

［24］许爱娥，高天文. 中国黄褐斑治疗专家共识（2015）［J］. 中华皮肤科杂志，2016，49（8）：529-532.

［25］Barker DJ. The Origins of the Developmental Origins Theory［J］. J Intern Med，2007，261（5）：412-417.

［26］王晨，孙祎嬴，朱毓纯，等. 国际妇产科联盟关于青少年、孕前及孕期女性的营养建议（三）［J］. 中华围产医学杂志，2017，20（2）：153-158.

［27］中华医学会围产医学分会. 妊娠期铁缺乏和缺铁性贫血诊治指南［J］. 中华围产医学杂志，2014，17（7）：451-454.

［28］中国营养学会. 孕期妇女膳食指南［J］. 中华围产医学杂志，2016，19（9）：641-648.

［29］王晨，孙祎嬴，朱毓纯，等. 国际妇产科联盟关于青少

年、孕前及孕期女性的营养建议（二）[J]. 中华围产医学杂志，2017，1：69-74.

[30] 夏维波，章振林，林华，等. 维生素 D 及其类似物的临床应用共识 [J]. 中华内分泌代谢杂志，2018，34（3）：187-201.

[31] 中国孕产妇及婴幼儿补充 DHA 共识专家组. 中国孕产妇及婴幼儿补充 DHA 的专家共识 [J]. 中国生育健康杂志，2015，26（2）：99-101.

[32] 刘苗苗，贾胜男，张倩，等. 妊娠期肝病的临床研究进展 [J]. 临床肝胆病杂志，2016，32（2）：386-389.

[33] 赵霞，张伶俐. 临床药师治疗学 - 妇产科疾病 [M]. 北京：人民卫生出版社，2016：71.

[34] 徐京杭. 多烯磷脂酰胆碱在肝病临床应用的专家共识 [J]. 中华实验和临床感染病杂志（电子版），2017，11（4）：313-319.

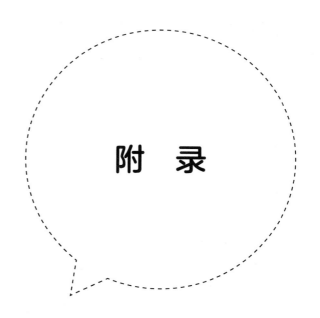

附　录

附录1 人类早期发育时间表

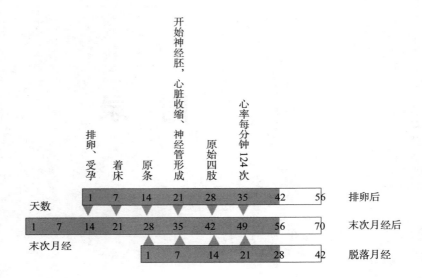

附录 2　已知造成胎儿畸形的高风险药物

物质	明确指征
酒精	胎儿酒精综合征
雄激素	女性男性化
抗代谢物	多种畸形
苯二氮䓬类	婴儿松弛综合征
卡马西平	脊柱裂，多种畸形
可卡因	中枢神经系统、肠、肾损伤
香豆素类抗凝剂	香豆素综合征
己烯雌酚	阴道发育不良和肿瘤
过量碘	可逆性甲状腺功能减退
铅	认知发育障碍
甲基汞	脑瘫，精神发育迟缓，智力低下
米索前列醇	莫比乌斯综合征，四肢萎缩
青霉胺	皮肤松弛症
镇静催眠药 / 扑米酮（抗惊厥剂量）	多种畸形
苯妥英	多种畸形
多氯联苯	精神发育迟缓，免疫紊乱，皮肤色素减退
维 A 酸	耳、中枢神经系统、心血管和骨骼发育异常
四环素（孕 15 周后）	牙齿变色
沙利度胺	四肢异常，自闭症

续表

物质	明确指征
三甲双酮	多种畸形
丙戊酸	脊柱裂，多种畸形
维生素 A（＞25000IU/d）[1]	同类维生素 A
他汀类	多种畸形
麦角胺	流产、胎儿缺氧、死胎等
阿维 A 酯	多种畸形
来氟米特	多种畸形
醋酸甲羟孕酮/甲地孕酮混悬液	尿道下裂（男婴），女婴外生殖器男性化
甲氨蝶呤	多种畸形
米非司酮	多种畸形
米索前列醇	颅骨缺损，多种畸形
炔诺酮	女婴外生殖器男性化，阴蒂增大
甲基炔诺酮	女婴外生殖器男性化，尿道下裂（男性）
奎宁	多种畸形
雷洛昔芬	心脏、脑、骨骼等器官缺陷
利巴韦林	多种畸形
华法林	华法林综合征，多种畸形

注：1. 在生物学上，大于 5000 IU/d 的剂量是不必要的。导致畸形的阈值远高于 25000 IU/d。维生素 A 原（β 胡萝卜素）是无害的。

个体风险具有剂量和时间相关性。表中大部分的药物如果采用单一疗法或单次给药，风险最多仅增加 2~3 倍。此表不能用于个体风险描述及风险管理。表中未提及的药品，不能确定其安全性。

附录3　妊娠哺乳期的高风险中草药

一、妊娠禁用中草药		
川乌、草乌、制草乌、土鳖虫（䗪虫）、千金子霜、水蛭、全蝎、两头尖、阿魏、莪术、商陆、蜈蚣、麝香、千金子、马钱子、马钱子粉、牵牛子、甘遂、芫花、京大戟、三棱、巴豆、巴豆霜、罂粟壳、斑蝥、轻粉、朱砂、红粉		
功效类别	中药名称	对孕妇不利的作用
祛风湿药	川乌、草乌、两头尖、制草乌	有较强毒性，过量使用可致母体或胚胎。中毒，甚至死亡。如川乌、草乌致心律失常；马钱子、轻粉有肾毒性；朱砂、轻粉可致胃肠穿孔；全蝎、蜈蚣可致呼吸困难等
活血化瘀药	土鳖虫、马钱子、马钱子粉	
安神药	朱砂	
平肝熄风药	全蝎、蜈蚣	
拔毒化腐生肌药	红粉、轻粉	
二、妊娠忌用中草药		
天山雪莲		
功效类别	中药名称	对孕妇不利的作用
祛风湿药	天山雪莲	通经活血，易动胎气，兴奋子宫，产生宫缩，甚至终止妊娠
三、妊娠慎用中草药		
红花、三七、苏木、桃仁、虎杖、蒲黄、益母草、牡丹皮、西红花、片姜黄、王不留行、桂枝、草乌叶、附子、白附子、制川乌、制天南星、川牛膝、芦荟、芒硝、番泻叶、郁李仁、卷柏、硫黄、漏芦、禹州漏芦、牛膝、通草、瞿麦、薏苡仁、天花粉、天南星、玄明粉、禹余粮、赭石、枳壳、枳实、黄蜀葵花、飞扬草、急性子、金铁锁、小		

驳骨、木鳖子、皂矾（绿矾）、蟾酥、牛黄、体外培育牛黄、冰片（合成龙脑）、天然冰片（右旋龙脑）、艾片（左旋龙脑）

功效类别	中药名称	对孕妇不利的作用
祛风湿药	制川乌、草乌叶、金铁锁	具有一定毒性，使用不当会损伤母体，如制川乌、制草乌、硫黄等；或有胚胎毒性，如白附子等
化痰止咳平喘药	天南星、制天南星、白附子	
攻毒杀虫药	硫黄、蟾酥、木鳖子、皂矾	
化瘀止血药	三七、蒲黄	通经祛瘀，味辛善行，活血通经，易动胎气，有些药物会兴奋子宫，如蒲黄、益母草、牛膝、红花、西红花、王不留行、急性子等
活血化瘀药	红花、西红花、桃仁、益母草、牛膝、川牛膝、王不留行、卷柏、急性子、苏木、小驳骨、片姜黄	
解表药	桂枝	辛热燥烈，伤阴助火，促进血液流动。附子有毒。行气破滞，易伤脾胃，容易导致腹痛腹泻，严重的可导致流产。枳壳和枳实会兴奋子宫
温里药	附子	
泻下药	芒硝、玄明粉、番泻叶、芦荟、郁李仁	
理气药	枳壳、枳实	
平肝熄风药	赭石、牛黄、体外培育牛黄	
清热药	牡丹皮、天花粉、漏芦、禹州漏芦、飞扬草	滑利通窍，性多寒凉，易伤脾胃。有些药物会导致流产，如天花粉、冰片等
利水渗湿、通淋药	薏苡仁、通草、瞿麦、虎杖、黄蜀葵花	
开窍药	天然冰片、冰片、艾片	
收涩药	禹余粮	催生

注：药物资料来源《中华人民共和国药典（2020年版）》

附录4　用药咨询常用参考资料和网站

	妊娠期用药咨询常用参考资料	哺乳期用药咨询常用参考资料
参考文献及书籍	中华人民共和国药典临床用药须知	中华人民共和国药典临床用药须知
	美国FDA分级目录、ADEC分级目录、FASS分级目录	托马斯·W·黑尔，希拉里·E·罗.药物与母乳喂养[M].第17版.上海：世界图书出版公司，2019.
	赫里什托夫·舍费尔，保罗·彼得斯，理查德·K·米勒.孕期与哺乳期用药指南[M].原书第2版.北京：科学出版社，2009.	赫里什托夫·舍费尔，保罗·彼得斯，理查德·K·米勒.孕期与哺乳期用药指南[M].原书第2版.北京：科学出版社，2009.
	优生智库数据库	优生智库数据库
网站及APP	UpToDate	UpToDate
	https：//www.infantrisk.com/categories/breastfeeding	https：//toxnet.nlm.nih.gov/newtoxnet/lactmed.htm.
	https：//mothertobaby.org/	https：//mothertobaby.org/
		http：//e-lactancia.org.
		https：//www.infantrisk.com/categories/breastfeeding

附录5 妊娠用药登记研究药物安全参考信息

在线数据库	网址	相关信息
REPROTOX	http://www.reprotox.org	妊娠期用药安全性评估，动物实验数据，临床试验中关于妊娠期、哺乳期、生育力的相关报道
TERIS	http://www.depts.washington.edu	致畸性分析，关于数据的质量数量评估，致畸研究的相关总结
TOXNET	https://toxnet.nlm.nih.gov	致畸毒性数据库（Development and Reproductive Toxicology Database，DART）；哺乳期安全性评价数据库 LactMed
OTIS	http://www.teratology.org	致畸信息
ENTIS	http://www.entis-org.com	欧洲致畸信息
ICBD	http://www.icbd.org	国际出生缺陷检测
欧洲颅面部畸形合作组织	http://www.eurocran.org	欧洲颅面部畸形信息

出版书籍	出版时间
Drugs in Pregnancy and Lactation: A Reference Guide to Fetal and Neonatal Risk	2014 年
Drugs for Pregnant and Lactating Women	2009 年

出版书籍	出版时间
US Pharmacopeia Dispensing Information: Drug Information for the Health Care Professional	2007 年
Drugs during Pregnancy and Lactation: Treatment Options and Risk Assessment	2015 年
妊娠期中西药物用药禁忌	2007 年

附录 6　用药咨询表格模板

一、女方用药

姓名		年龄		咨询时间		职业	
诊断		G　P　孕　W+ 既往生育情况（是否有不良孕产史）：					
联系方式	手机		QQ（微信）				

1. 用药时妊娠情况

末次月经第 1 天	年　月　日	可能受精日期	年　月　日 预产期：　年　月　日
月经情况	□ 规则　　　□ 较规则（±7d）　　　□ 不规则（注） 月经周期　　　　d		
药物暴露的妊娠分期	□ 末次月经前（60d 以上）　　　□ 末次月经前（1~60d） □ 末次月经后 14~28d（受精后 1~2w） □ 次月经后 28~70d（受精后 3~8w） □ 末次月经后 70~112d（受精后 10~16w） □ 末次月经后 112d~（受精后 16w~ ） □ 末次月经后 196d~（受精后 28w~ ） □ 末次月经后 245d~（受精后 35w~ ）		

2. 用药原因及用药情况

药物名称	用法用量	起止日期	用药原因

其他（保健品、饮片等）：			
既往史 （疾病及 用药史）	□ 既往体健，无长期用药史 □ 有		
辅助检查	B 超示孕囊　 mm，胚芽　 mm（注）胎心搏动（　　　） HCG：　　　 IU/L　　孕酮：　　　　 IU/L		
其他	有无　射线接触史 有无　病毒等感染史 有无　化学试剂接触史 其他（如房屋装修等）：		
配偶用药史	□无　　□有（6 月内）		
预约回访 日期	年　月　日	新生儿 健康评估 情况	

3. 药师总结

（酌情附参考依据）

药师签名　　年　月　日

409

二、男方用药

姓名		年龄		咨询时间		职业	
诊断		既往配偶生育情况（是否有不良孕产史）：					
联系方式	手机		QQ（微信）				

1. 用药时配偶妊娠情况

药物暴露后配偶妊娠分期	□ 末次月经前（60d 以上）　　□ 末次月经前（1~60d）
	□ 末次月经后 14~28d（受精后 1~2w）
	□ 次月经后 28~70d（受精后 3~8w） □ 末次月经后 70~112d（受精后 10~16w） □ 末次月经后 112d~（受精后 16w~） □ 末次月经后 196d~（受精后 28w~） □ 末次月经后 245d~（受精后 35w~）

2. 用药原因及用药情况

药物名称	用法用量	起止日期	用药原因

其他（保健品、饮片等）：

既往史（疾病及用药史）	□ 既往体健，无长期用药史 □ 有
辅助检查	B 超示孕囊　 mm，胚芽　 mm（注）胎心搏动（　　　） HCG：　　　　 IU/L　　　　孕酮：　　　　 IU/L

其他	有无　射线接触史 有无　病毒等感染史 有无　化学试剂接触史 其他（如房屋装修等）：			
配偶用药史	□无 □有（6月内）			
预约回访 日期	年　月　日	新生儿健康 评估情况		

3. 药师总结

（酌情附参考依据）

药师签名　　年　月　日